胎産書・雑禁方・天下至道談・合陰陽方・十問

馬王堆出土文献訳注叢書

大形徹 著
馬王堆出土文献訳注叢書編集委員会編

東方書店

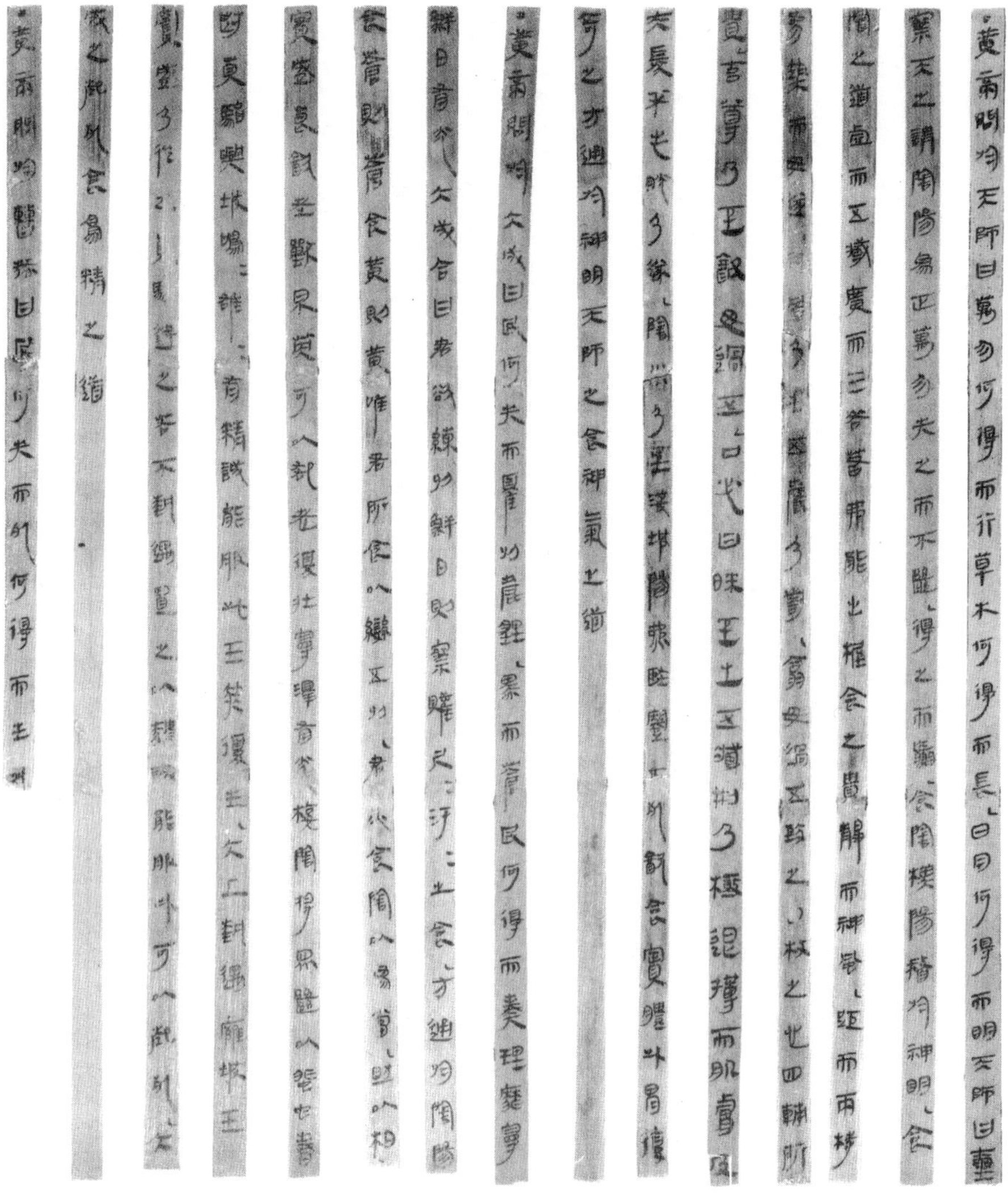

一 二 三 四 五 六 七 八 九 一〇 一一 一二 一三 一四 一五

医書　甲巻　1-15　1から『十問』「・黄帝問於天師…」

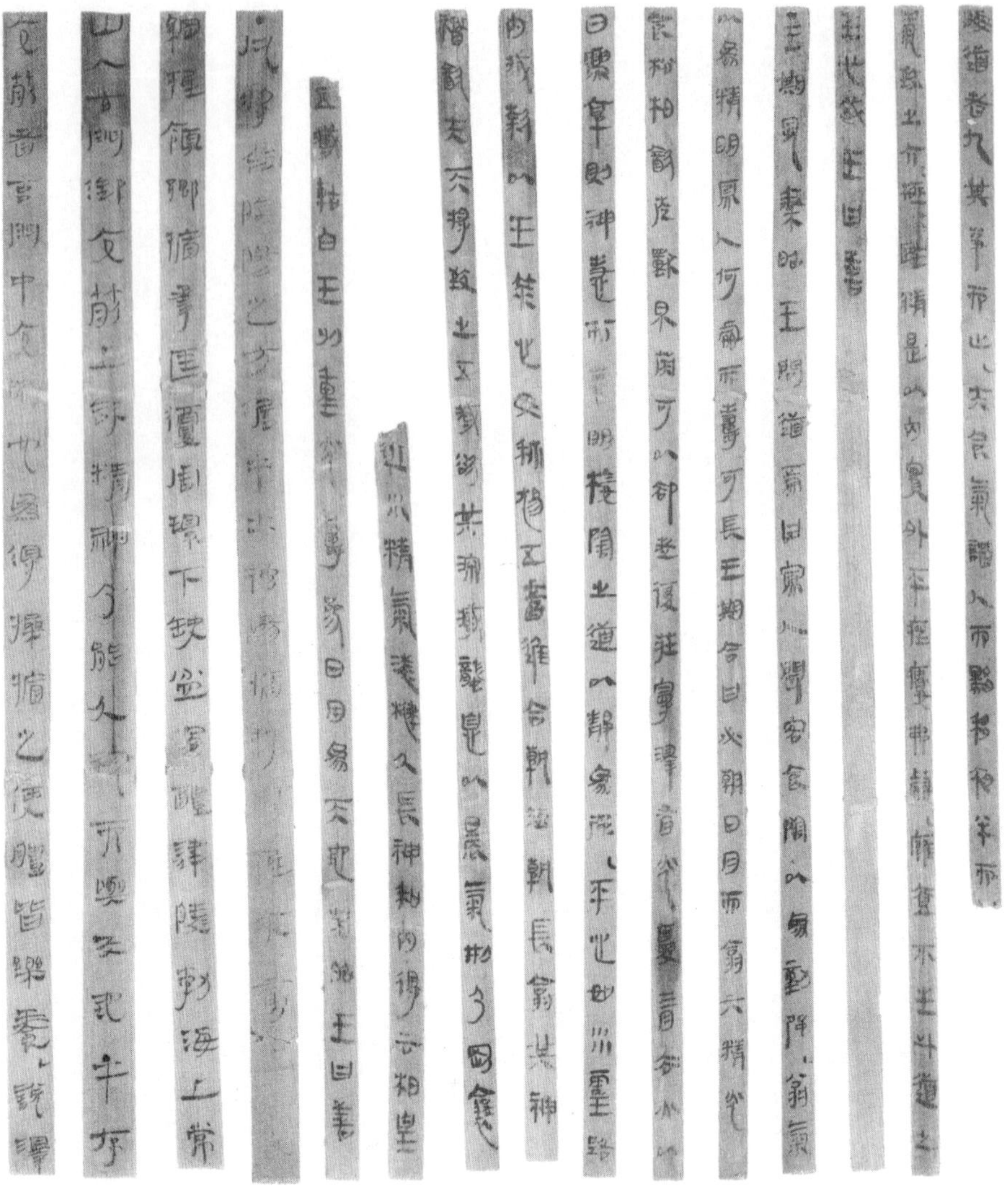

九一　九二　九三　九四　九五　九六　九七　九八　九九　一〇〇　一〇一　一〇二　一〇三　一〇四　一〇五

医書　甲巻 91-105　101 までが『十問』、102 から『合陰陽』

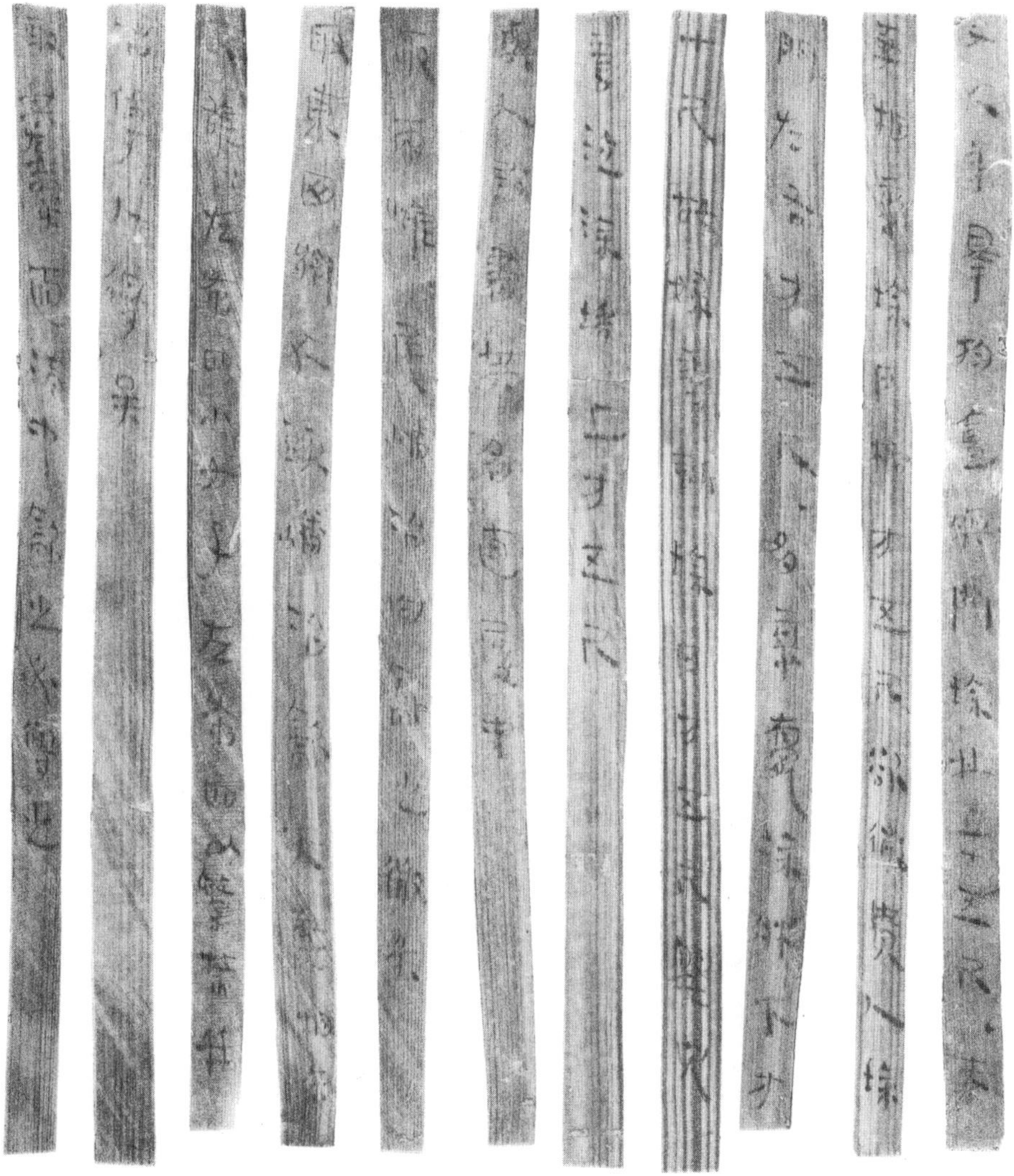

一一　一〇　九　八　七　六　五　四　三　二　一

医書　乙巻 1-11 『雑禁方』

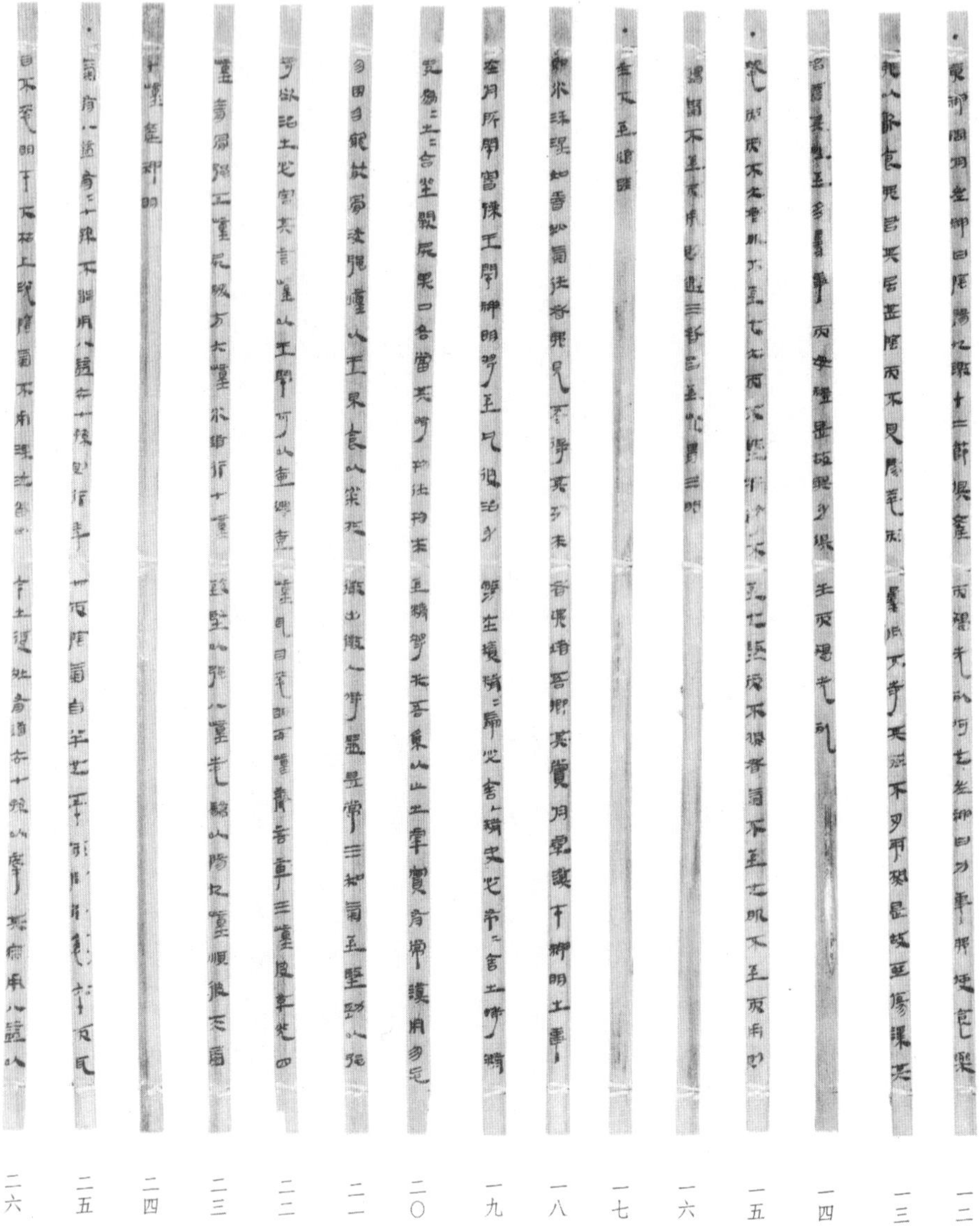

二六　二五　二四　二三　二二　二一　二〇　一九　一八　一七　一六　一五　一四　一三　一二

医書　乙巻　12-26『天下至道談』あたり。17に「・天下至道談」とみえる。

『馬王堆二、三號漢墓　第一巻田野考古発掘報告』文物出版社、2004年より

目次

第二部

凡例

一　本訳注は『馬王堆漢墓帛書胎産書・十問・合陰陽・雑禁方・天下至道談』全文の訳注であり、「本文」「訓読」「注釈」「口語訳」からなる。

二　本文の底本には国家文物局古文献研究室編『馬王堆漢墓帛書〔肆〕』（文物出版社、一九八五年三月）を用いた。さらに馬継興『馬王堆古医書考釈』（湖南科学技術出版社、一九九二年一一月）、湖南省考古文物研究所編『長沙馬王堆二、三号漢墓（第一巻）田野考古発掘報告』（文物出版社、二〇〇四年三月）なども参照した。とくに『馬王堆古医書考釈』は校釈だけではなく、章立ての段落わけも参考にした。ただ見解の相違により異同も多いが、その都度注記した。

三　本文の配列は帛書の通りであり、書名・分章については前掲『馬王堆古医書考釈』に従った。

四　「本文」「訓読文」で使用する記号

ア　脱字を補う場合には〔　〕で示す。

イ　読み替え・仮借字・省文・異体字は（　）の中に示す。

ウ　錯字は〈　〉の中に示す。

エ　欠字の場合は一字を□で示す。字数未詳の欠字は、「☐」を用いて表した。

オ　原文及び訓読文に付された「。」「、」は底本を参考にして筆者が付した。

カ　重文符号（おどり字）あるいは合文符号の「=」は文字・文句に改めた。文の切れ目を示す点（鉤号）の「ㄴ」などは省略した。

五　「訓読文」は後の「注釈」に述べる校訂によっている。訓読不能部分は本文のまま表記した。

六　「口語訳」では、訓読不能部分は本文のまま残している。また脱字部分は…を用いて示す。文意を補った箇所は（　）で括っている。

七　頻出する参考文献は略記した。

馬継興『馬王堆古医書考釈』＝【馬】

周世栄「長沙馬王堆三号漢墓竹簡『養生方』釈文」＝【周世栄】

麥谷邦夫「『養生方』訳注」＝【麥】

宋書功『中国古代房室養生集要』＝【宋】

龍一吟『中国古代性学集成』＝【龍】

周一謀等『馬王堆医学文化』＝【周一謀】

湖南省考古文物研究所編『長沙馬王堆二、三号漢墓　第一巻　田野考古発掘報告』＝【田野】

馬王堆漢墓帛書整理小組『馬王堆漢墓帛書（肆）』＝【肆】

解説

本書は、その内容によって、Ⅰ『胎産書』・禹蔵図・人字図・『雑禁方』とⅡ『天下至道談』『合陰陽方』『十問』の二つに分けている。Ⅰには妊娠と胎児の様子を記す『胎産書』、それに出産後の胞衣の処置により、生まれた子の寿命が決まるという占いの図である「禹蔵図」、さらに生まれた日（十二支）によって運勢がわかる「人字図」、呪術的医書である『雑禁方』をおさめ、Ⅱには『天下至道談』『合陰陽方』『十問』という房中術の書をおさめた。ⅠとⅡの内容は、直接、関わらないため、以下の解説も二つに分けた。

Ⅰ『胎産書』・禹蔵図・人字図[一]・『雑禁方』

はじめに

馬王堆出土の書籍の中で、妊娠・出産に関する帛書は、『胎産書』と名づけられている。本来、書名はなく馬王堆漢墓帛書整理小組（以下、「整理小組」と略称）が命名したものである。ここでは、この書および同じ帛の中に描かれる「禹蔵図」「人字図」について解説する。馬継興の『出土亡佚古医籍研究』[二]は、この書物を『漢書』芸文志、方技略にあわせて分類することを試みている。

3「房中」類文献共五種、即、
《養生方》—馬王堆出土
《雑療方》—馬王堆出土
《天下至道談》—馬王堆出土
《十問》—馬王堆出土
《合陰陽》—馬王堆出土

4「神仙」類文献共八種、即、
《却穀食気》—馬王堆出土
《導引図》—馬王堆出土
《胎産書》—馬王堆出土
《雑禁方》—馬王堆出土
《導引九法》—張家山出土
《導引三十二法》—張家山出土
《四十八病導引》—張家山出土
《導引之效》—張家山出土

『天下至道談』『十問』『合陰陽』が「房中」類に入るのは問題ないだろう。『養生方』と『雑療方』も房中とされている。『雑療方』という名は房中術の書にそぐわないが、雑多な内容が含まれており、房中とも多少、関連する。

『胎産書』が『雑禁方』とともに「神仙」類に分類されているのは疑問である。神仙思想とは無関係であろう。『胎産書』に類似した内容は北斉、徐之才『逐月養胎方』(三)、隋、巣元方『諸病源候論』妊娠候、『産経』(四)にみえる。『産経』は、『通志』

芸文略で「産乳」に分類されている。しかし、『漢書』芸文志の時点では、まだ「産乳」のような分類はない。方伎略の経方に「婦人嬰児方十九巻」があるが、これは病の処方であり、妊娠・出産は、そもそも病ではないので、やはり、根本的に異なっている。

芸文志編纂時に、『胎産書』の類の書物は確実に存在していたはずである。その内容が、後世の類似の書の中にみえることで、それがわかる。それなのに著録されないのは、おそらく、『胎産書』の類が俗書として、はじかれたからではないだろうか。【馬】が馬王堆出土の書物を芸文志という鋳型に流し込んだことは有意義なことである。けれどもじつは芸文志には著録されなかったものも相当あることに、思いを馳せてみる必要があるだろう。芸文志だけを根拠にすれば、『胎産書』のような書物は当時、存在しなかったことになる。けれども、じつは、そのような書物は存在し、後世にも影響をあたえていたのである。

一、『胎産書』の文章

書名

『天下至道談』には、「天下至道談」と記した竹簡がある。書名とみなしてよいだろう。それに対して『胎産書』には「胎産書」という三文字の並びは帛の中に登場しない。この書名は整理小組が命名したものであり、本来のものではない。ただし、現在、すでに『胎産書』として知られているため、本書でも、その名称にしたがう。

『胎産書』は、胎児の成長、胎教、胞衣の処理などに関することが記された帛書である。同じ帛の中に図二種も描かれていた。これらの図も整理小組により、『人字図』『禹蔵図』と命名されている。後図の名称は図の中心部に大きく「南方禹蔵」と墨書されていたことと、『雑療方』の本文二十四に「禹臧（蔵）貍（埋）包（胞）図法」とみえることによる。これは「禹蔵埋胞図法（禹が胞《えな》を蔵埋する図法）」と読むことができ、それを縮めると「禹蔵図」になる。

後世の同種の書物には、『産経』や『逐月養胎方』があり、内容も類似する。『産経』の「産」と『逐月養胎方』の「胎」をあわせたようにもみえるが、整理小組は「逐月養胎方の祖本」と述べている。しかし、宋の陳振孫の『直斎書録解題』に陸子正撰『胎産経方』一巻が記され、宋、王衮撰『博済方』巻四の最初の見出しが「胎産」である。また日用類書の『三台万用正宗』に「胎産門」という語がみえ、「胎産」は後世、使用されている語である。

胎児観察記録

鈴木千春氏は、「馬王堆出土の『胎産書』には、胎児の発育記述や妊婦の養生法などの論説が妊娠の各月ごとに記されている。それらの根拠と論理背景を考察した結果、本書の胎児発育記述の一部分は、流産などによる実際の胎児観察に基づく可能性が強く示唆された。ほぼ同時代の胎児発育記述は『管子』『淮南子』にも存在するが、『胎産書』とは相当に異なり、実際の観察に基づくとは考えられなかった。『胎産書』の発育記述は世界でも現存最古に属する胎児観察記録と推量される(五)」と述べている(六)。実際の胎児を観察しているようにみえるという。

出土状況と形式

小曽戸洋氏は、『五十二病方』等の復元にあたり、「多くの帛片には、重なりあっていた相手の帛の字の墨が鏡文字として写っている。これを徹底的に調査し、解析すればこの書の形態がわかるのではないか」「馬王堆帛書の新知見によって、冊子本ははるか昔の戦国時代に存在したことが明らかとなり、従来の定説は覆った。このことは書誌学上、画期的な発見といえるであろう(七)」と述べている。また、「これら五種の医書はもと巻末折込みに示すような二枚の帛書に書かれていたものである。帛の大きさは第一帛、第二帛とも、それぞれ縦約四八センチメートル、横約一一〇センチメートル。それぞれ横半分に二つ折り、縦を八つ折りにし、各一六頁、計三二頁である。帛には片面に文字が書かれている。埋蔵時は二枚の帛の文字が書かれていない側を背中合わせにし（第1頁の裏に第32頁の裏を合わせ、第9頁の裏に第24頁の裏が合わさる）、これが第一帛は内折りに、第二帛は外折りの状態で、埋葬時ちょっとしたきっかけで、やや変則的に畳んであった（八）という。

『胎産書』の場合も状況は似ている。帛は縦約四九センチメートル、横約四九センチメートル（九）と記されているが、写真版をみると正方形ではなく、縦長である。まず文字の書かれている側を内側にして上下に折り畳まれていたようである。そのことは帛の下半分に書かれていた文字が上半分に鏡文字として転写されていたことからわかる。けれども出土した状態では、さらに左右を重ねるように横にも折り畳まれていたようだ。そのため、開いた状態では、ちょうど四つに分割されたようにみえ、真柳誠氏も「全体は大きく四裂片に分かれ（一〇）」と述べている。けれども写真をよくみれば、さらに細かく折られていた折り皺の痕跡がある。簡単にいえば、四分の一の大きさになるように折ったあと、もう一度、横に折ったようにみえる。この時点で縦長の書状のような形になり、携帯して持ち歩くのに適している。

『医心方』には、男性が自らの子の胞衣を埋蔵する場所を探すことが記されているが、男性が子の胞衣を埋蔵する場所を探すためのハンドブックとして持ち歩いたのだろう。子は一人だけとは考えにくいので、何度も使用された可能性が強い。ただし、副葬時には、小さく折り畳む必要はないため、せいぜい、上下左右にしか折っていないように思われる。

整理小組は、この折り畳まれていた「帛」を『胎産書』一巻と記述している。けれども、厳密にいえば巻物ではないため、「巻」と呼ぶことは、たとえ量詞としての「巻」であっても、ふさわしくない。【馬】は前掲『出土亡佚古医籍研究』において「帛」と呼び、「巻」とはしていない。その方がよい。

現在、絹地に文字を書し、あるいは絵画を描いたりして、それを巻物の形にする場合には、絹を和紙などで裏打ちする必要がある。絹そのままだと軟らかすぎ、しっかりと巻くことは難しい。ただし、『胎産書』の「帛」の写真を見れば、織りはそれほど細かくはなく硬そうである。

竹簡や木簡を巻く形が後世の「巻子本」の原型になる。書物を「巻」と数えることもそこに由来している。けれども、帛を巻くことは、芯になる木などを入れない限り、うまくゆかず、折り畳まれることも多かったようだ。『胎産書』も『五十二病方』も折られていた。そのため、墨文字が合わさった面に付着し、鏡文字として転写された。その結果、帛がボロボロ

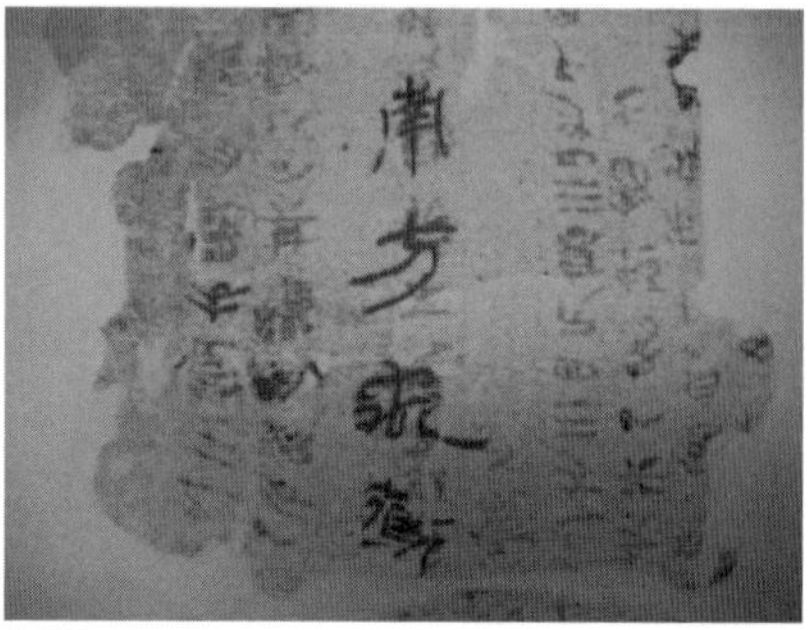

図版一

に腐蝕し、文字が読めない部分も、鏡文字を反転させて当該箇所に嵌め込むことで、ある程度、読めるようになる。実際、整理小組は、そのようにして、かなりの部分を判読しているのである。

　折り畳まれていた帛を開いて広げると、まず「南方禹蔵（図版一参照）」と墨書された太い文字がみえ、そのまわりに、月と方位をあわせた図と数字が記されているのがみえる。図は朱で描かれている。別に「人字図」とよばれる図と簡単な文が右の上半分部分にみえる。下半分には、妊娠と胎教にかかわる月ごとの文章や胞衣処理の文章が記されている。文章の最初には、「・」（日本でいうナカグロによく似た「点」）が付けられている。この「・」は文章のまとまりを示しており、全部で一九つけられている。そのうち一つを除いて、すべて上部につけられている。「胎産書釈文註釈」（一一）は、この「点」をすべて記しているが、『馬王堆古医書考釈』（一一）では、すべて省略されている。本書では、これを残した。

儒教書にみえる胎教と『胎産書』

『韓詩外伝』巻九に孟子の母の話として以下のようにみえる。

孟子が幼い時に、東どなりの家が豚を殺した。孟子はその母にたずねて言った。

「どうして、東の家が豚を殺しているの」と。

母はこう答えた。

「おまえに食べさせてやろうと思ってるからだよ」と。

言ってから母は後悔してこうつぶやいた。

「わたしが、この子を身ごもったとき、席が正しくなければ坐らず、包丁の切り目が正しくなければ食べなかった。胎（お腹の子）に、それを教えたのである。今、この子に知恵がつくころに、騙すようなことをすれば、この子に不信感を植えつけることになる」と。

そこで、東の家の豚肉を買って、子に食べさせ、嘘ではないことを明らかにしたのである。

孟子の母は「孟母三遷」や「孟母断機」など、教育の話が有名であるが、その教育はすでに胎児の時に始まっていた。「胎（お腹の子）に、それを教えたのである」と訳した部分は、原文では「胎教之也（胎に之れを教うるなり）」と記され、「胎教」という言葉の典拠の一つとされている。何を教えたのかといえば、「席正しからざれば坐せず。割《きりめ》正しからざれば食らわず」とある。これは『論語』郷党篇の孔子の語である。日常生活に関わる細々した礼であるが、それらをきちんと行うことが、お腹の子の教育によいと考えたのであろう。

前漢、戴徳撰『大戴礼記』保傅にも、「胎教」の語がみえる。

周の后妃が成王を任《みごも》った時、立っても跂《つまだ》たず、坐っても足をくずさず、独りでいても倨《うずくま》らず、怒っても詈《ののし》らなかった。胎教の意味である。

「胎教之謂」という原文は、『韓詩外伝』にならえば、「胎に之れを教うるの謂《いい》」と読める。けれども、「保傅」には、この文章の前にすでに、「成胎教之道（胎教の道を成す）」、「古者胎教…（古《いにしえ》は胎教…）」と「胎教」が熟語になっている。そのため、ここもそのまま「胎教の謂《いい》なり」と読んでいるのだろう。続けて以下のようにいう。

太任が文王を孕んだ時、目には悪い色を視ず、耳には淫らな音を聴かず、口には悪い言葉を話さなかった。そこで、君子は、太任はよく胎教を行った、と思った。古は、婦人が妊娠した時の礼は、「寝る時は横向きにならない。坐る時は辺《かたよ》らない。立つ時は蹕《もた》れない。邪味を食べない。包丁の切り目が正しくなければ食べない。席が正しくなければ坐らない。目は邪悪な色を視ない。耳は淫らな音を聴かない。盲目の楽師に詩を誦させ、正しい事を道《い》わせる」というものであった。このようにすれば、生まれる子の姿形は端正で、才能は人よりも優れたものになる。子を孕んだ時には、必ず感じる所に気をつけねばならない。善に感じれば善になり、悪に感じれば悪になるのである、と。

ここでも「胎教」という語がみえる。太任の話は前漢、劉向（前七七〜前六）の編とされる『古列女伝』周室三母の中にも見え、やはり「胎教」の語が使われている。

まとまった記述としては、前漢の賈誼（前二〇〇〜前一六八）の『新書』胎教がある。そこには、「青史氏之記曰、古者胎教之道…」と見え、「青史氏之記」に胎教のことが記されていたとわかる。この「青史氏之記」というのは、さきの『大戴礼記』保傅にも見えたが、『漢書』芸文志の『青史子』五十七篇のことではないかと思われる。

以上、述べた胎教の話は、いずれも大きくは儒教の枠組みの中にある。儒教的な道徳教育を妊娠中からすでに行わねばならないという考え方である。これらの話は、あちこちにみえる。問題は、それらの胎教に関する記述と『胎産書』の記述に全く重複するところがないことである。『胎産書』は儒教的教養とは一線を画した書物であったといえる。

『胎産書』は、むしろ、隋、巣元方『諸病源候論』巻四十一妊娠候、唐、孫思邈『備急千金要方』巻二所引徐之才（四九二〜五七二）『逐月養胎方』、丹波康頼（九一二〜九九五）『医心方』巻二十二所引『産経』などの医書の記述と重複している。それらの書物は、『胎産書』を祖形として、あるいは鍼灸、あるいは湯薬の要素を、雪だるまのように付加していき、増大していったように思われる。

『逐月養胎方』と『諸病源候論』妊娠候

『逐月養胎方』は、いくつかの書物の集合体となっている。妊娠一ヶ月の箇所でいえば、まず『胎産書』によく似た一説が引かれ、次に経絡や鍼灸と関わる記述があり、さらに病気になった場合のことが記され、続けて服用する薬物の処方が記載されている。【表二】では『胎産書』に類似する部分のみ、取り出してみた。『諸病源候論』妊娠候も『逐月養胎方』と同様に、いくつかの書物の集合体であり、経絡に関わる記述も多い。同様に『胎産書』に類似する部分のみ、取り出した。【表二】は『胎産書』と『逐月養胎方』『諸病源候論』妊娠候の該当部分を月ごとに比較した。同一および類似の文字がある場合、『胎産書』および、それらの書物の該当部分に傍線を施した。

【表二】『胎産書』と『逐月養胎方』等の比較

	『胎産書』該当部分（一三）	『逐月養胎方』該当部分（一四）	『諸病源候論』妊娠候該当部分（一五）
一月	一月名曰留（流）刑、食飲必精、酸羹必【熟】、毋食辛星（腥）、是謂財貞。	妊娠一月名始胚、飲食精熟、酸美受御、宜食大麥、毋食腥辛、是謂才正。	懐娠一月名曰始形、飲食精熟、酸美受御、宜食大麥、無食腥辛之物、是謂才貞。
二月	二月始膏、毋食辛臊、居處必靜、男子勿勞、百節皆病、是胃（謂）始臧（藏）。	妊娠二月名始膏、無食辛臊、居必靜處、男子勿勞、百節皆痛、是為胎始結。	任娠二月名曰始膏、無食腥辛之物、居必靜處、男子勿勞、百節皆痛、是謂始藏。
三月	三月始脂、果隋宵效、當是之時、未有定義（儀）、見物而化、是故君公大人、毋使朱（侏）儒、不觀木（沐）侯（猴）、不食茵（蔥）薑、不食兔羹、□欲産男、置弧矢、□雄雉、乘牡馬、觀牡虎、欲産女、佩蠶（簪）耳（珥）、呻（紳）朱（珠）子、是謂内象生子。	妊娠三月名始胎、當此之時、未有定儀、見物而化、欲生男者、操弓矢、欲生女者弄珠璣、欲子美好數視璧玉、欲子賢良端坐清虚、是謂外象而内感者也。	任娠三月始胎、當此之時、血不流、形像始化、未有定儀、見物而變、欲令見貴盛公主、好人端正莊嚴、不欲令見傴僂侏儒、醜惡形人及猿猴之類、無食薑兔、無懐刀繩、欲得男者操弓矢、射雄鶏、乘肥馬於田野、觀虎豹及走犬、其欲得女者、則著簪珂環珮、弄珠璣、欲令子美好端正者、數視白璧美玉、看孔雀、食鯉魚、欲令兒多智有力、則噉牛心、

			食大麥、欲令子賢良盛德、則端心正坐、清虛和一、坐無邪席、立無偏倚、行無邪徑、目無邪視、耳無邪聽、口無邪言、心無邪念、無妄喜怒、無得思慮、食無到臠、無邪臥、無横足、思欲果瓜、噉味酸葅、好芬芬、惡見穢臭、是謂外象而變者也。
四月	【四月】而水受（授）之、乃始成血、其食稻麥、䲆（鱓）魚□□【以】清血而明目。	妊娠四月、始受水精、以成血脉。食宜稻粳羹宜魚雁、是謂盛血氣以通耳目而行經絡。	任娠四月之時始受水精、以成血脈。其食宜稻秔粳、其羹宜魚雁、是謂盛榮、以通耳目而行經絡、洗浴遠避寒暑。
五月	五月而火受（授）之、乃始成氣、晏起□沐、厚衣居堂、朝吸天光、辟（避）寒央（殃）。【其食稻】麥、其羹牛羊、和以茱臾（萸）、毋食□、【以】養氣。	妊娠五月、始受火精、以成其氣。臥必晏起、沐浴浣衣、深其居處、厚其衣服。朝吸天光以避寒殃。其食稻麥、其羹牛羊、和以茱萸、調以五味、是謂養氣、以定五臟。	任娠五月始受火精、以成其氣。臥必晏起、洗浣衣服、深其屋室、厚其衣裳、朝吸天光、以避寒殃。其食宜稻麥、其羹宜牛羊、和以茱萸、調以五味、是謂養氣、以定五臟者也。
六月	六月而金受（授）之、乃始成筋、勞□□□、【出】游【於野、數】觀走犬馬、必食□□殹（也）。未□□□、是胃（謂）變奏（腠）□筋、□□□□。	妊娠六月、始受金精、以成其筋。身欲微勞、無得靜處、出遊于野、數觀走犬及視走馬、食宜鷙鳥猛獸之肉。是謂變腠理紉筋、以養其力、以堅背膂	任娠六月始受金精、以成其筋、身欲微勞、無得靜處、出遊於野、數觀走犬及視走馬、宜食鷙鳥猛獸之肉、是謂變腠膂筋、以養其爪、以牢其背膂。
七月	七【月而】木受（授）【之、乃始成骨】、居燥處、毋使【定止】、□□□□□□□□□□□□、【飲食】辟（避）寒、□□□□□□□□□美齒。	妊娠七月、始受木精、以成其骨。勞身搖肢、無使定止、動作屈伸、以運血氣、居處必燥、飲食避寒、常食稻粳、以密腠理、是謂養骨而堅齒。	任娠七月始受木精、以成骨。勞躬搖支、無使定止、動作屈伸、居處必燥、飲食避寒、常宜食稻秔、以密腠理、是謂養骨牢齒者也。

八月	八月而土受（授）【之、乃始成膚革】、□□□□□□□□。【是】胃（謂）密【腠理】。	妊娠八月、始受土精、以成膚革。和心静息、無使氣極、是謂密腠理、而光澤顔色	任娠八月、始受土精、以成膚革、和心静息、無使氣極、是謂密腠理而光澤顔色。
九月	九月而始石授之、乃始成】豪（毫）毛、□□□□□□□□□□□□□□□□□□□□□□□□□□□司（伺）之。	妊娠九月、始受石精、以成皮毛。六腑百節、莫不畢備、飲醴食甘、緩帶自持而待之、是謂養毛髮致才力	任娠九月始受石精、以成皮毛、六府百節莫不畢備、飲醴食甘、緩帶自持而待之、是謂養毛髪多才力。
十月	十月氣陳□□、以爲▨	妊娠十月、五臓倶備、六腑齊通、納天地氣于丹田、故使關節人神皆備、但俟時而生。	任娠十月、五臓倶備、六腑齊通、納天地氣于丹田、故使關節人神咸備、然可但預修滑胎方法也。
全体		妊娠一月始胎、二月始膏、三月始胞、四月形體成、五月能動、六月筋骨立、七月毛髮生、八月臓腑具、九月穀氣入胃、十月諸神備、日滿即産矣。宜服滑胎藥、八月即服。	

※『逐月養胎方』の最後の一節は全体のまとめであるが、『医心方』所引の『産経』では最初の部分に相当する。

月ごとの記述に関して、細かな文字の異同はあるものの、ほとんど同じ内容が踏襲されていたことがわかる。一月、二月などは、とくによく似ており、その類似から、『胎産書』で帛の文字が剥落している箇所の内容もある程度、推測することができるのである。さきにみたように、『漢書』芸文志のような文献目録だけを根拠にすれば、『胎産書』のような書物は当時、存在しなかったことになり、『逐月養胎方』にみえる内容は六朝時代あたりに作られたのだろう、という結論になってもおかしくはない。けれども、『胎産書』が出土したことにより、それらの内容は前漢にすでに知られていたことが、証明された。考古学で発掘された書物が芸文志等に著録されていない場合も、このように大きな影響を与えている場合がある。むしろ、そのことに着目すべきであって、『胎産書』を芸文志の範疇にしいて分類しなおす必要はないと思われる。

狭義の胎

さて「胎」の文字には妊娠三ヶ月目の胎児を特に指し示す場合がある。『説文解字』胎に「婦孕みて三月なり」(一六)とあり、確かにその例が最も多い。だが、『逐月養胎方』の二では一ヶ月目を「胎」といい、『産経』には二ヶ月目を「胎」ということがあり、『文子』や『医心方』所引の『太素』では四ヶ月目を「胎」という。「胎」は三ヶ月を中心として、一ヶ月、二ヶ月目、四ヶ月目をも含めての胎児をいうと考えてよいだろう。

また、たんに「胎」という場合は、母親の体内にいる状態をそう述べる事が多いようだ。現在の我々と同様である。たとえば『医心方』巻二十二では、治任婦養胎方、治任婦胎動不安方、治任数落胎方、治任婦胎堕血不止方、治任婦堕胎腹痛方、治任婦胎上迫心方、治任婦胎死不出方、治任婦欲去胎方等が記されているが、いずれの場合も、とくに三ヶ月の胎児を指しているわけではない。

「始」は「胎」では

先に述べたように『胎産書』という書名は整理小組の命名である。けれども、じつはこの書物には「胎」という文字が全くでてこない。これは大きな疑問である。

「胎」の文字自体は戦国時期の金文である「墮胎戈」の「陳胎之右𥠚戈」(一七)にみえる。また戦国中期とされる天星観楚墓竹簡T74(一八)の写真にもみえる。(一九)馬王堆出土の書物の時代に、「胎」の文字はすでにあったはずだが、この文字が使用されていないのである。

ここで「胎」に字形が似る「始」という文字に着目してみたい。『胎産書』の第一段落で判読できる一八一文字のうち、「始」は七箇所見え、剥落している箇所を推測で補ったものを含めると十箇所あまりある。

従来、「始」は「始めて」の意味で読まれている。『馬王堆古医書考釈』でも「開始」と現代語に訳している。けれども、「始」を「胎」の意味で使用していた可能性はないだろうか。「胎」には「はじめ」(二〇)の訓がある。これは『爾雅』釈詁の「胎…始也（胎は…始めである）」にもとづくものである。晋、郭璞（二七六～三二四）の『爾雅』注は、「胚胎は、未だ成らず、亦た物の始めなり」(二一)と述べている。この場合の「物」について、『爾雅』の疏は「物は則ち形なり」(二二)と「形」ととらえている。「物の始め」を「人の形の始め」と理解すれば、わかりやすい。いずれにしても、「胎」は「はじめ」なのである。

高田忠周『古籀篇』(二三)巻四十一の四は、「胎」の文字の原形として帰父盤の「〓（台）」を挙げ、「…胎の字も亦た当に台を以て之れと為すべし。又た或いは始を以て之れと為す可し」と、「胎」は「台」や「始」に置き換えが可能だという。さらに、先に見た『爾雅』釈詁の「胎…、始なり」と、その注の「胚胎は、未だ成らず、亦た物の始めなり」を引用した上で、「始、胎の二字、或いは転注為り」という。転注とは『説文解字』で「同意相受く」とされている。「胎」に「始め」の意味があるとすれば、「始」にも「胎」の意味があってよい。胎は「人の始め」である。「胎」は「にくづき」だが、むしろ、「女篇」の「始」の方が胎児をあらわす文字として、ふさわしいように思われる。

それでは文脈の中で、「始」を「始めて」ではなく「胎児」と訳すことは可能だろうか。一例をあげてみよう。『胎産書』の「二月始膏」の部分を【馬】は「妊娠両個月的時候称為〈始膏〉。此時在胎児体内開始生長膏滋（妊娠二ヶ月の時を〈始膏〉という。この時、胎児の体内で膏滋が生長し始める）(二四)」と訳している。馬氏は「始」を「開始」と訳しているにも関わらず、訳文に原文にはない「胎児」を補なっている。

もし、「始」が「胎」の意味で使用されているならば、そのまま「始」を胎児と訳して意味が通じるのではないか。『胎産書』の「始」が「胎」の意味に読み替えられるとすれば、「乃始為人」は「乃ち始めて人と為る」ではなく「乃ち始（胎）、人と為る」と理解できる。「二月始膏」は「二月始《はじ》めて膏あり」ではなく、「二月始（胎）に膏あり」、「是胃（謂）始臧（藏）」は、「是れ始めて臧（藏）さると胃（謂）う」ではなく、「是れ始（胎）に臧（藏）さると胃（謂）う」、これは「胎蔵」である。「三月始脂」は「三月始めて脂あり」ではなく、「三月始（胎）に脂あり」と読むことができる。「胎蔵」という言葉は、仏教用語のイメージが強いが、本来は産科の用語で、宋陳直撰『親養老新書』にも「治妊娠養胎藏…」と使われている。

『胎産書』に数多くあらわれる「始」が「胎」の意味で使われているとすれば、わかりやすくなる。けれども後世の書物では混乱しており、その結果、「始」と「胎」が同時にあらわれるものもある。その場合はもちろん「始」は、「はじめ」、「胎」は「胎児」の意味で使用されている。

『胎産書』と関連する書物として、『管子』水地篇[二五]、『淮南子』精神訓[二六]、『説文解字』[二七]、『文子』[二八]、『諸病源候論』[二九]妊娠候、同妊娠転女為男候[三〇]、『備急千金要方』[三一]所引『逐月養胎方』の一、同『逐月養胎方』の二、『医心方』[三二]所引『産経』の一、同二、同『医心方』注所引『太素』とを比較した「胎産書と他の書物との比較表」[三三]を作成したが、ここでは、その中からとくに「始」や「胎」の文字に関わる部分のみを取り出した四ヶ月までを【表二】にまとめ、その要点を述べる。

【表二】『胎産書』および該当書の「始」と「胎」

	『胎産書』	『管子』水地篇	『淮南子』精神訓	『説文解字』	『文子』	『諸病源候論』妊娠候	同妊娠転女為男候	『備急千金要方』『逐月養胎方』の一	同『逐月養胎方』の二	『医心方』『産経』の一	同『産経』の二	同『医心方』注所引『太素』
1ヶ月	留刑(形)、(流形、留は胎とも)[二四]		膏	胚	膏	始形		始肧	始胎	肧	始形	膏
2ヶ月	始膏		肤[二五]		脉	始膏	始蔵	始膏	始膏	胎	始膏	脉
3ヶ月	始脂	如咀	胎	胎	胚	始胎	始胎	始胎	始胞	血脈	始胎	胞
4ヶ月	血		肌		胎	血脈		血脈	形體成	骨		胎

『胎産書』と他の書物

『胎産書』と関連する書物を比較すると、『諸病源候論』『逐月養胎方』『産経』には、『胎産書』の文章が、そのまま流れ込んでいるようにみえ、影響関係が大きい。ただし、後世の医学書の知識なども取り込まれている。『管子』と『淮南子』は、文章はそれほど似ていない。しかし、胎児の発育を月ごとに捉えようとする考え方は同じである。またいずれも、「水」から始まっており、「水」を重視する傾向がある。『管子』水地篇は、「水」と「地（土）」のすばらしさを強調した篇である。「…水は、地の血氣、筋脈の通じ流るるが如き者なり」(三六)。この表現は人体に血管が走っている様子になぞらえているのだろう。また「人は水なり」(三七)とは、何とも大胆な表現であるが、人にとって、それほどまでに「水」が重要だということがよくわかる。「男女、精氣合して水、形を流《し》く」(三八)も、男性の「精」と女性の「精」が合わさって、鋳型に「水」を流し込むようにして形ができあがることを述べている。男性ばかりでなく、女性にも「精」があることは、馬王堆の房中術書にもみえ、「精」が男性に限らないことがわかる(三九)。

「水」を貴ぶことは、『老子』や郭店楚簡の『太一生水』にもみえ、一種の流行ともいえるだろう。『老子』には、「上善は水の若し。水善く万物を利して争わず、衆人の悪む所に処る、故に道に幾し（第八章）(四〇)」、「天下、水より柔弱なるは莫し、而も堅強なる者を攻むるに之れに能く勝つ莫し、其の無を以て之れを易くす（第七八章）(四一)」といった表現がみえる。これらは、いずれも、「水」がいかにすぐれているかを説く。その際、「水」の徳を人格になぞらえている。生成論としての「水」ではない。それに対して、『太一生水』は、太一という根源から、生み出されるものが「水」だと述べており、物事の始まりを「水」に結びつけたものとして重要である。『管子』の「人は水なり」と、それらとの関わりは不明だが、水地篇が「水」のことを強く意識していることは間違いないだろう。また以下、述べるように秦が水徳を重視したこととも関連するかもしれない。

五行プラス一

『胎産書』では、4ヶ月目から9ヶ月目にかけて、それぞれ、水・火・金・木・土・石に対応している。五行よりも一つ数が多い。鈴木千春氏は、この並びが一般的な五行とは異なることを指摘しているが、ここでも確認しておこう。

五行相生説は、木→火→土→金→水→木の順番で循環していく。木は火を生じ、火は土を生じ、土は金を生じ、金は水を生じ、水は木を生ず、という形になる。『胎産書』とは全く一致していない。一方、五行相克（勝）説は、水・火・金・木・土の順であり、水は火に克《か》ち、火は金に克ち、金は木に克ち、木は土に克ち、土は水に克つ、という順序で循環する。五つ目まではこの相克説に合致する。ゆえに『胎産書』は相克説に則っているといえる。けれども胎児の発育は、相克ではなく、むしろ足し算の発想であり、胎児にとって必要な要素を加算していくという意味合いが強い。相克であることに意味があるとは思えないし、五つまでは循環しうるが、石を加えて六つになると、うまく循環しなくなる。

中村禎里氏は、『書経』にみえる相生理論を持ち出し、『胎産書』の順序は、それが変形したものではないかと推論している。その推論は興味深いが、穿ち過ぎのように思われる。

おそらく相克説の方が相生説よりも古い。斉の鄒衍（騶）が、はじめて五行のことを説いた時、相克説であったようだ。『史記』では、「始皇帝は、五徳が終始（循環）するという言い伝えから推測して考えるに、周は火徳を得た、秦が周の徳に代わったのは、（周の火の）勝たないところ（の水）にしたがったからだ。いま、水徳の始め…」[四二]と、秦の始皇帝が、いわゆる五徳終始説を採用したという。これをみると五徳だが、始皇は「六」という数を貴んだ。そのため、「六」は秦の聖数とされる。五行であって「六」を貴ぶというのは、うまく整合しないように思われるが、相克説の順序を借りた上で、それに一を加えて「六」にしたとすれば、それは可能である。『史記』秦始皇本紀には、「数は六を基準とし、符や法冠はみな六寸、輿（くるま）は六尺で、六尺を歩となし、六馬に乗った」とみえる。胎児の成長の場合、必ずしも循環する五行である必要はなく、むしろ加算式である方が好ましい。相克説を持ち出すと、かえって矛盾する。相克も相生も加算式とは異なる原理であるが、五に石という一を足せば、結果的に循環せず、加算式となる【表三】。

【表三】五行と身体

	要素	『胎産書』	『諸病源候論』	『逐月養胎方』	『産経』
4ヶ月	水	血	血脈	血脈	血脈
5ヶ月	火	気	気	気	気
6ヶ月	金	筋	筋	筋	筋
7ヶ月	木	骨	骨	骨	骨
8ヶ月	土	（膚革）	膚革	膚革	膚革
9ヶ月	石	豪（毫）毛	皮毛	皮毛	皮毛

相関関係としてあげられる、「水」と「血」、「火」と「気」、「木」と「骨」はわかりやすい。「金《きん》」と「筋《きん》」は形状だけでなく、発音の類似が影響している。「土」は、地表をおおうもので、それを「膚革」というのも理解できる。「石」と「豪（毫）毛」も、皮膚の上にある硬いものということで理解はできるが、細くて長いものというイメージには合致しておらず、これは牽強付会に近い。

日用類書や三世相との類似

日用類書[四三]と呼ばれている書物の中に『胎産書』と類似の表現がみえる。『万用正宗不求人』[四四]種子門、十月受胎図訣、『五車抜錦』[四五]保嬰門、十月胎形図説、『三台万用正宗』[四六]胎産門、十月胎形、『万書淵海』[四七]婦人門、十月胎形図説、『五車万宝全書』[四八]種子門、十月受胎図、『妙錦万宝全書』[四九]全嬰門、十月胎形図説などに、それぞれ月ごとに十か月にわたる胎児の成長の図がある。そしてそこに解説がつけられている。そこには「胎産門」という部門もある。

また江戸時代から明治にかけて日本で流行した三世相と呼ばれる書物がある。前世・現世・来世の三世の因果・吉凶を判断するという仏教の体裁をとる書物であるが、大雑書とも呼ばれ、民間の生活に必要な雑多な知識が詰め込まれている。これは平成になってもまだ出版されている。たとえば『三世相安政雑書万暦大成』(五〇)では、「懐胎十月の図」が画かれるが、初月は不動明王、二月めは文殊菩薩というように、仏像と一緒に配置されている。『永代大雑書三世相』(五一)では、「懐妊十月図解」で、四ヶ月までは密教法具の金剛杵等が画かれ、五ヶ月目より胎児の形が画かれる。十か月目は胎児の頭が下になっている。このすぐ後に、「胞衣納る方《えなをさむ》」が記され、「子年であれば、巳午または子の方角がよい」などと十二支に分けて記されている。別の箇所には、「四季皇帝の事」とあり、四季ごとに四名の皇帝の画がえがかれ、頭、肩など身体の部分にそれぞれに十二支の名が書かれている。これも胎児の出生と運勢を結びつけたものだが、後述するように「人事図」と関連する。

三世相の類の書物は他にも多々あるが、それらにほぼ共通してみえる、胎児の成長の様子、出産後の胞衣の埋め方、四季により生まれた子の運勢を占うこと、のいずれもが、『胎産書』の記されていた帛の中に、すでに述べられている。これらの知識は、その基本的な形をかえることなく、連綿と伝わり、海を越えて日本の庶民にまで影響を与えている。

二、禹蔵図

南方禹蔵

「帛」は四つ折りになっていたが、広げた状態では大きく上下二段に分かれている。便宜上、四つの部分に分けて考察する。(1)上部右、(2)上部左、(3)下部右、(4)下部左、の順にわける。上部左に画かれた図形の中心に「南方禹蔵」と大きな文字で墨書されていた。文字は篆書だが最後の一画を長く伸ばしている。ただ、隷書の特徴である燕尾形の波磔はまだ作られておらず、篆書から隷書への過渡期の文字といってよいだろう。

南方は方位か

整理小組は「南方禹蔵」と書されていることから、この図形につけられた名称と判断したようだ。そして、「南方」と「禹蔵」を二つに分けて考察し、

> 本図は帛書の左上部にあり、『禹臧（蔵）』と名づけられる。図の上の「南方」は方位をあらわしており、上が南であり、同墓の古地図と同じである。図の意味は帛書の『雑療方』中の『禹蔵埋胞図法』にしめされている。禹の字には、もと朱点が加えられている。(五二)

という。

「南方禹蔵」四文字は中央に書かれ、図のタイトルのようにみえる。しかしこの「南方」は、『日書』の図に四方（東方・西方・南方（図版二参照）・北方）を、それぞれ墨書したものがあり、それを参考にすれば方角である。そうすると図の部分は、たんに「禹蔵」と呼ばれていた可能性がある。『雑療方』の本文二十三に「禹臧（藏）貍（埋）包（胞）圖法」とみえ、これは「禹蔵埋胞図法（禹が胞衣を蔵埋する図法）」という意味である。「禹蔵」は、これを省略し、最初の部分のみを記したものであろう。

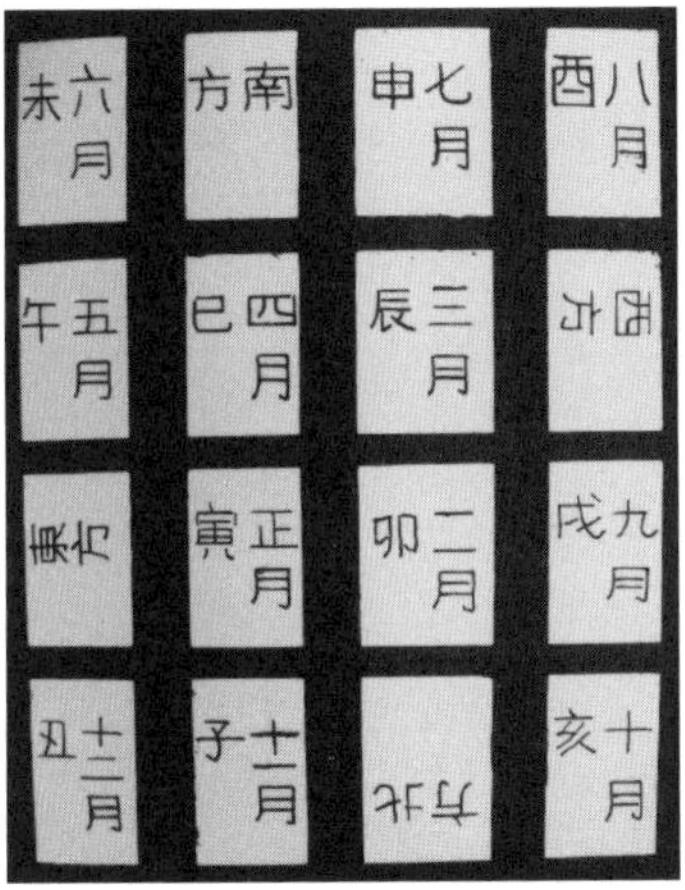

図版二

「南」と「男」

「南方」は方位と解釈した。しかし、『胎産書』の冒頭部分に「…三日中從之、有子。其一日南（男）、其二日女殹（也）」という文章があり、「南」は「女」と対比して使用され、「男」の意味でもある。「南」と「男」は発

音も同じである。「南方」は「有南（男）子方」の省略形とも解することができ、「男子を得るための方法」という縁起かつぎなのかもしれない。

十二支もまた方位をあらわす。「禹蔵図」では、朱線がまさに十二の方角を指し示している。「禹蔵図」は全体として正方形に近く、月ごとにみても方形である。この図をみると地は方形であるという天円地方のイメージを思いおこさせる。[五三]なお【馬】は「禹蔵図」を「示意図」[五四]として書き直している。その図はわかりやすいが、もとあった朱線をすべて消去した上で、方形ではなく、時計のような丸い円であらわす。もし、方形が「地」をあらわすとすれば、円形に書き直す必要はなかったように思われる。

図が上、文章が下にある理由

縦書きの文章は、現在では上から下に書き、また右行から左行に書くのが一般的である。けれども古代では必ずしも、そうではない場合がある。この禹蔵図の表を例にとってみよう。この図を書く者はイメージの上で南面している。十二支の方角でいえば、子（北）の位置に立っている。そして右（時計）回りで進む。開始位置は下の左にある。正月は足下の左下にあり、二月はその上にあり、三月はそのまた上にあり、四月はそのまた上である。ここから、左から右に進み、次に五月、六月、七月まで行き、今度は下にさがり、八月、九月、十月と最下段まで行き、つぎに左へ十一月、十二月と進んで一巡する。正月から四月までは階段を上がっていくような進み方をして、上段に至れば、左から右に進む。階段を下から上にあがっていくような書き方は甲骨文がそうである。石を積む時に、まず、下から積んでいくのに似ている。『易』の乾坤の卦も下から書く。数字の一、二、三、四（横棒を四つ重ねたもの）も本来、算木を並べたところから発しているとすれば、下から順に積み上げたのかも知れず、書き順も本来は下から書かれていた可能性もあるだろう。

『五十二病方』はまず半分に折られていた。帛の幅が広すぎるため、そのまま書けば一行が長くなりすぎる。そのため、折って幅を半分にし、書きやすく、また読みやすくしている。『胎産書』の場合も上下に分かれるが、帛全体の構造を、どう解釈すればよいのだろう。「妊娠→胎児の成長→出産（『胎産書』、下半分に書かれている）」→「胞衣の埋蔵（「禹臧図」、上半分の左側に描かれる）」→「子の運勢（「人字図」、上半分の右側に横向きに描かれる）」と移動すれば、全体の流れはスムーズである。帛全体は、おそらく、まず右下の文章の部分を最初に読むように書かれていたのだろう。右下から左下部分にうつり、それから、左上の部分の図に移り、そのあと、右上の人字図に行くという順序である。この種の帛が本来、二つ折りにすることを前提として書かれているとすれば、ふつうに右から読んでいくことになる。

胞衣の埋め方

　胞衣の埋め方に関しては『雑療方』本文二十三に説明がある。「禹が胞《えな》を蔵埋するという図法に、胞を埋《うず》めるのは、小時、大時の在る所を避け、産まれ月によって、寿命の長くなるものを選んで、胞を埋める、とある」（五五）とみえる。小時、大時は『淮南子』天文訓に「大時とは咸池である。小時とは月建である」とみえる。

　その原理的な意味について簡単に述べよう。「小時」「大時」というのは、「死」を意味する不吉な方位である。「小時、大時の在る所」という言い方からもわかるように、「小時」「大時」という時間をあらわす言葉が「所」という場所、つまり、方位と結びつけられている。方位は十二支であらわされている。そもそも、方位と時間は本来、何の関係もなかったと思われるが、時間の表現方法によっては密接に関連する。世界史の年表のように直線的に時間が進むと考えるのが、直線的時間である。これは時の進行とともにまっすぐに進んでいく。一方、天体の運行、太陽や月の動きのように、循環するものとして時間を捉える。これが循環的時間である（五六）。直線的時間をあらわす時計を作ることは難しい。そのため、毎日の繰り返しは、針がぐるぐる回る柱時計の時計盤のような形で表されることとなる。これは時間を二次元の平面上に模式図として表現したものである。時間は本来、二次元でも平面でもないが、それをこのような模式図の中に押し込めたのである。

　一方、方位は本来、空間の中のある一点を基点としての相対的な位置関係である。上下を無視すれば、これもまた平面という二次元の中に閉じ込めることができる。先に見た『日書』では、東西南北が示されていた。禹蔵図では「南」と「十二支」が使用されている。古代の十二支は年、月、日、時に使われ、時間を表す際にも不可欠な単位であった。

時間、方位が、ともに平面に表され、なおかつ、どちらも同じ単位である十二支が用語として用いられた。紛らわしいが、そのことにより、方位と時間はぴったりと重ね合わされた。時計盤に磁石の方位盤を重ねたようなものである。午の位置はお昼の十二時であるが、それは方位としては「南」となる。

時刻のかわりに十二ヶ月という月をこの盤の上に重ねたと想像してみてほしい。それが「禹蔵図」のアウトラインである。ただし、ここでは円盤ではなく、方形であるため、子（12）の位置と午（6）の位置が、ぴったりと上下にはこない。なぜ方形なのかは不明だが、天円地方に則り、方形で「地」をあらわしているのかもしれない。まず【表四】禹蔵図の概念図を左に示す。

【表四】禹蔵図の概念図

4	5	6	7
3			8
2			9
1	12	11	10

禹蔵図の月だけを書き出したもの

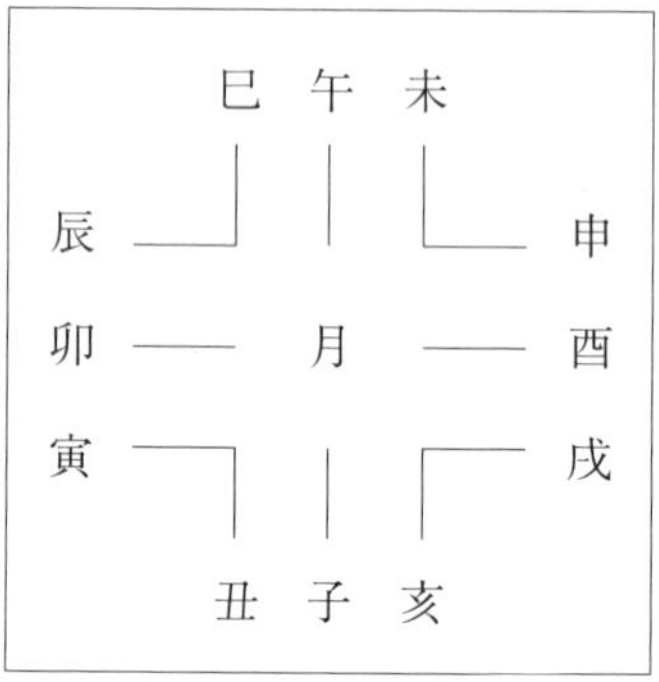

○方位図

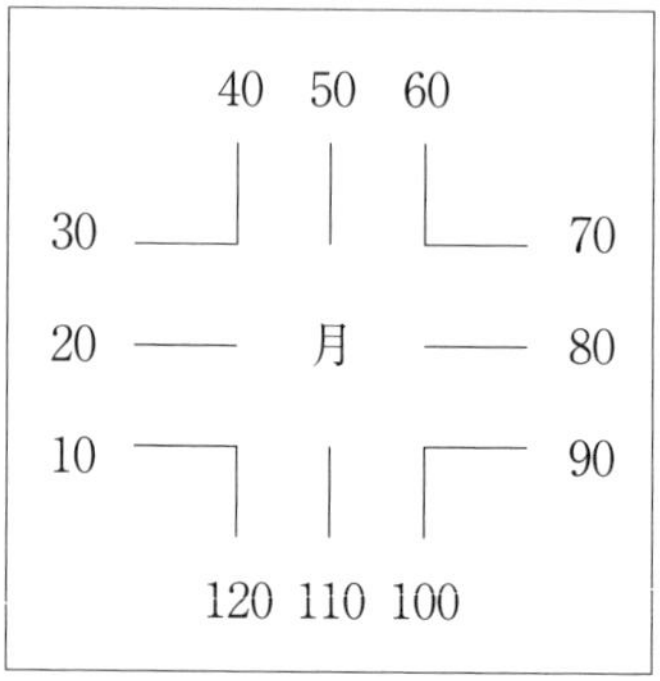

○大時・小時が入らないと仮定したときの概念図

禹蔵図は十二の月からなるが、一ヶ月ごとに「方位図」のような方位は記されていない。それは暗黙の了解事項である。ここに理念的な寿命10歳～120歳を当てはめてみると、その下の図、概念図になる。[五七] 右回りに30度移動するごとに寿命が10歳ずつ増えていき、最長の寿命は120歳となる。

この理念的な図を基準として、『淮南子』天文訓にいう「大時（咸池）」と「小時（月建）」の位置が月ごとに移動していく。移動には法則性がある。「大時」は毎月、90度ずつ時計まわりに動く。つまり時計でいえば、3、6、9、12の位置に動いていく。これは神煞の動き方と同様である。[五八]「小時」は毎月、30度ずつ時計まわりに動いている。禹蔵図では、その位置に「死」と書かれている。ここでは、わかりやすくするために「大時」の「死」を太字で表わした。正月に「大時」は卯の方角にあり、二月には午の方角にある。90度ずつなので四ヶ月で一巡し、一年で三巡する。一方、正月に「小時」は寅の方角にある。これは30度ずつ循環するため、ちょうど一年で一巡する。この「大時」「小時」の二つの基準が同じ盤面で月ごとに移動していく。その内容は『雑療方』本文二十三の「胞衣を埋めるのは、小時、大時のある場所を避ける」と関連する。たとえば、正月生まれの子であれば大時である「卯（東）」の方角と小時である「寅（東北）」の方角に胎盤を埋めると死亡するとされ、当然、その方角は避けることになる。

次にそれらをあてはめた【表五】禹蔵図をかかげる。

それでは寿命は、どのようにして決められるのだろう。これには法則がある。それは「大時」「小時」つまり「死」のすぐ後の方角は「20」になるというものである。ただし例外がある。それは大時が卯（東）の方角にある時は、その次の辰の方角は20ではなくて30になるというものである。いずれにしても、「死」でいったんリセットされて、「20」あるいは「30」から、また始まると考えればわかりやすい。

大時・小時は規則正しく動くため、欠けていても、その場所は確定できる。また先ほどあげた法則通りに数字が嵌め込まれていくため、抜けているところも推測できる。この推測による数字は（　）の中に表した。微妙にその配列に合致していない数字もあり、その場合は正しいと思われる数字を、書かれている数字の後ろに（　）に入れて表した。

【表五】禹蔵図

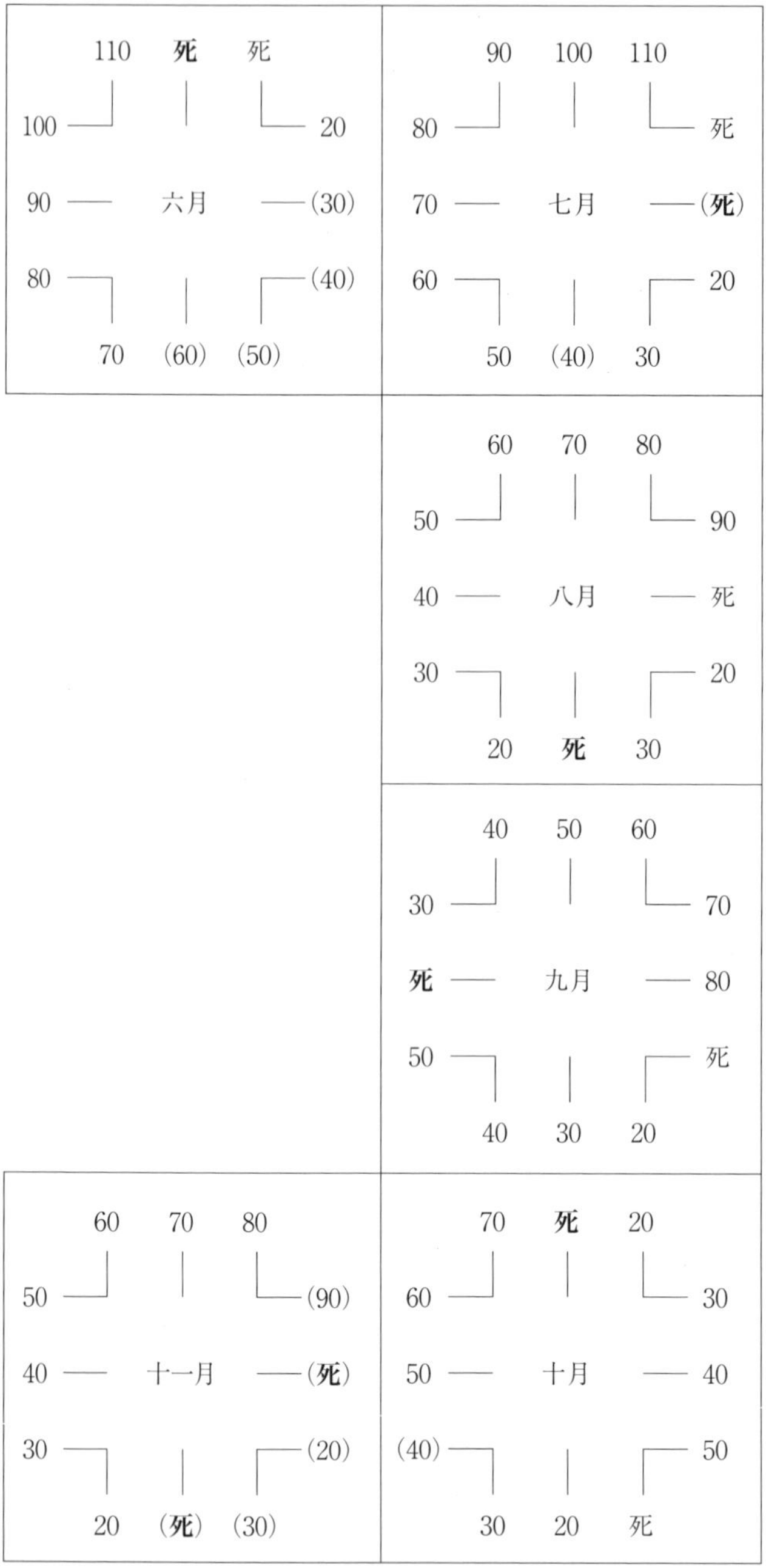
110 **死** 死
100 20
90 六月 (30)
80 (40)
70 (60) (50)
90 100 110
80 死
70 七月 (**死**)
60 20
50 (40) 30
60 70 80
50 90
40 八月 死
30 20
20 **死** 30
40 50 60
30 70
死 九月 80
50 死
40 30 20
60 70 80
50 (90)
40 十一月 (**死**)
30 (20)
20 (**死**) (30)
70 **死** 20
60 30
50 十月 40
(40) 50
30 20 死

それら漢数字を数字にしてならべると次ページのような表となる。

「死」は十二の方角のうち二ヶ所にある。一ヶ所は「小時（月建）」で、それは毎月、三十度ずつ時計まわりに動いている。つまり正月は寅、二月は卯、三月は辰…といった形で動く。もうひとつの「死」は『淮南子』にいう「大時（咸池）」であろう。これは毎月九十度ずつ時計まわりに動いていく。表によれば正月は卯、二月は午、三月は酉…という形で動いていく。二ヶ所の「死」以外にしるされる年令は廿から百二十までである。しかし、百二十歳というのは、正月の一ヶ所

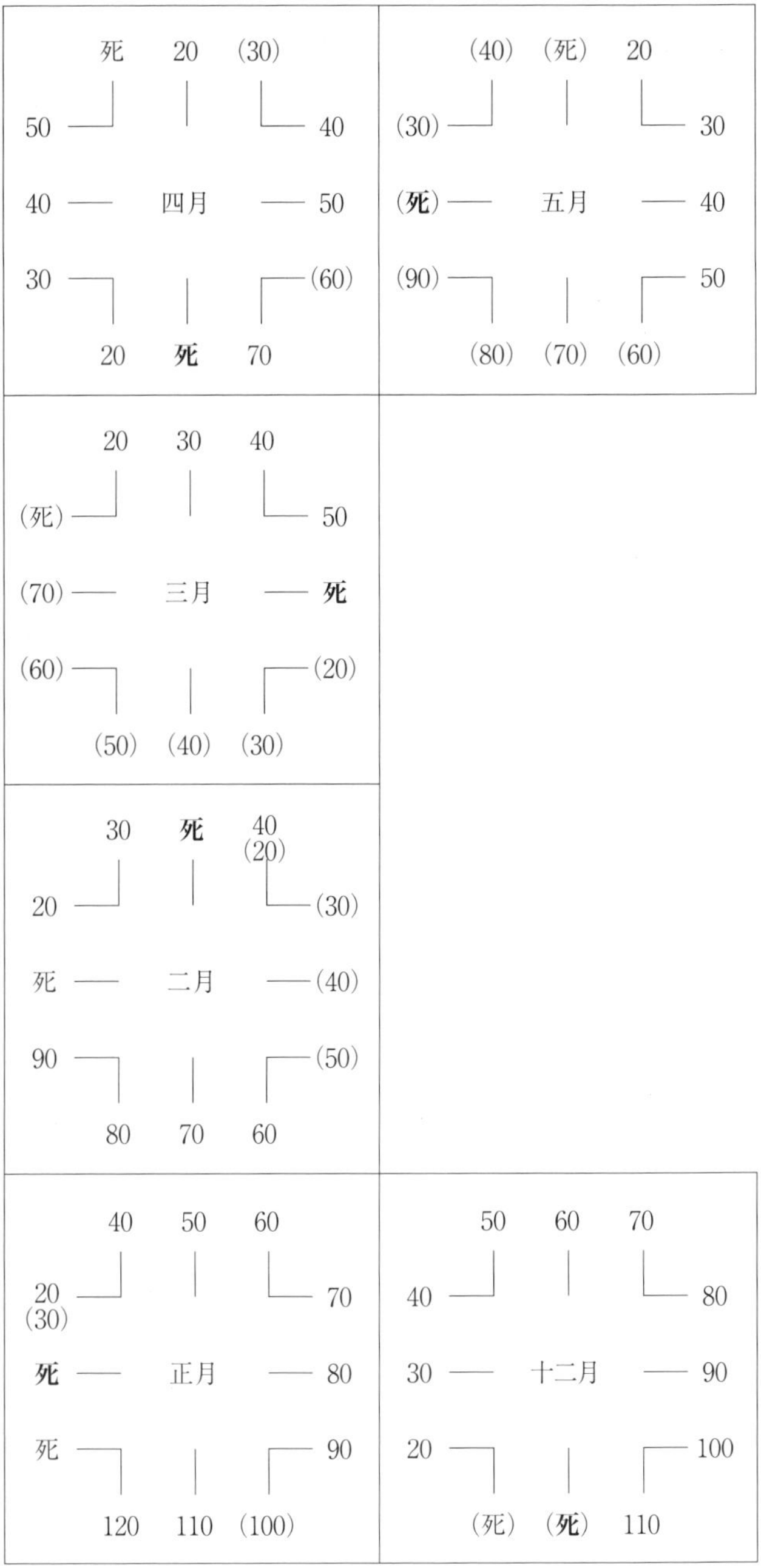

	正月	二月	三月	四月	五月	六月	七月	八月	九月	十月	十一月	十二月
子	110	70	(40)	死	(70)	(60)	(40)	死	30	20	死	(死)
丑	120	80	(50)	20	(80)	70	50	20	40	30	20	(死)
寅	死	90	(60)	30	(90)	80	60	30	50	(40)	30	20
卯	死	死	(70)	40	(死)	90	70	40	死	50	40	30
辰	20	20	(死)	50	(20)	100	80	50	30	60	50	40
巳	40	30	20	死	(30)	110	90	60	40	70	60	50
午	50	死	30	20	(死)	死	100	70	50	死	70	60
未	60	40(20)	40	(30)	20	死	110	80	60	20	80	70
申	70	(30)	50	40	30	20	死	90	70	30	(90)	80
酉	80	(40)	死	50	40	30	(死)	死	80	40	(死)	90
戌	90	(50)	(20)	(60)	50	(40)	20	20	死	50	(20)	100
亥	(100)	60	(30)	70	(60)	(50)	30	30	20	死	(30)	110

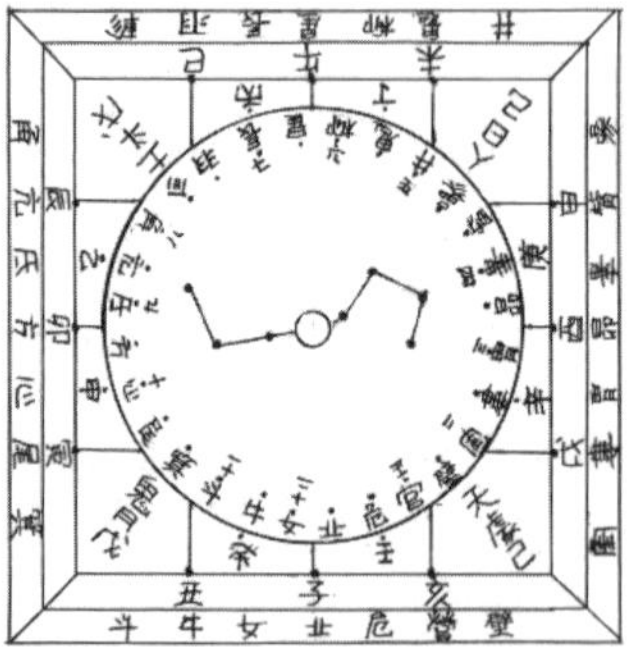
図版五　式盤（水野杏紀作図）

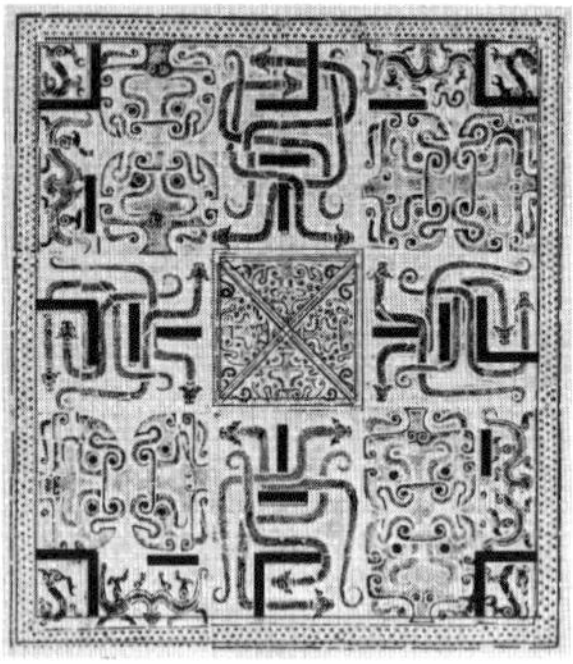
図版三

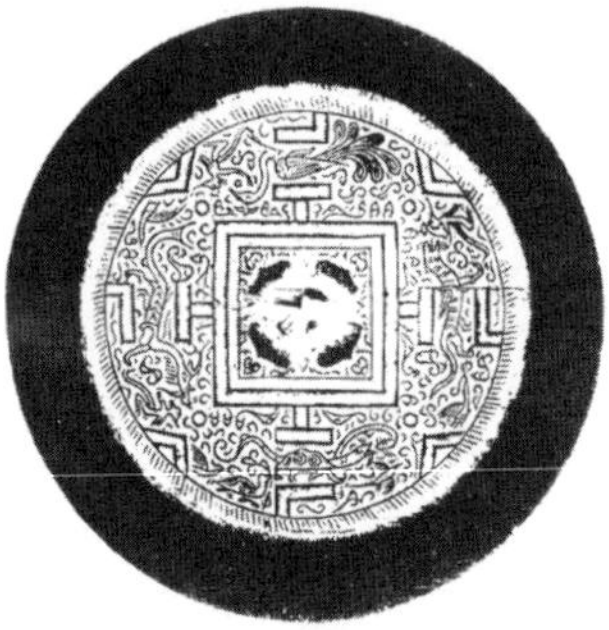
図版四　四神博局鏡（孔祥星『中国銅鏡図典』文物出版社、282頁より）

だけにしかあらわれない。これは正月生まれだけを特別視する例外であろう。その他の箇所は年令が二〇歳から一一〇歳までである。十二月を例にとれば、死・死・二〇・三〇・四〇・五〇・六〇・七〇・八〇・九〇・一〇〇・一一〇と規則正しく配列されていることがわかる。かりに最初の死を〇とし、つぎの死を一〇歳以内に死亡することと解釈すれば、綺麗に配列されることとなる。もっとも二番目の死はどこにも一〇歳以内とはかかれていない。のこりの数字から考えれば、二〇歳以内に死ぬということになるだろう。（　）の中の部分は法則性に照らして補った。「死」のあとはすべて二〇からはじまり、三〇、四〇とすすんでいくが、再び「死」にあうと、また二〇からはじまることになる。毎月、「死」が二つあるため、単純な繰り返しではなく、月毎に最高寿命が異なることになる。ただし、さきにも述べたように正月のみが特別で一二〇歳までであるとされるが、そのかわりに三〇がなくなっている。なお二月の未の欄にしるされた四〇は、【周一謀】・蕭佐桃の「禹蔵埋胞図初歩復原図」（『馬王堆医書考注』所収、台北、楽群文化公司、一九八九、三四七頁）の注にしたがい、二〇の誤りと解した。

具体例で説明してみよう。十二月は「大時」の「死」と「小時」の「死」が連続する。そのため、（**死**）（子）・（死）（丑）・20（寅）・30（卯）・40（辰）・50（巳）・60（午）・70（未）・80（申）・90（酉）・100（戌）・110（亥）と規則正しく配列される。この場合、最長寿命は110歳となる。二月は、70（子）・80（丑）・90（寅）・死（卯）・20（辰）・30（巳）・**死**（午）・40（20）（未）・（30）（申）・（40）（酉）・（50）（戌）・60（亥）となる。大時の死の後の40は20になるべきところなので（　）内に補った。この場合、最長の寿命を得る場所は、寅の方角で90歳ということになる。

図の形

これらの図にみえるL字形（カギ形）等の記号は何なのだろう。それらによって十二の方位にきれいに分けられている。中山王国出土の六博盤（五九）がこの形によく似る。動物の文様等が浮き彫りにされている（図版三参照。L字形部分を黒くして強調）が、その区画を示す記号が禹蔵図によく似ている。六博は博（双六の類）のことで、博奕の語源となった遊戯に用いられたものである。サイコロに相当する六本の箸を振ってコマを進める。サイには神意があらわれるのであろうが、コマの進め方には人智が必要である。「六」は天地四方の六つの方位を指し、当時の宇宙論の根幹を示す言葉であろう。

禹蔵図も六博も四角四方であるが、この形は後に鏡の文様に取り入れられて、その文様がアルファベットのTLVに似ることから、TLV字鏡と呼ばれるようになる。中国では規矩鏡あるいは博局鏡（図版四参照）という。これらは式盤（図版五参照）にも似る。そこでは四角い盤の上に回転する半球が載せられる。回転させることにより、いくつもの図を書く必要がなくなるのであろう。式盤には方位と時間だけでなく天の星座まで記されている。

占いは神の意志をあらかじめ知る方法だが、人智によって悪い運勢を変える余地もある。禹蔵図では神というよりも天といった方がよいが、大時・小時の動きが天の意志にあたるのだろう。これは規則正しい宇宙の運行を反映しているようにみえる。大時・小時以外の命数を選ぶのが人智であり、この図は宇宙の原理と、それと相関する人間の運勢を解読したものなのだろう。

胞衣の埋め方の実際例

胞衣の埋蔵のことは『医心方』所収の『産経』にみえる。また民俗学では永尾龍造『支那民俗誌』[六〇]児童篇に「胞衣の処置と俗信」「胞衣の埋め方と俗信」として紹介されている。「胞衣は子供の臍の緒と相連携して居ると云ふ関係から、胞衣と子供との間には、密接不離の関係があるやうに考へられてゐるのである。もと胞衣と子供とは同じく母腹に在つて、しかも同時に出て来るものであるから、これを小児と同程度の重要さを持つものと視て大切にするのである[六一]」というのがその理論である。

これはたんに中国だけのことではない。フレーザーは「臍の緒や後産が保存されて適当な取扱かいを受ける時は栄達するのに引きかえ、もしそれが害われるか失われるかすれば災厄に見舞われると信じられているのである。…スマトラのバタク族もまた胎盤を赤ん坊の弟または妹とみなして家の床下に葬る…。カロバタク族は、人間のもつ二つの霊魂のうちで、床下の胎盤と共にあるものこそ真実の霊魂であるとさえ確信している。…このように、世界中の多くの地方で、臍の緒、または更に一般的には後産は、嬰児の兄弟もしくは姉妹である生き物と見なされ、あるいは子供の守護霊また、その魂の一部を宿す物質的存在と見なされている」(六二)と述べている。

中国古代の胞衣の埋蔵と寿命の関係に関しても、それらの理論は適用されるだろう。丹波康頼の『医心方』には中国の事例が紹介され、日本にも伝わっている。胞衣の埋蔵がその人の運勢に影響を与えるという考え方は、後世、陰宅風水で、祖先の骨をどこに埋めるかによって、子孫の運勢が規定されるのと似ている。日本の考古学的な具体例に関しては『埋甕』(六三)に詳しい。

禹と禹蔵図

「禹蔵図」の「禹」は儒教では夏王朝の始祖とされる人物。民間では行神（旅行の安全を司る神）とされている。『五十二病方』では禹の名を出して悪鬼を威嚇し、禹の歩行法である禹歩を行って治療する方法が記され、『千金翼方』巻二九禁経上にも継承されている。(六四)

ここでは『産経』にみえる禹の話(六五)を紹介したい。

昔、禹は雷沢の上《ほとり》にいた。一婦人が悲しみ哭《な》きながらやってきた。禹はその理由をたずねた。答えていうには、「妾《わたくし》は、産んだ子がみな夭《わかじに》し、一人も生きているものはございません。ゆえに哀しみ哭いているのでございます」と。禹は、この方法を教えれば、子はみな長寿となり、二度と夭するものはなくなる、と述べた。その方法は、お産の時の胞衣をとり、よく見て、草の切れ端や塵を取り、洗って清らかにする。土をこねて人の形を作るのだが、男児を生むものは男の像を作り、女児を生むものは女の像を作り、絳《あか》い衣で土の人形を裹《つつ》む。まず銭、三銭を新しい甕《かめ》の中に置き、そのあと土の人形を取って銭の上にくっつけるようにおいて、子の胞衣を取って銭の上に置いて、甌《かめ》にふたをして、周りを泥で密封する。寿命が多くなる土地を調べ、児の公《ちち》に土を掘って埋めさせる。それが、おわれば、祝《ことほ》いでいう。「一銭はおまえの地主に与えるため。一銭はおまえの寿命が長くなるため。一銭はおまえが食いものに困らぬため」と。おわれば左足でこれを踏み、堅くつきかためることを以前述べたやり方のようにする。

後世の書ではあるが、禹が嬰児を健全に発育させる方法を知っており、それが胞衣の埋蔵法と深く関わっているとされたことが理解される。またここでは、土で人形をつくり、赤い衣を着せて、埋めるという。

以下、『南方禹蔵図』の理解のために、『産経』にみえる胞衣の埋蔵に関する、さまざまな説を紹介する。生まれた日（十干）と胞衣を埋める日（十干）の吉凶、また胞衣を埋める月と方位と子の寿命との関連等が記される。いずれも胞衣を埋める方法と子供の寿命が関連するという基本的な考え方は同様である。

『産経』にいう、正月亥子、二月丑寅、三月巳午寅、四月申酉卯、五月亥酉、六月寅卯辰、七月午、八月未申、九月巳亥、十月寅申、十一月未午、十二月申酉（は吉日である）。（『医心方』巻二三、蔵胞衣吉凶日法第十六）」。

ここは月ごとに吉日があらかじめ決まっている。けれども生まれた子の寿命が何歳までといった具体的なことは全く記されていない。また、ここでは胞衣を埋める日のみで埋める方角は記されていない。これによく似たものは日本の暦の中に伝わっている。たとえば大正時代発行の『新版三世相大鑑』(六八)には「胞衣を納《をさむ》る方の事」として、「…丑年ハ　うしの方か午ひつじの間…」と書かれている。ただし、これは年ごとの変化であり、月ではない。変化の様子は大まかに把握できるが、馬王堆のものほど整理された法則性はない。このような習俗は、おそらく産婆などを通して伝わってきたものであろうが、婦人科の医院で子を産むようになって急速に廃れたと思われる。

「またつぎのようにいう。甲乙（の日）に生まれたならば、丙丁（の日）に（胞衣を）埋蔵する。丙丁に生まれたならば、戊己に埋蔵する。戊己に生まれたならば、庚辛に埋蔵する。庚辛に生まれたならば、壬癸に埋蔵する。壬癸に生まれたならば、甲乙に埋蔵する。（吉日）（同上）」。ここでは生まれた日と胞衣を埋める日が機械的に相関している。このような干支に関する呪術の特徴は機械的な操作によって、日や方位などが求められ、そのことが合理性をもつようにみえることである。ここでは最短の場合は翌日、最長の場合でも三日後に埋めることになる。

「『産経』にいう、春は甲乙（の日に埋めて）はいけない。夏は丙丁はいけない。秋は庚辛はいけない。冬は壬癸はいけない。右の四時は忌み日で、みな悪い。もしこれを避けなければ、（母の）身と（生まれた）子がともに亡くなる（忌日）（同上）」。ここからは吉日ではなく、忌み日である。ただし、十干を四季の四つに分類しているため、戊癸の二つだけが忌み日ではない。

「またつぎのようにいう。甲辰・乙巳・丙丁午未（丙午・丁未か？）・戊申・戊戌。右の日は胞衣を埋蔵してはいけない。浄めるために洗うこと十数回以上、瓮の中に置き、良い日を待ってこれを埋蔵すべきである（忌日）（同上）」。

「またつぎのようにいう、月の十日、二十日を避け、月が終わらない最後の一日は胞衣を埋蔵してはいけない。大凶である（同上）」。

「またつぎのようにいう、月の一日、十一日、廿一日を避けよ。凶である。またつぎのようにいう、建・除・破・厄・閉日を避けよ。大凶である。またつぎのようにいう、児の生まれた日に（埋蔵）してはいけない。児が長寿ではなくなる。またつぎのようにいう、胞衣を埋めるのを、牢日にすれば、小児は死す（牢日の法は『湛餘経』中にみえる）（同上）」。

ここには「建」のことがみえる。

「凡そ胞胎（李建民は「胎」は「衣」の誤りと推測）を埋蔵しようとする者は、まず詳しく十二月図を視るべきである。算（かず）の多いところのものは寿命が長い。算の少ないところのものは寿命が短い。算が多いところであっても、忌神がいるところであれば、これを避けるべきである。その次に算の多いところであれば、それもまた吉である。またすでに寿命の長くなる土地を手に入れても、日が悪ければ、良い日になるまで待って胞衣を埋めれば吉である。また寿命の長くなる土地であっても、必ず高く乾燥して日当たりのよい土地を得よ。それらをよくする者は寿命が長く、智力が高く、富貴は極めることができないほどになる。その高く乾燥して日当たりのよい土地というのは、遠くであっても近くであっても全くかまわない（蔵胞衣吉方第十八）」。

ここにいう「十二月図」は馬王堆の禹蔵図に近いのではないか。禹蔵図もまた十二月にもとづいている。ただし、『医心方』では、その図で寿命が多くても、他の基準のものと照らし合わせ、よくない場合は変更すると書かれている。いくつかの異なる原理の占いを組み合わせて使用したのであろう。

「また次のようにいう、経に曰く、『産まれた子の胞衣を埋蔵しようとする者は、まず十二月神図を視よ。八神、諸神のいる方位は、埋めて犯してはいけない。これを犯すと、咎《とが》は重い。慎しまないわけにはいかない』と（同右）」。

馬王堆のものは、大時と小時のみであったが、ここには「十二月神」とその図のことが記されている。「算」が多いものは寿命が長く、少ない者は寿命が短い。生まれた時から寿命が決まっているという定命論の考え方である。しかし完全に決定しているわけではなく、微妙に変わりうる。運命は決まっているが、あらかじめ、それを知り、適切に対処することにより、変更可能である、というすべての占いに共通する原理を、ここにもみることができる。ここでは胞衣を埋める時間（日の良し悪し）と場所について述べられる。日当たりがよく高い場所がとくによいとされる。それは寿命だけでなく智恵や富貴ともかかわるという。また諸神の居場所を犯してはいけないといった禁忌も多い。

「正月に胞衣を埋蔵するのは、丁の地が吉、寿命は百歳（これは天徳の地）。丑の地は寿命は百十歳、けれども月煞（殺）が、同時にある。また小児が禍害にあう地である、ゆえに善とはしない。他はみなこの例にならう。また日虚月徳が、丙の地にあり、天道が辛の地にある。

二月に胞衣を埋蔵するのは、人門の地が吉である、寿命は九十歳（これは天徳、人道の地）。天門、鬼門は吉神がいるが、ここは小児が禍害にあい命を絶つ地、ゆえに不吉。丑の地は寿命が多いが小児行年の立つ所の地である。ゆえに犯してはいけない。至凶である。また乙・丁・辛の地は、悪神がいない。これを用いるべきである。

三月に胞衣を埋蔵するのは、庚の地が吉、寿命は九十二（これは天徳、人道の地）。また壬の地も大吉（これは天道の地）。また丁の地も吉。

四月に胞衣を埋蔵するのは、辛の地が吉、寿命は八十（これは天徳、人道の地）。また丁の地（これは天道）。

五月に胞衣を埋蔵するのは、乾の地が吉、寿命は九十一（これは天徳、人道の地）。また乙辛の地は、悪神はいない。

六月に胞衣を埋蔵するのは、壬の地が吉、寿命は七十八（これは天徳、人道の地）。また乙辛の地は、悪神はいない。

七月に胞衣を埋蔵するのは、癸の地が吉、寿命は七十八（これは天徳、人道の地）。また辛の地（天道）壬の地は、大吉。

八月に胞衣を埋蔵するのは、艮の地が鬼門で吉、寿命は八十六（これは天徳、人道の地）。また乙丁辛の地は、悪神はいない。

九月に胞衣を埋蔵するのは、甲の地が吉、寿命は八十五（これは天徳、人道の地）。また丙の地（天道、大吉）、癸の地は、悪神はいない。

十月に胞衣を埋蔵するのは、乙の地が吉、寿命は八十四（これは天徳、人道の地）。また甲の地（月徳、大吉）、癸の地（天道）、丁の地は、悪神はいない。

十一月に胞衣を埋蔵するのは、巽の地戸の地が吉、寿命は百二十歳（天徳、人道の地）。また乙・辛・癸の地は、悪神はいない。

十二月に胞衣を埋蔵するのは、丙の地が吉、寿命は百歳（天徳、人道の地）。また乙・辛の地は、悪神はいない。（蔵胞衣吉方第十八）」


ここでは月ごとの胞衣を埋める方位と、それによって得られる寿命がしるされている。これは禹蔵図にえがかれているところと基本的に同じ考え方である。

三、人字図

上部右の右半分あたりには、「人字図」と呼ばれる図が描かれていた。上部右の左半分から上部左全体に渡り、図が描かれている。人字図は大きなものではない。本来、空白部分が多かったが、写真版では下部右から裏うつりした鏡文字に

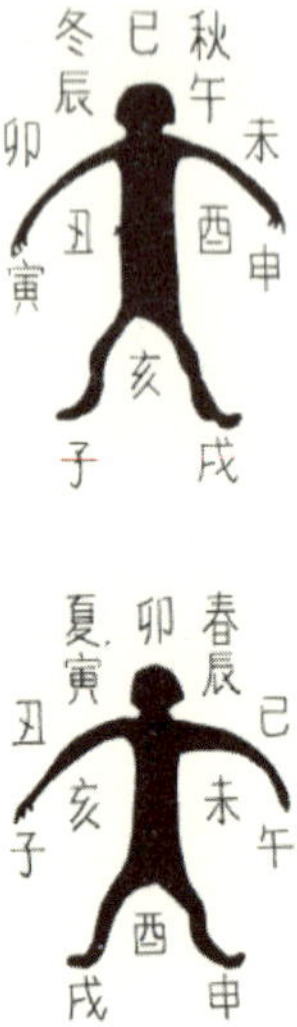

図版七

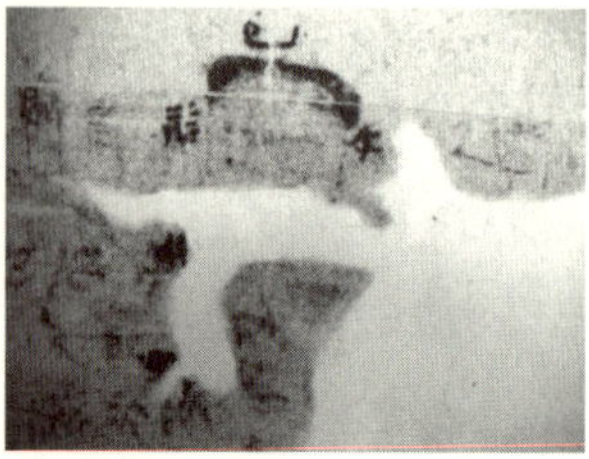

図版六―一

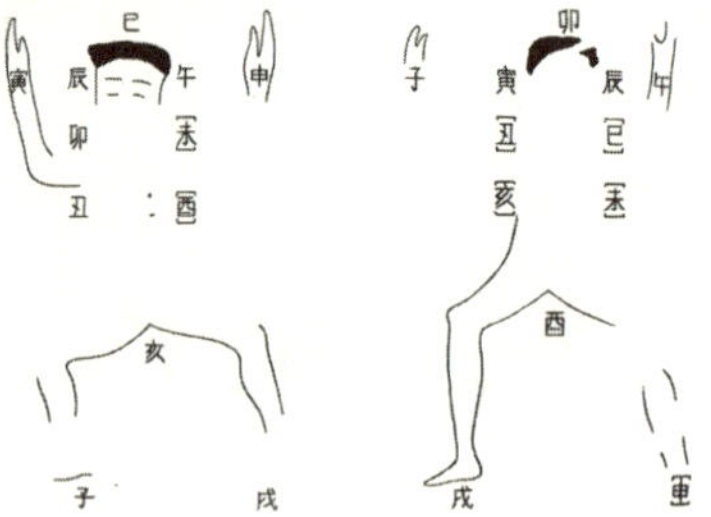

図版六―二

隠れて、目を凝らして見ても、どこにどのように描かれているのか判然としないが、どうも頭が左側にあるようにみえる（図版六―一参照）。つまり九十度左に回転させて図を描いている。なぜ、そのような向きになっているのかは不明である。復元図はくっきりしている（図版六―二参照）。この部分は帛の中では右の上部に位置するものの、子が生まれてから後のことに関連する図である。

この図によく似たものが『日書』[六七]にあり、その「人字」と記される復元図（図版七参照）は、黒く塗りつぶしたような太い墨線で人の姿が描かれる。しいていえば金文の「大」あるいは「天」という文字に似ている。「大（図版八―一参照）」という文字は正面形であり、「天（図版八―二参照）」という文字も、人の頭の部分、顚（てん）が強調された人の正面形である。「人（図版八―三参照）」は元来、人の側面形であるため、「人字図」という呼称は、「人」という文字というよりも、人を象った文字ととらえればよいのだろう。

『日書』では図が二つならべられる。馬王堆のものも同様だとされている。後世のものは「皇帝四季図」とよばれているが、四季と対応しており、四つである。この類の図は多くあり、さまざまな書物に載せられているが、「人字図」から発展していったものとみなされている。

これは『医心方』にはみえない。また『事林広記』など宋代の日用類書、『五車抜錦』など明代の日用類書にもみえない。けれども、三

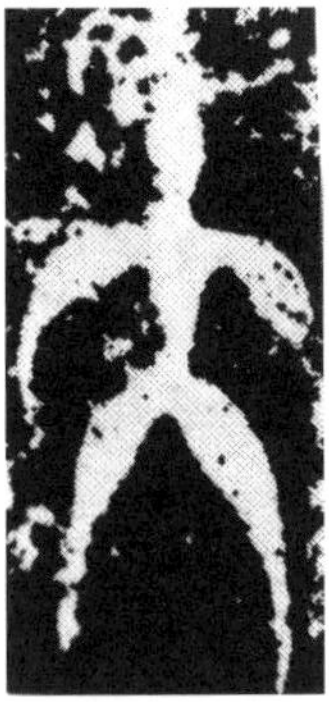

図版八ー一

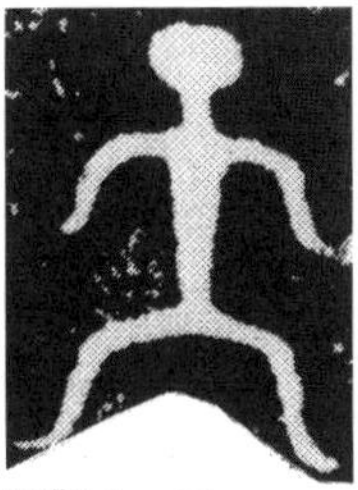

図版八ー二

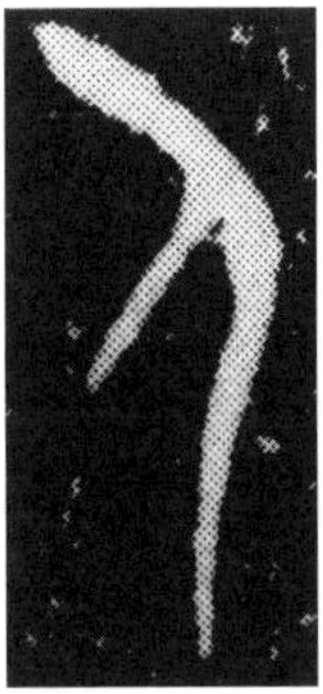

図版八ー三

世相の類の書物には数多くみえる。前掲『新版三世相大鑑』（図版九参照）にあり、昭和の発行である神宮館の『天保新選永代大雑書万暦大成』[六八]にもみえる。中国で現在、流布している日用類書の類にも同じものがある。二〇〇〇年の年末に福建で購入した『包羅万有』[六九]（図版十参照）にも紹介されていた。内容は毎年、あまり変わらないようである。人の図は複雑なものへと変化しているが、基本原理は同じである。いずれもその図を説明した文がつけられている。

春夏秋冬の「〇〇（十二支）」の日に生まれたものは、皇帝の「〇（頭、胸、腹、手、足）」に相当し、それは「〇〇（運勢）」だという図式になっている。頭の部分が最も善く、足の部分が最も悪い。春夏秋冬によって十二支の配列はずれていく。変化の法則は、それほど、難しいものではない[七〇]。

人字図は二つある。「春・夏」について、【馬】は春の文字が向かって右にあることから真ん中で補助線をひいて、そちらを右半分とし、夏の文字が向かって左にあることから、そちらを左半分と考えている。二つ目の「秋・冬」の人字にも真ん中に補助線をひき、二分している。たとえば春の卯の日に生まれた者は、その運勢は「頭」となり、その解釈が示される。しかしながら、その一日前、寅の日に生まれた場合は対応する身体の位置は春の位置になく、占いの対象とはならないことになる。

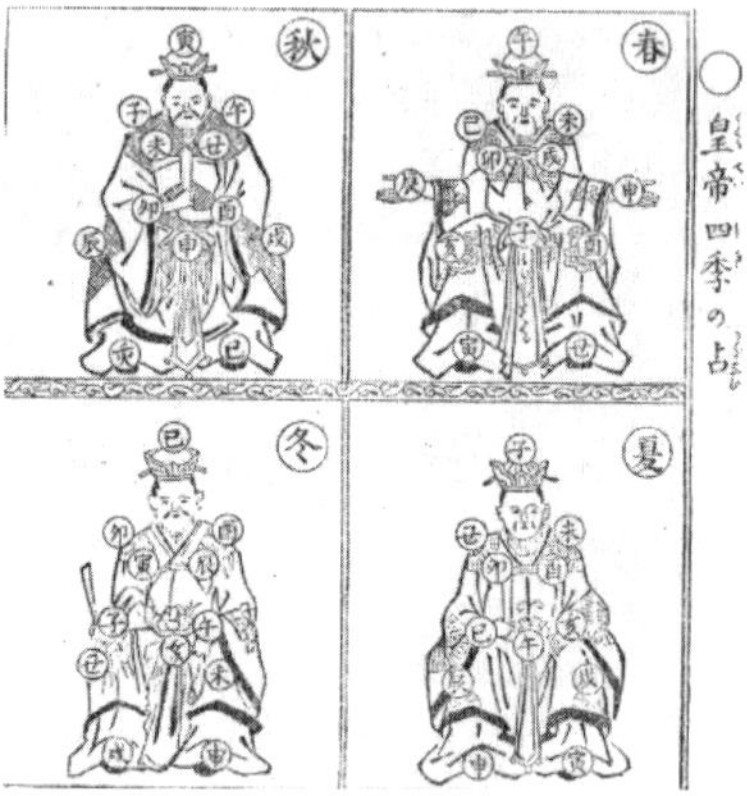

図版九

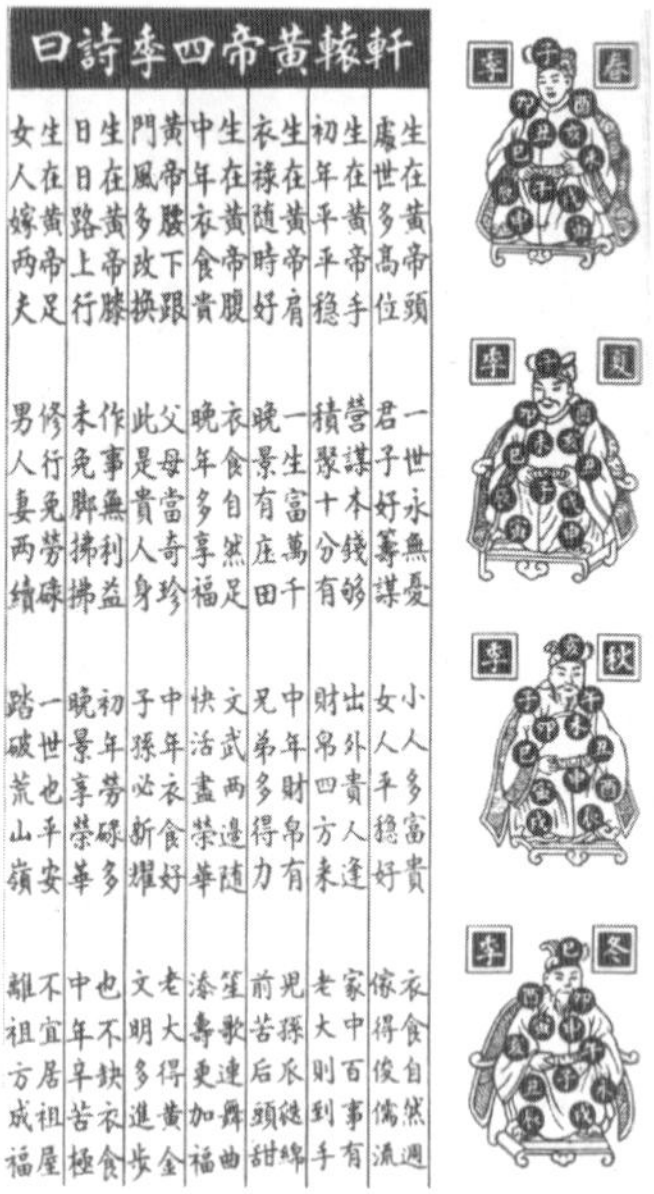

図版十

春は向かって右側なので、真ん中より右にある卯・辰・巳・午・未・申・酉に関しては卦があるが、左の夏の位置にある戌・亥・子・丑・寅の五つに関しては該当しなくなる。夏の場合は辰・巳・午・未・申、秋は子・丑・寅・卯・辰・巳、冬は午・未・申・酉・戌が同様となる。要するに占いなのに卦のない月が現れてくるのである。白紙のおみくじをひいたようなものである。その原因は一つの季節に該当する十二支が七つしかないことによる。

それは補助線で人字を半分に分け、右半分の春と左半分の夏、また右半分の秋と左半分の冬としたことによる。この卦のない占いを解消させるには補助線を引かず、春と夏がともに同じ十二支を共有していると考えればよい。要するに【馬】は、わざわざ補助線を引いたのだが、それは余計なことで、かえって理解をさまたげていたのである。後世の人字図は、四名の人物が春夏秋冬にそれぞれ配当され、わかりやすくなる。(七一)

【表六】は、【馬】の図をもとに「春・夏」を一組、「秋・冬」を一組として改変したものである。

さらに後世のものも、どのように配当されているかという簡単な概念図を作ることができる。(七二)

	春・夏	秋・冬
子	右手	右足
丑	右在外	右腋
寅	右頚	右手
卯	頭	右在外
辰	左頚	右頚
巳	左在外	頭
午	左手	左頚
未	左腋	左在外
申	左足	左手
酉	奎	左腋
戌	右足	左足
亥	右腋	奎

【表六】『胎産書』人字図２

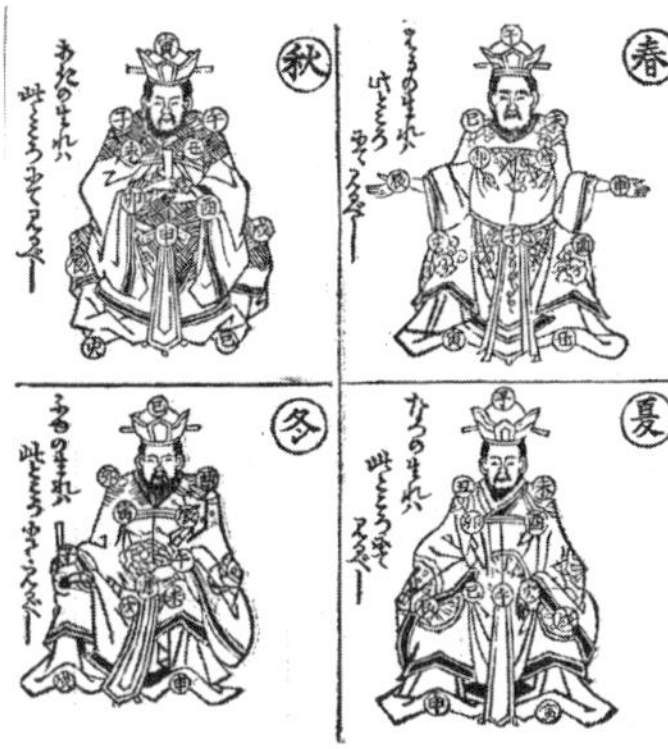

図版十一

図版十一は四名であり、いずれも男性である。ここでは皇帝とされている。よくみると春の人物は若くてヒゲがないが、夏、秋、冬となるにつれ、ヒゲが長くなり、冬のものは、ヒゲが白くなっている。四季を人生の年齢にあてているのだろう。ただし、占いの内容にかかわるのかどうかは不明である。

人物ごとに十二支がそろっている。馬王堆で在外とされたものはなく、いずれも身体の一部分である。馬王堆の場合は頭から始まり、人物の輪郭にそって一周する。『包羅万有』の場合は動き方の法則があるようにもみえるが未詳である。

昭和癸亥（一九八三）の序文のある『永代大雑書万暦大成』も類似のものである[七三]（図版十一参照）。これらの場合は胞衣の埋め方のように、選択する場所によって、運勢が変わるということはない。その意味では選択の余地のない単純な占いである。ただ季節に応じて変化している。

四、『雑禁方』

医書は甲巻と乙巻に分かれている。甲巻は『十問』『合陰陽方』、乙巻は『雑禁方』『天下至道談』である。『十問』『合陰陽方』『天下至道談』は竹簡で『雑禁方』のみ木簡である。簡の幅は竹簡と比べて広く、簡ごとの文字の数も一三～一五と少なく、文字の布字もまばらである。『雑禁方』は本来の書名ではなく、馬王堆漢墓帛書整理小組による命名である。[七四]

「禁方」の語は『史記』扁鵲伝に、年老いた長桑君が扁鵲に授けた秘密の処方として「我に禁方有り」とあらわれる。扁鵲はそのあと長桑君から薬をもらって飲み、人の体内の五臓を透視できるようなったというから、ふつうの薬ではない。「禁方」は、漢の武帝に対して燕や斉の方士たちが、自分には禁方があり、神僊になれると説いたという話[七五]の中にもみえる。

馬王堆漢墓帛書整理小組は、「木簡『雑禁方』と帛書『養生方』、『雑療方』の一部分は、ある種の咒禁方術で、現代的な観点からすれば、医学とは区別されるが、古代の医籍には時にこの種の内容を含む[七六]」と述べる。呪術であっても、それは当時の医学であるという認識である。

馬継興氏は、「本書は古の方技書の一つであり、その内容は厭禁を主となす方術の法である。全書はあわせて一一条、わずか百余字である。医書ではなく、迷信のことに及んでいるが、医書と同時に抄録され、出土した文献として、なおそれ相応の資料価値があるため、他の書物と同様に考釈をくわえる[七七]」と述べる。つまり『雑禁方』は呪禁のような呪術で、医書ではないという。

実際の内容を簡単に紹介すると、「犬がよく壇と門とで吠えれば、井戸の上、五尺四方をはらいきよめる」「夫妻の仲がわるいと、戸のしきみ、五尺四方をはらいきよめる」「貴人をよびよせようとおもうならば、門の左右、五尺四方をはらいきよめる」「悪夢をみることが多ければ、牀の下、七尺四方をはらいきよめる」「姑と婦がよくいさかいすれば、戸のうえ五尺四方をはらいきよめる」「嬰児がよく泣くときは窓の上、五尺四方をはらいきよめる」。これらは、すべて「はらいきよめる」である。「井戸」「戸」「門」「窓」等は、そこから悪鬼（悪霊）が侵入してくる境界だろう。はらいきよめることによって、それらの侵入を防ぐのだろう。その際、呪文なども併用していたのだろう。

「人と訴訟をあらそえば、相手の名を書し、履の中に入れ（て踏みつけ）る」は訴訟の話。「名」が本人そのものであるという古代の感覚にもとづく。「二羽の雌の隹《こばと》の尾を焼いてこなにして、みずからこれを飲めば、（訴訟のことは）なくなる」「東と西に向かって（吠える？）犬の頭を取り、やいてこなにして飲む（と訴訟がやむ）」も訴訟の話だが、いずれも、こなにして飲む、のである種の薬用といえる。「夫妻がおたがいに離れてしまえば、雄のこばとの左爪四つと、少女の左爪四つを取り、なべで熬り、あわせて、こなにしてつけると、離れていった人がもどってくる」。ここでは飲まずに、つける薬である。これらの呪術的な薬はその成分が効くのではなく、心理的な効果があるのだろう。

これらを医書と呼んでよいのかは判断が分かれるだろう。ただし、『胎産書』の文章の部分にも類似した記述がある。また『五十二病方』[七八]等をみると呪術的な医療は当時、ふつうに行われていたことがわかる。『雑禁方』はその範疇に入るだろう。

呪術的な医療というのは、神と悪鬼の関係を中心とした医療の体系である。悪鬼すなわち悪霊が人の体内に入り込んだり、取り憑いたりすることによって病がおこる。そこで強い神の力を借りて、悪鬼を追い払う、あるいは殺して病を治療する。この考え方は、『神農本草経』のような本草書の中に一部、残されている。丹沙は「殺精魅邪悪鬼（精魅邪悪鬼を殺す）」丹雄鶏の頭は「殺鬼（鬼を殺す）」とされている。薬は悪鬼を追い払い、殺すための毒薬としても用いられていた[七九]。

このような薬は神を呼び出し悪鬼を追い払う呪文やと併用されていたはずである。これらに関わる病は「鬼系の病因論」[八〇]と呼びうるだろう。『雑禁方』の内容はこれらのイメージに重なりあう部分が多い。

中国医学はのちに陰陽五行の気にもとづく『黄帝内経』系統の医学が主流になる。これは病について、神や悪鬼の関係を考えない当時の新しい医学体系である。これらを「気系の病因論」[八一]と呼ぶことは可能であろう。これは身体内部に経絡という気の流れを考える鍼灸系統の医学となる。馬王堆の房中書の中の『合陰陽方』に体の表面を愛撫していく箇所がある。そのうち「拯匡」は「承光（足太陽経の経穴）」と考えられる場合があり、足太陽経の経穴、「缺盆」は足陽明胃経の穴名である。いずれも『鍼灸甲乙経』にみえる。この書は西晋の皇甫謐（二一五～二八二）のものであるため、簡単にいえば、鍼灸の経穴の命名に房中書の記述の内容の一部が関与している可能性があるということである。房中術を精気という気の流れとらえれば、その基本概念には重なりあう部分が多い。房中が医学であるかどうかは難しい問題だが、もし医学の範疇でとらえようとすれば、明らかに「気系の病因論」の方に組み入れられることになる。

　馬王堆のこの墓では、鬼系と気系という、新旧の全く異なる病因論にもとづく書物が混在しているところが興味深い。

おわりに

　『胎産書』は、竹簡や木簡ではなく、一枚の帛である。図を描くのは帛が適している。墨と朱を使い、色分けされている。[八二]文章の部分には朱で罫線が描かれているが、現在も中国には朱の罫線の便箋がある。もと竹簡や木簡に描かれていたため、自然と行に分けられていた、その名残が縦の罫線となったのであろう。文章部分は胎児の成長と胎教について書かれている。儒教には胎教の話があるが、無関係であり、おそらく民間に伝わっていた話がベースになっているのだろう。『胎産書』にみえる「始」の文字は、「胎」の意味で使われていたと思われる。「胎」は女篇の「始」の方が本来、ふさわしい。けれども、文法的には「始めて」とも読め、後世の『逐月養胎方』の「始胎」の「始」は「始めて」の意味で使われている。『雑療方』に、胞衣を埋める図を「禹臧埋胞圖法」と呼び、その説明を記すが、図そのものはそこにはない。帛に描かれるこの図こそが、それに相当する。帛の図の「南方禹臧」の「禹臧」は「禹臧埋胞圖法」の「禹臧」でもある。「南方」は南という方位である。『日書』の図に四方にそれぞれ、南方・北方・東方・西方と書く例がある。ここは中心に南方と書かれており、やや不自然だが、やはり方位と考えた。ただ、「南」と「男」は音通であるため、「南方」は「男方」と解することもできる。『胎産書』の冒頭には、「南」の文字を「男」の意味に使用しており、「南方」を「有南（男）子方」（男子を得るための方法）の省略形と解することもできるかもしれない。たんに言い換えではなく、「南」であって「男」の意味も掛けていると考えればよいだろう。だとすれば『胎産書』部分の本来の書名と理解することも可能であろう。

　『胎産書』の文章や図および人字図などは、当時の習俗を知るためのきわめて貴重な資料である。出土資料であるため、軑侯利倉の息子が使用していたことがわかる。人字図に関しては、秦の『日書』にまで遡ることができるが、おそらく、身分の上下を問わず、ひろく行われていた習俗であろう。そのため、宮中の書庫に所蔵するようなものとはみなされず、結果的に『漢書』芸文志には著録されていない。しかし、その図や文章、そして何よりもそのことを信ずる考え方は、おそろしく長い間、民間に伏流したあと、印刷術の普及により、庶民の文化が花開いた明代あたりに、突如、噴出し、日本の江戸の文化にも浸潤し、日中ともに現代にまで伝わっているのである。

Ⅱ『天下至道談』『合陰陽方』『十問』(八三)

はじめに

『天下至道談』『合陰陽方』『十問』は、いずれも房中術を説く書物である。房中術は閨房で男女が行う術である。そのため、現代では何かしら猥褻なイメージをともなったものと、受け取られるかもしれない。けれども、これから紹介するこれらの書物には後ろめたさのようなものは一切ない。また『快楽の歴史』(八四)で考察されているような「快楽」という観点の話も皆無とはいえないが、少なくともそれが主要な目的ではない。その目的はあくまでも「長生」や「長寿」にある。当時、医学書は陰陽五行思想などの理論にもとづいて病を治そうとしていた。また導引は、気の流れにもとづいて養生をめざしていた。まさに、その同じ流れの中に房中がある。そして房中術は、そのことによって不老長生をめざす神仙思想の一部分として理解されていくのである。

『天下至道談』十には、「陰気ますます強く、年を延ばし寿を益す」と「陰気」と「延年益寿」の語がみえ、『合陰陽方』

本文一には、「能く久視して天地と牟《ひと》しく存す」、つまり、天地と同じだけ長生きする、と記されている。『十問』には、「老人を長生きさせることができる（三問）」「玉閉すれば精が堅くなり、…百病にかからないで、長生きできる（同）」など、「精」という語が「長生」とともにみえ、「宿気は老をなし、新気は寿をなす（四問）」「慎んで守り失うことがなければ、長生きして世を累《かさ》ねることができる。世を累ねれば安楽長寿となる、長寿は蓄積に生じる。（六問）」など、「新気」「旧気」「長生」「長寿」の語がみえる。つまり、「気」に関わる長生術の一つとして房中術はとらえられているのである。

馬王堆三号漢墓から出土

一九七三年に前漢の馬王堆三号漢墓から数種類の房中術関連の書物が出土した。甲巻が『十問』『合陰陽方』、乙巻が『雑禁方』『天下至道談』である。墓主人は軑侯利蒼の息子である利豨の兄弟と考えられている。墓からは漢の文帝十二年（紀元前一六八年）の紀年のある木牘が出土しており、それが死亡あるいは埋葬年代と推定されている。[八五]

甲巻『十問』『合陰陽方』、乙巻『雑禁方』『天下至道談』の様子は、『馬王堆漢墓帛書（肆）』[八六]（以下【肆】）の写真版と『長沙馬王堆二、三号漢墓　第一巻、田野考古発掘報告』[八七]（以下【田野】）により、うかがうことができる。

甲巻の簡の長さは二三センチメートルで幅は〇・九センチメートルと〇・六センチメートルの二種に分かれるが、〇・六センチメートルのものが多い。幅の狭い簡では字が比較的小さく、最も多いものは一簡に二七文字ある。幅の寛い簡は字が比較的大きく、簡ごとに二〇字前後ある。二種は各おの若干の段に分かれ、段首には黒色の小さな円の点で標識（しるし）がつけられ、一段がおわったあと空白があっても、別の一段は続けて書かれていない。簡の上下には、巻物を細縄で編んだ痕跡がぼんやりとのこっている。乙巻中の『雑禁方』は十一枚で、簡の長さは二二〜二三センチメートルで幅は一・一〜一・二センチメートル、簡ごとに一三〜一五字、字は大きくかつまばらである。その他の五十六簡は長さ二九、幅〇・五センチメートル前後、字は規則正しく整っており、簡ごとに字数は三一〜三四字もある。竹簡上下の字のない空白のところ（上下の端から均しく一センチメートル距てている）と竹簡の真ん中に、それぞれ二すじの細縄で編まれている。細縄はすでに朽ちているが、残された痕跡は、かなり明晰である。[八八]

と説明されている。

その内容に関しては、「竹簡の『医書』はひろく集めて編集されたものであり、異なる抄本に由来する[八九]」と、寄せ集めの資料であるかのごとく記される。そして『天下至道談』の十勢[九〇]と『合陰陽方』の十節を、内容が重複する例として挙げている。内容の重複は、後世の実用書である日用類書の類では、ごく一般的なことである。現代のようないわゆる著作権の意識はなく、剽窃、盗作の考え方もない。実用になればそれでよいのであろう。転載が延々と繰り返されていくのである。さきにあげた中国の解説は、そのことをマイナスに評価していた。けれども似た内容の異なる文章があちこちに散見することを利用して書物の成立の先後を決める手がかりとしたい。なお解説にあたっては、甲・乙巻の順ではなく、『天下至道談』『合陰陽方』『十問』の順に行った。成立の先後や影響関係は亡佚したものも含めて複雑にからみあっている。そのため直線上に並べることは難しいが、いまのところ、この順にできあがったと考えている。

一、天下至道談

ここでは乙巻の『天下至道談』を論ずるが、【馬】が『雑禁方』巻末佚文（1）（2）としている部分もあわせて検討する。

『雑禁方』巻末佚文

『雑禁方』巻末佚文（1）（2）とするのは【馬】の分類である。しかし、【肆】の釈文では、『天下至道談』の巻首に配列されている。また【田野】[九一]でも『天下至道談』として扱われている。

『雑禁方』は木簡であるが、巻末佚文と『天下至道談』は竹簡である。また、『雑禁方』と巻末佚文は文字の大きさ筆跡が異なるが、巻末佚文と『天下至道談』は文字の大きさと筆跡は同一にみえる。そのため、本書では巻末佚文ではなく『天下至道談』と考えた（図版十二、十三参照）。

『雑禁方』と『天下至道談』を合わせて乙巻とされる。【田野】2.竹簡医書編聯情況にみえるものが乙巻である。手前の簡の束は奥の簡の束よりも長い。そして手前の簡の束は文字のある面が外向きになる形で巻かれており、その文字も読みとることができ、第四〇簡（『天下至道談』）から第四二簡（『天下至道談』）であるとわかる。乙巻の簡には通し番号がつけられている。『雑禁方』は簡一から簡一一まで、『天下至道談』は簡一二から簡六七までである。この番号だけを見ると、同じ細縄で一巻として巻かれているかのように誤解されるが、『雑禁方』と『天下至道談』は独立した別の書物である。『雑禁方』と『天下至道談』は簡の長さ、幅ともに異なっているが、発掘状況の写真を見れば、短い簡が上部に見え、長い簡が下部に見える。そして長い簡の方が『天下至道談』である。もし一巻だとすれば、長い簡が内側に、短い簡はそれをとりまくように外側になければならないが、そうはなっていない。これらの理由により【馬】の巻末佚文という説には賛成できない。ここでは『雑禁方』巻末佚文ではなく、『天下至道談』の巻首部分と考えた。

『雑禁方』巻末佚文（1）（じつは『天下至道談』巻首）の黄神と左神の問答は陰部を擬人化している。黄神は黄帝という説がある。問答形式は『十問』に似ており、内容は第五問の堯と舜の話に酷似する。

「陰部は九竅や十二節とともに生まれるが、なぜそれだけが先に死んでしまうのか」という問いに対して、「力しごとはせず、かなしみや楽しみも感じず、飲食もとりません。いつも日陰者のくらしをし、陽《ひ》の目を見ることもございません。それがにわかに手ひどく使われ、元気かどうかもおかまいなく、ふたりしてのぼせあがります。だからこそ傷つきやすいのです。その名を諱《い》んでかくし、その体を人前にさらさず、乱暴で礼をわきまえないようになってしまいます。それゆえ身体とともに生まれても、そのはたらきは身体よりも先におとろえ死んでしまうのです」と答える。

佚文（2）（じつは『天下至道談』の二つめ）は『天下至道談』本文二十と重複するが、筆跡は同じである。同じ書物の中に重複する内容があらわれるのは杜撰というほかはない。形式からみて、『雑禁方』巻末佚文ではなく、『天下至道談』だと解したものの、やはり、疑問がのこる。【馬】は、このような内容から『雑禁方』佚文と考えたのだろう。

ここは膚、筋、気の三つが十分に至らなければ交接してはいけないという。『養生方』本文九十にも、ほぼ同様の表現がみえ、後世の『玄女経』（『医心方』巻二十八所引）にも同様の趣旨のことが記されている。

「・天下至道談」とのみ記した竹簡

「・天下至道談」とのみ記した竹簡が『雑禁方』巻末佚文（2）のすぐ後に配される。これは書名と考えられており、この簡を根拠として『天下至道談』と呼ばれている。この時代の書物には書名がないことが多い。『胎産書』『十問』『合陰陽』（【田野】は『合陰陽方』）『雑禁方』は、いずれも【肆】の整理小組による命名であり、竹簡や木簡の最初からいきなり本文が始まっている。

『睡虎地秦墓竹簡』(九二)に収められている書物には書名のあるものがいくつかある。『效律』は第一簡背面に「效」の文字が一文字だけ記されている。その正面には本文が記されている。竹簡の最後から本文を内側にして巻物の形に巻いていけば、最後に第一簡の背面の「效」の文字がみえるように巻き終わる。

『語書』は最後から二枚目の第十五簡背面に「語書」の二文字が記されている。「語書」の文字が表にあらわれるようにするためには、第一簡から、本文を内側にして巻き込んでいくことになる。さきほどの『效律』とは逆であり、巻頭から読もうとすれば、巻いたものをすべて広げなければいけないことになる。

『封診式』も、これによく似て、本文の最後である第九八簡背面に「封診式」と書かれている。さらにもう一枚、第九九簡があり、五文字程度書かれている。

『日書乙種』は、第二六〇簡の正面に「日書」という書名がある。二五九簡までは本文である。

『上海博物館蔵戦国楚竹書（七）』(九三)所収のものは、『凡物流形（甲本）』の第三簡背面に「凡物流形」の書名が記される。

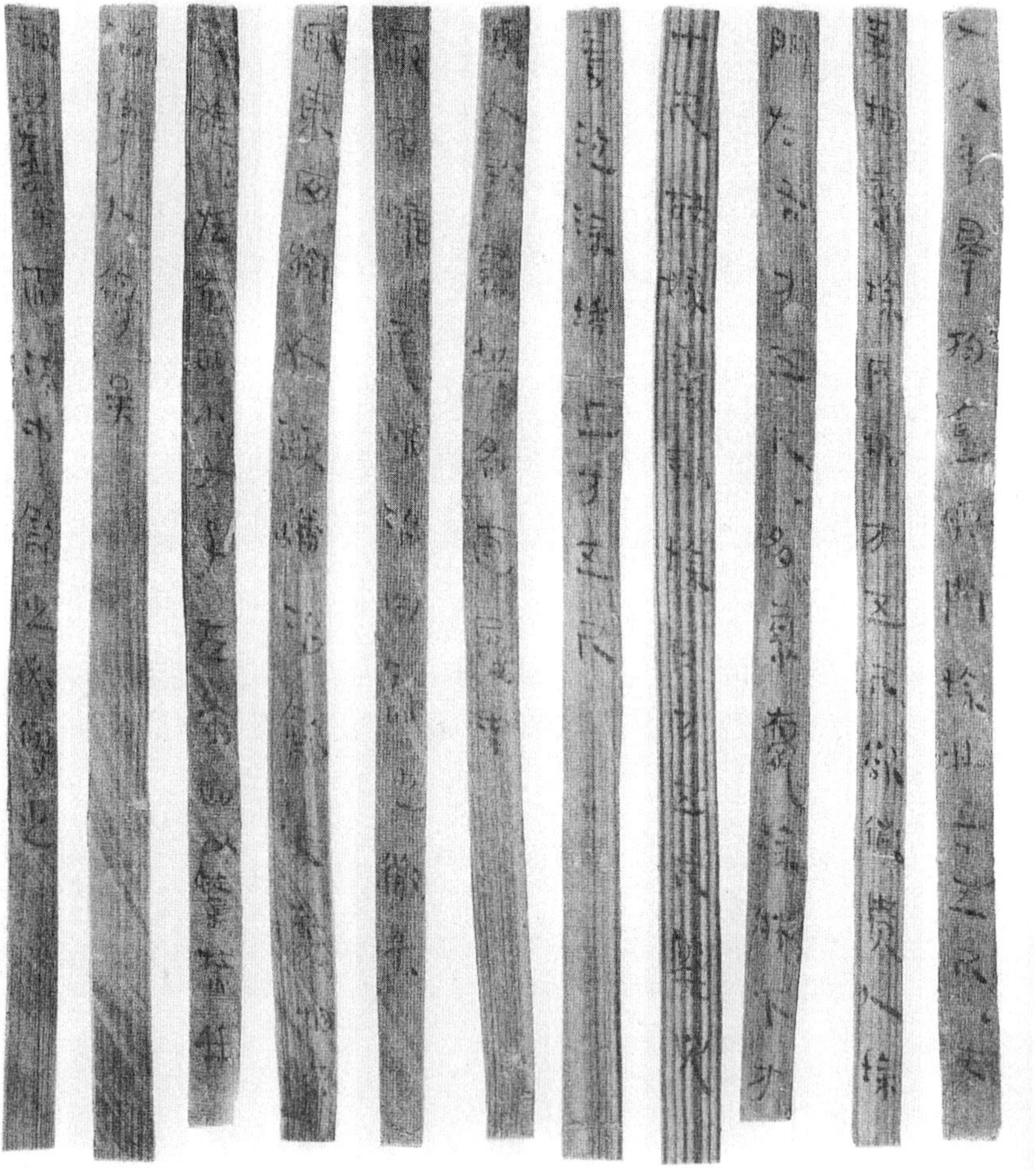

一二　一〇　九　八　七　六　五　四　三　二　一

図版十二　雑禁方

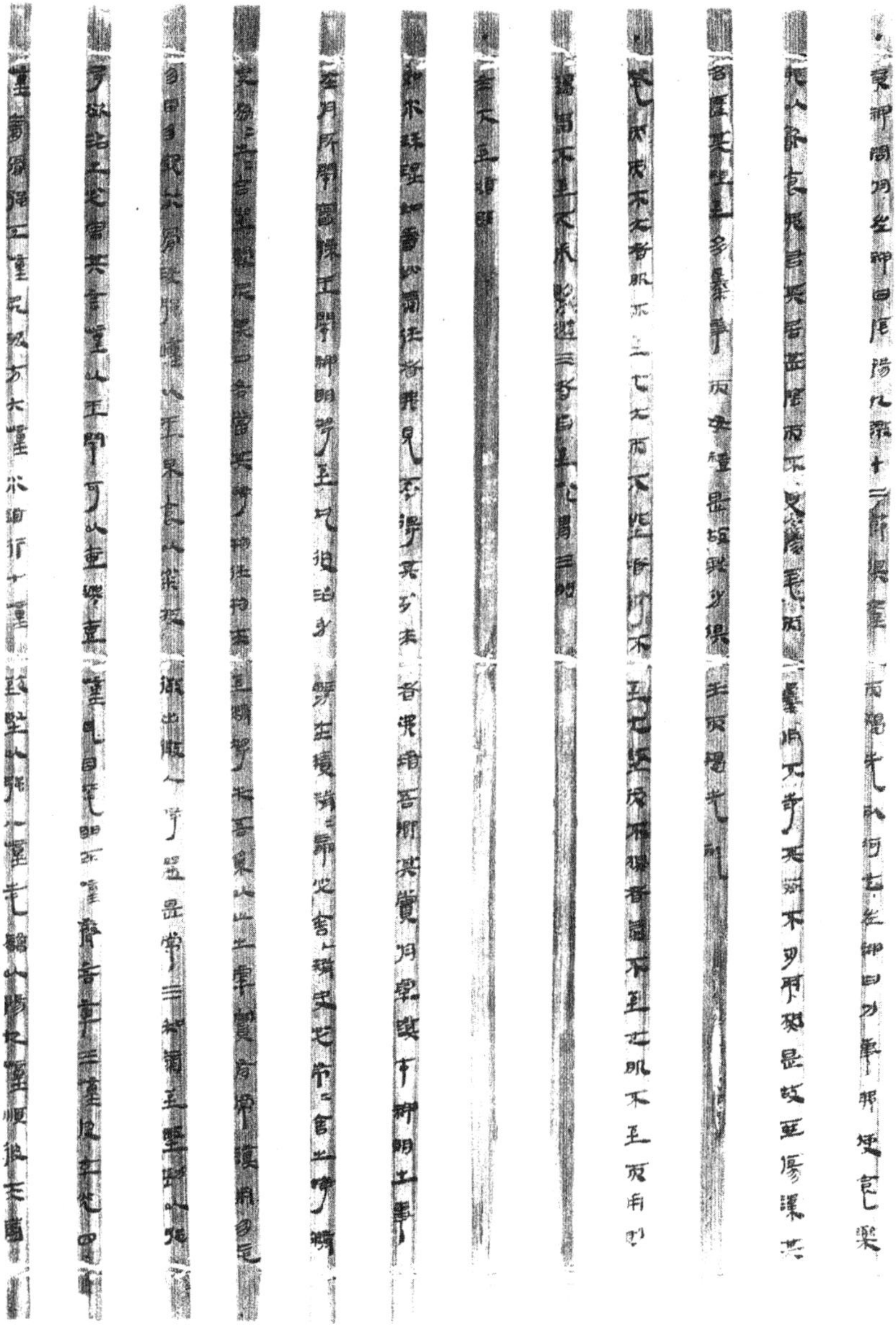

一二 一三 一四 一五 一六 一七 一八 一九 二〇 二一 二二 二三

図版十三　天下至道談

あと『呉命』の第三簡背面に「呉命」と記されている。

背面に書名のあるものが多い。これは本文を内側にして巻物に巻いたあとで、適度な位置の簡の背面に書名を記したからであろう。巻き方によって第三簡の背面になったり、最後尾に近い簡の背面になったりするのだろう。

ところが、「・天下至道談」の竹簡は同じ長さの木簡の六枚目であり、しかも正面である。これまであげたいずれの例にもあてはまらない。錯簡かも知れないが、段落を示す「・」が文頭にあり、これを重視すれば本文ということになってしまう。「天下至道談」というのは、本文にしては短すぎるため、書名であることは間違いないと思われるが、さまざまな疑問は解消されないままである。

「天下至道談」という書名は哲学的な内容を示唆するが、巻首と巻末を除いては、ほとんどが具体的な房中の技法である。さきにも記したように『合陰陽方』や『十問』と重複する部分も多いが、後に考察するように、それらのうちでは『天下至道談』が最も古いように思われる。

遷（僊）

本文一の「ああ、慎しまねばならぬ。神明の事は閉ざして漏らさないところにある。慎しんで玉閉をおこなうならば、神明はおとずれるだろう」は、精を漏らさないことを説く。

本文二では、精が足りなければ必ず補うというが、その方法が交接である。「…さらに女性の唾液である玉泉をのみ、かぐわしい女性の気を食らい、玉茎を微妙にぬきさしさせながら、精気が盈ちあふれてくるのを待つことを常法とします。三たび和合し、女性の精気が至れば、玉茎は堅く強くなります。これを治めようとおもうならば、必ずそのことばを審らかにし、ついで玉閉をおこなえば、それによって僊にもひとしくなれるのです」とみえる。

この箇所は房中術にとって重要である。「精」を惜しむという観念は後世にも伝えられた。貝原益軒の『養生訓』は孫思邈の『千金方』の房中補益の方を引き、「四十以上の人は交接のみしばしばにして、精気をば泄すべからず」と説く。

俗にいう「接して漏らさず」である。ところが、ここでは、それだけにはとどまらない。そもそも「精」自体は男性だけでなく、女性にもあるもので、男性はそれを取り入れることができるとみなされていた。そしてそのことによって「遷（僊）」つまり「仙」になれるというのである。房中術は神仙思想の一つとして捉えられているが、[九四]「僊」とみなしうる言葉が、ここにあらわれている。なお、三号漢墓の遣策の簡七に「偶人二人、其一人操遷蓋、一人操矛」、簡八に「遷蓋一」とあり、そこに施された注も、「〝遷〟与〝仙〟通」等と「仙」の意味でとらえられている。

八益七孫

「八益七孫（損）」もまた後世に影響を与えている。『天下至道談』本文四では、「氣に八益有り、有《ま》（又）た七孫（損）有り。八益を用いて七孫（損）を去る能わざれば、則ち行年卌《しじゅう》にして陰氣自ら半ばするなり。五十にして起居衰え、六十にして耳目葱（聰）明ならず、七十にして下枯れ上涚（脱）し、陰氣用いられざれば、淉泣留《なが》（流）れ出づ」という言い方がみえる。八益と七損のみえる、この箇所は『黄帝内経素問』陰陽応象大論の岐伯が黄帝に説いた部分によく似ており、『黄帝内経素問』の成り立ちを考える際に興味ぶかい。

このあと『天下至道談』では、八益と七損に対応した具体的な記述がみえる（本文七・八）。八益は「一曰治氣、二曰致沫、三曰智時、四曰畜氣、五曰和沫、六曰竊氣、七曰寺贏、八曰定頃」であり、七損は「七孫、一曰閉、二曰泄、三曰渇、四曰勿、五曰煩、六曰絶、七曰費」である。八益を用い七損を去ることができれば、五病はおこらないとされている。

『黄帝内経素問』陰陽応象大論では岐伯が黄帝に「七損八益」を説く。そこでは具体的な内容が示されず、注釈は「女子は七七（四十九歳）…、丈夫は八八（六十四歳）…」と、七や八という数字に拘った解釈をしている。『玉房秘訣』[九五]にも七損八益がみえる。しかし、八益は固精・安気・利蔵・強骨・調脈・畜血・益液・道体。七損は絶気・溢精・雑脈・気泄・機関厥傷・百閉・血竭で全く異なる。『天下至道談』によって、はじめて本来の八益七損の内容を知ることができる。なお猪飼祥夫氏に「七損八益考」[九六]、「七損八益考補説」[九七]があり、詳細に考察されている。

二、合陰陽方

本来、書名はない。原文の初めに「凡そ將に陰陽を合わせんとするの方」とある。書名はここにもとづいて整理小組がつけ、当初は『合陰陽方』ではなく、『合陰陽』であった。【肆】や【馬】等はみな『合陰陽』と呼んでいる。【田野】は『合陰陽方』と「方」をつけた書名にしている。当時、陰陽思想が流行しており、世の中のすべてを、まず陰陽という二気に置きかえた。房中に関連していえば、「陰」が女、「陽」が男であり、「陰陽」は男女を指す。ただし、そのこと自体、当時はまだ自明のこととは言えず、この書の内容と陰陽思想そのものの成立とは深く関わっている。[九八]「方」とは方法のことであり、『合陰陽方』とは、男女が陰陽の気を合わせる方法という意味となる。本書では、それまで『合陰陽』と呼ばれていたものも含めて『合陰陽方』に置き換えた。

具体的な記述が多い。これは房中術という「術」の特徴であろう。冒頭の文章は、手を握ることから始まり、腕（捾陽）、肘（村房）、腋（夜旁）、鎖骨の上（竈綱）、首筋（領郷）、頭（承（拯）匡）、鎖骨のくぼみ（缺盆）、乳首（醴津）、腹（勃海）をとおり、恥丘（常山）にのぼり、陰門（玄門）、ひなさき（交筋）へと愛撫していくという手順が示される。手から始まり、腕を通り、体の内側へと向かって気を高めていき、最後に核心部分に至るという気の流れであろう。わかりにくい名称もある。「拯匡」は【馬】や【宋】は「承光」ととらえるが、これは足太陽経の経穴で頭にある。『鍼灸甲乙経』巻三にみえる。「缺盆」は足陽明胃経の穴名、鎖骨の凹んだところで、やはり、『鍼灸甲乙経』にみえる。鍼灸の経穴と重複するものは多いとはいえないが、その基本的な考え方は近いのではないか。房中術的なツボにもとづいて、精気の流れをコントロールさせ、最後は「女性の精気をのぼらせて吸えば、長生久視して天地と寿命をひとしくすることができる」という。房中術は陰陽の気や精気にもとづく長生術だが、「気」にもとづくということで、導引・行気・鍼灸と共通する。「戯道、一に曰く、気上り、面熱《あつ》ければ徐《おもむ》ろに呴《は》く」は呼吸術と関連する。十動、十節、十脩、八動、五音、十已の徴など、数字を含んだ言い回しも多い。数を数えることは行う時の目安となる。ハウツー本としての房中術の実際がよくわかる。

さきにも考察したが、『合陰陽方』には『天下至道談』や『十問』と重複する記述がみえる。その中では、『天下至道談』がもっとも古く、『十問』『合陰陽方』の順に並べられるのではないかと推定した。そもそも、どの書物から引用したかという出典を示すわけでもなく、現代の感覚からいえば剽窃に近い。けれども、同様の事例は、『胎産書』のところで例にあげた後世の日用類書等では、ふつうにみられることで、どの書物にも類似の内容が掲載されている。実用という観点を第一におけば、オリジナルを重視するといったことは全く問題にされていないのである。『合陰陽方』は具体的な技術の部分を寄せ集めたというイメージがあり、一冊の書物として一貫性、整合性に欠けている。それは各種の書物から実用として有用な部分を拾い集めようとした編集方針によるところが大きいようである。しかし、後世の『医心方』に引用される書物である『玉房秘訣』等にも同様の語句がみえ、馬王堆の房中術書の内容が後世の医学書の中にまで流れ込んでいたことがわかる。

三、『十問』

『十問』は十の問答体からなる。いずれも帝王あるいは君主などが、その師あるいは客に問うという形式をとる。それが十種類あり、いずれにも「問」という文字が入っている。『十問』という書名は整理小組による命名だが、その形式にあわせてのものだろう。

十の問答体の最初の部分のみを抜きだすと以下のようになる。「黄帝問於天師」「黄帝問於大成」「黄帝問於曹熬」「黄帝問於容成」「堯問於舜」「王子巧父問於彭祖」「帝盤庚問於耈老」「禹問於師癸」という前の八つは、「○○問於△△」（○○は天子、△△は師）の形になっている。後の二つ「文摯見斉威王、威王問道焉」「王期見、秦昭王問道焉」は、ともに「△△見□○○、○○問道焉」（△△は客、□は国名、○○は君主）の形である。あるいは当初、前の八つが、ひとかたまりで、後の二つが付加されたのかも知れない。

『十問』にみえる人名

『十問』にみえる人名は、この書物の成立年代をさぐる上に重要なヒントを与えてくれる。それぞれの人名についての詳しい解説は、それぞれの話の注釈を参照していただくことにして、ここでは概括的な話をしたい。

・黄帝

一問から四問までは伝説上の太古の帝である黄帝があらわれる。現代の中国人は「炎黄の子孫（炎は炎帝、神農のこと。黄は黄帝）」と呼び、いかにも黄帝は由来の古い帝のようにみえる。しかし、黄帝は孔子の教団の教科書として使用されていた『詩経』や『書経』にはみえず、孔子の言行録である『論語』にもみえない。成立のやや遅れる『礼記』祭法にはその名がみえるが、突出して多いのは道家の『荘子』である。元来、儒家の書物に多くみえる堯、舜、禹などよりも出自の新しい帝であるが、むしろ、黄帝の方が古い帝として扱われていく。『十問』には黄帝と堯、舜、禹が混在して登場する。

『礼記』祭法には、「有虞氏禘黄帝而郊嚳、祖顓頊而宗堯。夏后氏亦禘黄帝而郊鯀、祖顓頊而宗禹」と黄帝の名がみえる。そこには堯、舜（有虞氏）、禹（夏后氏）の名もみえる。堯、舜は、儒教で尊ばれ、『論語』にも登場する天子である。『十問』では黄帝と堯、舜、禹が混在して登場しており、『礼記』祭法の立場に近い。

『礼記』の「禘黄帝（黄帝に禘す）」の「禘」は、「大祭の名、天子が正月に南の郊外で天をまつる祭り。始祖が出たとされる天帝を主とし、これに始祖を配して祭る[九九]」と説明されている。つまり黄帝は天帝である。鉄井慶紀氏も黄帝を上帝あるいは太陽神との関わりで捉えている[一〇〇]。鏡の銘文に「大陽」という語がみえるが[一〇一]、これは陰陽の「陽」と結びつき、房中術に、ふさわしいといえる。

黄帝は天帝とされ、また天上にいることから太陽神とされた[一〇二]。その場合、黄帝の「黄」は、黄土や黄河の色というよりも、むしろ、太陽の色であろう。

『漢書』芸文志に『黄帝三王養陽方』二十巻がある。黄帝の名を冠した房中術の書物である。この書物は亡佚しており、その内容は不明だが、書名に「陽」の語が含まれることから、房中術を陰陽の角度からとらえた書物であったのだろう。

「三王」はふつう堯、舜、禹ではなく、禹、湯王、文王をいうが、『十問』は『黄帝三王養陽方』とよく似た内容であったかもしれない。ただし、『十問』には「陽」という語はみえるものの「養陽」という言葉はみえない。

問答の相手は、それぞれ異なり、一問が天師、二問が大成、三問が曹熬、四問が容成である。まず、これらについて検討する。

・天師

一問は黄帝と天師の話である。天師は後漢に張道陵がおこした道教の天師道を想起させるが、前漢には道教そのものがまだない。むしろ、『十問』などの内容がのちの天師道に影響を与えているのかもしれない。「天師」は『荘子』雑篇、徐无鬼篇にみえる。雑篇は戦国時代の荘周本人の作ではなく、その後学の作とされ、漢代に成立したともいう。そこでは、黄帝が馬を飼う童子に会い、かえって教えを受けた話が記されている。その話は、「(感嘆した)黄帝は再拝稽首して、(童子のことを)天師と尊称して退いた」と結ばれている。ここに「天師」という語が見えるが、それは子供である童子に対して使用されており、大人の術である房中術とは結びつかない。

けれども、その中にみえる以下の話は天師を太陽と結びつけており、興味ぶかい。天師と呼ばれた童子が長者に聞いた話として、「日の車に乗って襄城の野に游ぶかのようである」という文がみえる。「日の車」は「太陽の車」であり、ここは太陽が車に乗って天界を運っているという発想であろう。天師という語には、文字通り、「天」がついているが、太陽と関連している。

「天師」は『黄帝内経素問』の上古天真論、五運行大論でも使用され、そこでは「岐伯」のこととされている。『黄帝内経素問』は「黄帝」と「岐伯」の問答体で構成されることが多いが、それは「黄帝」と「天師」ということになる。その原型の一つが『十問』なのかも知れない。

太陽が三日月の船に乗って天空を航行する話はエジプトにある。それがギリシアでは太陽神のアポロンと結びつく。アポロンは太陽の戦車で天界を遊行する。「パエトンは父のヘリオスーアポロンをだまし、偉大な神の役割を演じて、太陽の戦車に乗り天空を駆ける許しを得た」[一〇三]とみえる。

中国では中山王国の遺跡から喪葬用らしき船が出土している。[一〇四]これはエジプトのクフ王のピラミッドの下にあった巨大な船を想起させる。戦国時代の楚帛画には被葬者の魂とおぼしき人物が龍船に乗り、天界へと航行しようとする図があり、馬王堆の帛画も被葬者の魂が龍船に乗って昇天しようとしている。[一〇五]龍船の向かって右には、扶桑があり、生まれ出ようとする小さな太陽が八つ描かれている。上にはすでに生み出された大きな太陽と烏が描かれる。エジプトでは太陽の中にハヤブサが描かれる。それはハヤブサ（＝殺されたオシリス）が太陽とともに復活再生することをあらわしている。

龍船は太陽の船と重なり合う部分が多い。龍船に乗る被葬者はやがて太陽のように復活再生するのだろう。龍船と被葬者を太陽と考えれば、太陽の数はあわせて十となり、十日信仰と結びつく。ところが、後漢の沂南画像石では、龍が引くのは船ではなく車である。これは先にみた『荘子』の「日の車」やギリシア神話の「太陽の戦車」と、どこかでつながっているように思われる。

太陽の船はたんに天界を通行する乗り物ではないだろう。そこには日没と日の出に重ね合わされた再生復活観念が託されている。循環の思想とも呼ぶべきものだが、そのことが中国では陰陽観念と結びついたのではないか。陰陽は陰と陽が単純に対立するものではない。陰と陽は補完しあい、また循環する、そのような概念を含んだ上で理論化されていくのではないか。六問にみえる「陰陽不死」という句は、そのことを端的に示しているように思われる。

・大成

大成という人物の詳細は不明である。人名としては前漢、劉向編『新序』雑事に「禹、大成執に学ぶ」とみえる。けれども、本来は人名ではないだろう。「大成」という語は『詩経』小雅、車攻、『易経』井、『春秋左氏伝』僖公十五年、『老子』四十五章、『礼記』学記などにみえる。興味ぶかいのが『老子』である。第四十五章に「大成は缺けたるがごとし（大成若缺）」とみえ、そこでは人名ではない。けれども、『荘子』山木篇に「昔、吾れこれを大成の人に聞けり」とみえ、そこでは「大成の人」という人格を示す言葉とされている。唐の成玄英は『荘子』に「大成の人とは、即ち老子なり」と注釈している。その流れの中で『十問』でも、「大成」という人物として登場しているようだ。[一〇六] 以下に取り上げる「容成」もまた「成」がつく。『荘子』には、広成子という人物がおり、やはり房中術と関連している。成玄英はこれもまた老子の別名だという。大成・容成・広成子といずれも「成」のつく人物が房中術に関わり、『老子』あるいは老子と関連しているのは興味ぶかい。

・曹熬

曹熬に関しては不明。「曹熬の陰に椄（接）し、神気を治むるの道なり」とされる。この章の後半に『天下至道談』『合陰陽方』『医心方』と重複する内容が記される。

・容成

『漢書』芸文志、房中八家の最初に記されるのが、『容成陰道』二十六巻。この書は亡佚して伝わらない。『後漢書』方術伝に、百五六十歳の冷寿光なる人物が、容成公の婦人を御す術を行った、とみえる。後漢においても容成公は房中術で知られていた。『列仙伝』では、「容成公は自ら黄帝の師と称し、周の穆王にお目通りした。かれは補導（精気を補い導く術、つまり房中術）の事にたけており、精（陰の精）を玄牝（女性）から取った。その要は谷神（谷の神、つまり、水が滾々と流れだすところの神。それを女性の赤子を産み出す部分に喩えるのだろう）は死なないにある。生を守って気を養うものである。白かった髪が黒く生えかわり、抜け落ちた歯がまた生えてきた。その事跡は老子と同じ。また老子の師ともいわれる」とみえる。ここでも黄帝の師とされる。「玄牝」や「谷神」は『老子』の語であり、事跡が老子と同様、あるいは老子の師とされている。[一〇七] けれども『十問』には、なぜか老子や老聃の名は全くみえない。『列子』湯問篇にも「黄帝と容成子は空峒の上に居る」とみえる。ここでも黄帝と関係づけられる。これらの容成（容成公・容成子）の話の中で、もっとも出現の早いのが『十問』である。

『淮南子』脩務訓には、「容成、暦を作る」とみえるが、『漢書』芸文志、陰陽家にも『容成子』十四篇がみえる。暦もまた太陽と月、昼と夜といった陰陽の循環の流れの中で捉えることができるかも知れない。この陰陽で男女を分ければ、男は陽、女は陰に配当される。男女のことである房中術は陰陽家とも結びつくのであろう。

・堯

儒教で尊ばれる伝説的な天子。理想的な政治を行った人物とされる。『漢書』芸文志、房中に『堯舜陰道』二十三巻が著録される。

・舜

堯は自らの子に後を譲らず、臣下であった舜に天子の位を譲った。儒教で尊ばれる伝説的な天子。五問では、天子の堯の問いにこたえる臣下の舜としてあらわされるが、六問では、天子の舜として巫成昭に問う。

・王子巧父

【馬】は「王子巧父」は「王子喬」のことで、「父」は敬称という。「巧」と「喬」は発音が近い。「王子喬」は『楚辞』遠游や『淮南子』斉俗訓にみえるが、そこでは長生術としての導引（現在の気功の原形）や呼吸術と関連する。「王子喬」に関しては「王・子喬（王は姓）」と理解するのが一般的だが、太子晋と結びつけられて、「王子・喬（王子である喬）」と理解される場合もある。また赤松子とペアで登場し、二人合わせて「松喬」と呼ばれることが多いが、(一〇八)『十問』では赤松子の名はみえない。いずれにしても王子喬が房中術と関連づけられて登場するものは、ここのみである。

『十問』の中では「王子巧父」は天子あるいは君主に相当する人物であった方が他の話とのバランスがよい。ここでは「王子である巧父」というように捉えられているのだろう。

後世の『列仙伝』王子喬では、「王子喬なる者は晋の太子晋なり」から始まり、以下、太子晋の話が語られ、実際には王子喬のことは何も記されていない。本来、王子喬と太子晋は別人だと思われるが、同一人物とすることによって伝記を作り上げている。『列仙伝』の時点ですでに王子喬に関する正確な記録はなかったのであろう。私はかつて「喬松（長寿の高い松）」が転倒して「松喬」となり、人名とされ、「赤松子・王子喬」の二人が産み出されたのではないかという推測を行った。そうとでも考えなければ理解できないほど史料に乏しいが、それらの中で『十問』の記述のみが具体的であり、長文である。

・彭祖

『荘子』逍遥遊篇に、五百歳をもって春となす冥霊、八千歳をもって春となす大椿という樹木の名があらわれる。八千歳が春だとその樹木の一年は三万二千歳となる。それらの長寿の樹木とひきかえ、「彭祖は今、長生きということで、ひとり有名で、人々はその寿命に並ぼうとしている。また悲しいことではないか」という。彭祖は人の中では長寿だが、樹木と比べれば、はるかに短いという嘆きである。ただし、彭祖が何歳まで生きたのかということは本文に書かれていない。この『荘子』の彭祖は房中術とは無関係である。

『列仙伝』では「彭祖は殷の大夫である。姓は籛、名は鏗、帝顓頊の孫、陸終氏の中子、夏《か》を歴て殷の末に至り、八百余歳、つねに肉桂や芝《し》を食らい、導引、行気を善くす」(一〇九)とみえる。ここで八百歳という具体的な年齢がみえる。また導引、行気とあり、「気」に関する術と結びつけられている。けれども、なぜか房中術については触れられていない。

梁の陶弘景撰『養性延命録』(一一〇)御女損益篇にも彭祖の名前があらわれ、ここでは『十問』の彭祖と同様に「精」に関することが説かれている。また『隋書』経籍志には『彭祖養性経』一巻が著録されている(一一一)。

・巫成昭

不詳。巫咸招あるいは務成昭だろう。「巫咸祒」は『荘子』天運にみえる。『経典釈文』は「巫咸」という。巫咸は『山海経』大荒西経、『呂氏春秋』審分覧第五、勿躬等にみえる。『山海経』大荒西経には巫咸、巫即、巫朌、巫彭、巫姑、巫真、巫礼、巫抵、巫謝、巫羅の十巫の名がみえる。「巫」と「務」は発音が近く、【馬】も「巫」は「務」に通じるとする。【宋】は務成昭とする。『荀子』大略篇に「舜、務成昭に学ぶ」とみえ、ここと同様、舜と関わる。『新序』雑事五は「務成跗」。『漢書』芸文志、房中に『務成子陰道』三十六巻がある。『抱朴子』明本では務成が王喬や彭祖と並んで真人とされている。【麥】は不詳とするも、注にあげるのは巫咸。【馬】は両説をあげるが、文字は務成昭に置き換える。務成昭と巫咸招、巫咸は同源の語であろう。

・盤庚

殷の第十七代の王、祖丁の子、国号を殷と改めた。『書経』に盤庚篇がある。『漢書』芸文志、房中に『湯盤庚陰道』二十巻があるが、現存しない。

・耇老

「耇」は、老人の顔の黒ずんだしみであるが、『爾雅』釈詁に「耇は寿なり」とみえる。『逸周書』皇門の注に「耇老は賢人なり」とある。要するに耇老は、顔に黒ずんだしみができるほど長生きの老人で賢者のことであろう。管見の限り、他の書物にはみえない。『漢書』芸文志の『天老雑子陰道』二十五巻が似た名の書物である。

・禹

堯・舜につかえ洪水を治めた人物として著名。舜から国を譲られ夏王朝を開いたとされる。本来、房中術と接点はないように思われるが、堯・舜が房中術に関連してあらわされたため、登場したのかもしれない。

・師癸

不詳。【馬】は伝世の古籍に名が見えないという。【宋】は「師癸は即ち天師癸。師は官名。癸は人名」という。「天癸」は男子の精通、女子の月経をあらわす言葉。『黄帝内経素問』上古天真論に「女子は…二七、十四歳で天の癸《はか》った時がおとずれ、…月の事がきまった時に訪れる。それゆえに子ができる。男子は…二八、十六歳で腎気が盛んとなり、天の癸った時がおとずれる。精気はみちあふれ、陰陽が和し、それゆえに子ができる」とみえる。「癸」は「度《はか》る」で、「天癸」は天のはかった時で、精通、月経のおとずれる時期だが、それを人名としたようにみえる。禹は師癸の言葉を聞き、「后《きさき》の姚氏を安んじたので、家はまた安寧となった」とされている。おそらく、新たに子も生まれたのであろう。

・姚氏

禹の皇后とされる。後世、黄帝に対して玄女、彭祖に対して素女というように房中術の相手として配偶者が特定されるようになるが、その最初かもしれない。ただし、ここには具体的な記述は何もない。

・斉威王
田斉氏。在位は前三五六〜三一九年の長きにわたる。斉を天下の強国とした君主。ここから戦国時代の実在の人物となる。
・文執
文摯として『呂氏春秋』忠廉にみえ、そこでも斉王とのやりとりが記される。「斉王湣王（在位前三〇〇〜前二八四）が痏（悪性のできもの）を病んだとき、宋から文摯を招いた。文摯がやってきて、王の病を診察し、斉王の太子にこういった。『王さまのご病気は必ず、よくなります。けれども、ご病気がよくなれば必ず摯《わたくし》を殺害されます』と。太子は『何ゆえにですか』とたずねた。文摯はこたえていった。『王さまを怒らせるのでなければ、疾は治すことができませぬ。王さまを怒らせれば、摯は必ず殺されます』と。太子は頓首して、しいて請うていった。『いやしくも王さまの疾が癒えるのであれば、臣《わたくし》と臣の母は、命をかけて王さまと争います。王さまは必ず臣と臣の母に目をかけてくださいます。どうか先生はご心配なさらないでください』と。文摯は言った。『承知致しました。命にかえても、王さまをなおしてみせましょう』と。そこで太子と時間を決めて約束したが、約束の時間に行かなかったことが三度。斉王は当然、すでに怒っていた。文摯がやってきて、屨《くつ》も脱がないで、床《ねどこ》に登り、王の衣を踏みつけにし、王に病気の具合をたずねた。王は怒ったまま口をきかなかった。文摯はそこで、では、おいとましますと退出し、重ねて王を怒らせた、王は叱りつけて起ちあがり、疾はついに癒えた。しかし、王は大怒したまま悦ばず、生きながらにして文摯を烹《かまゆで》にしようとした。太子とその母の王の后《きさき》は、あせって（文摯がわざと失礼なことをした理由を述べ）、このことを王と言い争ったが、王は納得せず、鼎で生きながら文摯を烹にした。かし爨ぐこと三日三晩、文摯は顔色ひとつ変わらなかった。文摯は言った。『まことに、わたくしを殺そうとお考えになるならば、どうして蓋をして、陰陽の気を絶ちきろうとなさらないのでしょう』と。王は蓋をさせ、文摯は死んだ」と。

この文摯の話で興味深いのは、文摯が医者であること、怒らせて治す、という治療法をもちいていることである。文摯は斉王を怒らせ、みごとに王の病気を治すが、その結果、王に殺されてしまう。殺される時の話も興味深い。釜ゆでにされているのに、三日三晩、顔色一つ変わらないという、超人的な能力を発揮する。その理由は陰陽の気が絶ち切れていないことにあった。つまり、陰陽の気がつながっていれば、たとえ釜ゆでにされても、生命は存続できるということであろう。これは六問の「陰陽不死」につながる考え方であろう。

・秦昭王

秦の昭襄王のこと。在位、前三〇七～二五一。さきには斉の王で、ここは秦の王である。斉と秦は戦国時代、東と西の強国であったが、その両方の王と関連づけられている。

・王期

不詳。

以上、人名に関しては君主と師の問答という形式を取る場合が、ほとんどである。黄帝がもっとも多く登場するが、尭、舜、禹などの名もみえる。また歴史上、その事跡が明確な斉の威王や秦の昭襄王があらわれるが、その師とされる文執、王期の名もみえる。文執は『呂氏春秋』にみえる伝説的な医者である。房中と医の範疇は重複するのであろう。

八問までは生卒年に確実なものはない。けれども、斉の威王と秦の昭王の二人の生卒年あるいは在位がわかるために、この書の作られた上限をある程度決めることができる。斉の威王と秦の昭王では、昭王の方が後である。そのため、この書は秦の昭王の在位の初年（前三〇七年）以降に作られている。また帛書や木簡・竹簡が副葬されていたのは三号漢墓で、墓主（男性）が埋葬されたのは前漢の文帝十二年（紀元前一六八年）である。それらのことから、この書は前三〇七年から前一六八年までの間に作られた書物ということがわかる。

陰陽不死

先に少しふれたが、六問に「陰陽不死」とみえる。[一二]房中術は後世、神仙思想の一部として捉えられる。房中術の書には「長生」という語は多数あらわれる。しかし、「不死」という語があらわれるのは、ここのみである。陰陽が不死というのは、昼（陽）と夜（陰）が永遠に循環を繰り返すようにみえることから連想されたのだろう。房中術では、陰陽は陰が女、陽が男に置き換えられる。そのため、男女が気を合わせる房中術によって不死を得ることができると考えられたようである。

脳

七問には、気を吸って脳をみたすことが記されている。「その事は、虚と実をくみあわせ、陰気の摂取にはやり方があります。(交合の時には)一に、四肢をだらりとさせ、背骨をまっすぐにし、尻をたわめます。二に、股をひらき、陰部を動かし、肛門をすぼめます。三に、睫をあわせて目を閉じ、なにも聴かないようにし、(女性から陰)気を吸って脳をみたします」とある。『天下至道談』本文九にも同様の表現がみえるが、そこには脳の文字はない。気を吸い上げて脳をみたすことは、晋、葛洪(二八一頃〜三四一頃)の『抱朴子』内篇巻八釈滞に「還精補脳」としてみえる。「陰より(気を)採って陽を益したり、年を増して寿命を延ばしたりする。その大要は還精補脳の一事のみにある」とある。「還精補脳」は「精を還らし脳を補なう」という意味であり、「精」を「精気」と考えれば、七問の、気を吸って脳をみたすこととつながる考え方であろう。

明、洪基『摂政総要』三「回躬御女篇」には「第一上峰、はじめ女子の口中の津液を採って咽む。第二中峰、女の乳汁を採って呑む。第三下峰、気を閉じて呑み、身を亀のようにし、急いで下半身を縮(すぼ)めて、(女性から)その紅鉛を採って毫間から崑崙の頂(脳)に運り上らせ、四肢に散じれば、老を若返らせ童に還り、もろもろの疾病は生じない」とみえる。基本的に同様の考え方である。

このような考え方は、インドの「タントラ」にもよく似ている。

タントラ教の根本原理は、女性は男性よりも多量の霊的エネルギーを所有しており、男性は女性との性的かつ情緒的合一によって初めて、神的なるものの認識に達するというものであった。基本儀式の一つは、マイトゥナ maithuna すなわち保留性交(ラテン語で coitus reservatus、男性がオルガスムに達しないようにするセックス)であった。その理論によれば、男性は射精によって生命の液体を費すよりもそれを貯えなければならない。タントラ教の修錬を積むと、男性は相手のオルガスムによって生じた液体を男根から吸収し、何時間にもわたって性交を持続できるようになった。こうして彼は、女神と永遠に合一している神シヴァのごとくになることができた。理論上では、このようにして保存された生命の液体は男の脊柱に貯えられ、各チャクラを通って上昇し頭部に至り、そこで神の英知の霊感を得て花を咲かせた。[一一三]

ここでは男性の精を生命の液体ととらえ、男性は相手のオルガスムによって生じた液体を男根から吸収し、脊柱に貯え、各チャクラを通って上昇し頭部に至ると考えられていた。

なお、「Ｔａｏ（タオ）」の説明で、「道」と「タントラ」を同一視するものもある。

「道」の意で、タントラ教の中国版。男は射精によって使い果たすと身体に危険な生命力を蓄えるように、また自分の弱い「陽」Yangに、女のオルガスムから生じた強力な「陰」Yinの力を吸収させるようにと教えられた。男はこの「重要な」秘密を女に漏らさないようにと忠告を受けた。というのは、もし女が男をエクスタシーに導く一方で、自らのオルガスムを抑えるようになれば、女は知恵や霊的エネルギーにおいて男をはるかに凌駕することになるからである。その場合、すでに優れている女の「陰」の呪力はその体内にとどまるのに対して、男の弱い「陽」の呪力の方が「陰」の呪力に吸収されてしまうであろう。[一一四]

この考え方は、「道」の中でも、とくに房中術的な要素を強調したものになっており、また男女を陰陽の概念でとらえている。

四、『天下至道談』『合陰陽方』『十問』等の比較

馬王堆の房中術文献は同内容のものが各所に散見し、その内容は、日本の永観二年（九八四年）の『医心方』所収の『玉房秘訣』にまで伝わっている。作者が誰なのかという現在の著作権的な意識は希薄である。有用な情報をできるかぎり利用しようという当時の術数的書物に共通する考え方が濃厚に反映しているのであろう。ここでは『天下至道談』にみえる一文を例にとり、他の文献と比較したい。

【表七】

『天下至道談』	『合陰陽方』	『十問』	『医心方』	備考
本文三（1） 〈原〉壹𡎺耳目葱（聰）明、再𡎺聲音章、三𡎺皮革光、四𡎺脊骨强、五𡎺尻脾（髀）方、六𡎺水道行、七𡎺致（至）堅以强、八𡎺志驕以陽、九𡎺順彼天葢、十𡎺產神明。	本文三（1） 〈原〉十動、始十、次廿、卅、卌、五〔十〕、𠦄、卋、仐、卆、百出入而毋決。一動毋決、耳目葱（聰）明、再而音聲〔章〕、三而皮革光、四而脊脅强、五而尻脾（髀）方、六而水道行、七而至堅以强、八而奏理光、九而通神明、十而爲身常、此胃（謂）十動。	本文三（3） 〈原〉椄（接）陰之道、必心塞葆、刑（形）氣相葆。故曰、壹至勿星、耳目葱（聰）明。再至勿星、音氣 高陽（揚）、三至勿星、被（皮）革有光。四至勿星、脊胠不陽（傷）。五至勿星、尻脾（髀）能方。六至勿星、百脁通行。七至勿星、冬（終）身失（无）央（殃）。八至勿星、可以壽長。九至勿星、通𦧝（於）神明」曹敖之椄（接）陰治神氣之道。	又（玉房秘決）云、黄帝曰、願聞動而不施、其効何如。素女曰、一動不寫則氣力强、再動不寫、耳目聰明、三動不寫、衆病消已、四動不寫、五神咸安、五動不寫、血脈充長、六動不寫、腰背堅强、七動不寫、尻股益力、八動不寫、身體生光、九動不寫、壽命未央、十動不寫、通于神明。（巻廿八房内、還精第十八）	※馬王堆の書物は簡潔なものから並べた。※『十問』の「故曰」は出典を前提とした言い方。

ここにあげた例では『天下至道談』がもっとも簡潔である。ついで『合陰陽方』『十問』の順に長くなる。さまざまな書物に同じ内容が引用される場合、古いものほど簡単で、しだいに説明的な文章が加わり、長くなることが多い。また意味がとりにくい漢字や箇所が、後出のものでは、わかりやすく書き直されていることも多い。

その観点から比較してみよう。『天下至道談』は一動から十動までを記す。『合陰陽方』ではまとめられており、まず、「十動」という。また『天下至道談』に「壹㠉耳目葱（聰）明（壹㠉（動）すれば耳目葱（聰）明）」とあるのが、『合陰陽方』では「一動毋決、耳目葱明（一動して決する毋くんば、耳目葱（聰）明）」となっている。「決する毋くんば」というのは、「射精しなければ」ということであり、『天下至道談』の「壹動（＝一動）」の内容をわかりやすく説明したものとなっている。そのことから考えると、おそらく『合陰陽方』の方が新しい。

『十問』では「動」が「至」に置きかえられ、意味も大きく変わってくる。「動」は「男性が動く」ことで、「至」は「女性が至る」ことであろう。『天下至道談』『合陰陽方』は「十動」までであるが、『十問』は「九至」で終わっている。「故曰」とあるが、これは出典のあることを示し、『十問』のこの部分が他の書物からの引用であることがわかる。そのため、少なくとも『十問』のこの記述は、この類の書物の最も古い書物ではなかったことがわかる。これらの内容は『医心方』所引の『玉房秘訣』にも伝えられる。そこでは「至」ではなく、「動」であるため、『十問』の系列ではないことがわかる。同様の内容の書物は『天下至道談』『合陰陽方』『十問』以外にも数多くあったのであろう。それらのうちのいくつかは、『漢書』芸文志に著録される房中書であったかもしれない。

以下、さらに細かく比べると、(一一五)『天下至道談』と『合陰陽方』は、かなり近く、『十問』はよく似るものの、少し遠い、といえる。書物の影響関係は直線的に捉えられない。つまり、現在、出土資料として、たまたま発掘された資料だけが、すべてではなく、同種の書物が多数流布しており、それらの影響関係は複雑に絡み合っていたと想像されるのである。そのことを十分、理解した上で、あえて馬王堆の房中書の先後を定めるとすれば、『天下至道談』がもっとも古く、つづいて『合陰陽方』『十問』と並べられるのではないだろうか。

十勢

態位に関する記述もまた各書に重複した内容が記される。『天下至道談』では、十執（勢）として、一、虎流《とらがおよぐ》、二、蟬付《せみがとまる》、三、尺扞《しゃくとりむし》（蠖）、四、困暴《のろがかがむ》、五、黄（蝗）柘（磔）《いなごのはやにえ》、六、爰居《さるがうずくまる》、七、瞻諸《ひきがえる》、八、兔務《うさぎがはねる》（鶩）、九、青（蜻）靈（蛉）《とんぼ》、十、魚族《さかながむらがる》（嘬）があげられ、その効用として、「息内」、体内をやすんずる、「思外」、外形をやすんずる等と記されている。「息内」と「思外」は、「内」と「外」であるが、『天下至道談』では本文六に「内（房内）」「内熱」と「外（外形）」。本文十に「内閉」と「外泄」とみえ、本文二十六に「雄牡の属、陽為り、陽なる者は外なり。雌牝の属、陰為り。陰なる者は内なり」とみえる。性器が外に露出し、日（太陽）があたるものである雄、牡、男のたぐいを「陽」とし、性器に日のあたらない雌、牝、女のたぐいを「陰」としたのであろう。房中術が男女を陰陽にふりわけることは、このような具体的な感覚にもとづいている。内外が陰陽に対応するということから、房中も陰陽思想の枠組みの中にあるとわかる。

けれども、内や外と、動物や昆虫の姿形とは、とくに結びつかない。このような態位は、『荘子』刻意篇にみえる導引の徒が行った「熊経鳥申」、また同じく馬王堆から出土した『導引図』、さらには魏の華佗が行ったとされる「五禽の戯」等とよく似ている。導引は一人で行うものだが、健康の増進や治病のために体内に気を導き引き入れるための体の動かし方である。熊経は熊が木から経《ぶらさが》る、鳥申は鳥が羽を申《の》（伸）ばすと理解でき、ストレッチに近いように思われるが、それが呼吸術と連動しているのだろう。「五禽の戯」は、虎、鹿、熊、猨、鳥の五種の動物の姿形をまねることによって疾病を除こうとした。

房中術は男女二人で行ない、導引は一人で行なうという差はある。しかし、このような動物の姿形をとる態位にも、導引と同様の効果があったのではないか。『孟子』は教えの行われない状態を「禽獣に近し」と貶め、禽獣と人とを峻別するが、導引や房中では、むしろ、禽獣の姿態や動作に気を得るための理想を見いだしている。

十執は『合陰陽方』には十節としてみえる。『養生方』には六つ、『玄女経』（『医心方』巻二十八、九法第十二所引）に九つ、『洞玄子』（『医心方』巻二十九、卅法第十三）には三十記されている。以下、表にして示した。

【表八】□□・十勢・十節・九法・卅法の比較

	『養生方』□□	『天下至道談』十勢	『合陰陽方』十節	『玄女経』（一一六）（『医心方』巻二十八、九法第十二所引）	『洞玄子』（『医心方』巻二十八、卅法第十三所引）
一	麋□	虎流	虎游	龍翻	叙綢繆
二	爰據	蟬付	蟬柎（付）	虎歩	申繾綣
三	蟬傅	尺扦（蠖）	斥（尺）蠖	猿搏	曝鰓魚
四	蟾者	囷暴	囷（麕）桷	蟬附	騏驎角
五	魚嘬	黄（蝗）柘（磔）	蝗磔	亀騰	蠶纏綿
六	蜻□	爰居	爰（猨）據	鳳翔	龍宛轉
七		瞻諸	瞻（詹）諸	兔吮毫	魚比目
八		兔務（騖）	兔務	魚接鱗	燕同心
九		青（蜻）靈（蛉）	青（蜻）令（蛉）	鶴交頸	翡翠交
十		魚族（嘬）	魚最		鴛鴦合
十一					空翻蝶
十二					背飛鳬
十三					偃蓋松
十四					臨壇竹

十五					鸞雙舞
十六					鳳將雛
十七					海鷗翔
十八					野馬躍
十九					驥騁足
廿					馬搖蹄
廿一					白虎騰
廿二					玄蟬附
廿三					山羊對樹
廿四					鵾鶏臨場
廿五					丹穴鳳遊
廿六					玄溟鵬翥
廿七					吟猿抱樹
廿八					貓鼠同穴
廿九					三春驢
卅					秋狗

似た内容のものには傍線を施した。『養生方』□□、『天下至道談』十勢、『合陰陽方』十節、『医心方』九法所引『玄女経』までは、ほぼ同内容である。このことにより、『玄女経』の内容が馬王堆のものまで遡りうることがわかる。また、『医

心方』卅法所引『洞玄子』は、項目が三十にふえてはいるが、やはり似た名称もある。

この表では細かなところまで記すことはできなかったが、『天下至道談』にみえた「息内」、「思外」といった態位による効果をあらわす語が他の書物にはない。そのためか、龍一吟は、『医心方』卅法所引『洞玄子』の題解に、新奇で刺激的な姿式が夫婦生活に新鮮な活力を与えるという理解を示している。(一一七)これは当初の房中術が長生を目的としたこととは、ずれが生じている、ということであろう。

五、房中実践の具体例

馬王堆の房中書では具体的な方法や房中の効果などが記されるものの、はたして、実際にそのような話が行われたかについては、何も紹介されていない。ここでは、房中術にかかわる話をいくつか紹介してみたい。房中術は神仙思想の長生術の一つとして理解されている。『後漢書』方術伝には、左慈が房中術を行ったことを記す。

また最古の仙人の伝記集である『列仙伝』の中には房中術と関わる話がいくつかみえる。上巻、老子では、「好んで精気を養って、接して施さないことを貴んだ」(一一八)とみえる。これは房中術の基本原理である。老子が仙人になった理由は他には記されていないため、老子は房中術によって仙人となったということになる。西晋の葛洪の『抱朴子』では、老君(老子)は多くの眷属を率いる神として記されるが、そこでは房中術のことは口を閉ざしたかのように語られない。その後、『魏書』釈老志では、「太上老君」と呼ばれ、天地に先立ちて生まれた道教の最高神となる。そこでも、もちろん房中術のことは伏せられるが、昇仙の理由がみえなくなったため、最初から絶対的な神であったようにみえたのであろう。『列仙伝』で容成公は「事は老子と同じ、また老子の師とされる」と記される。「よく補導の術を善くし、精を玄牝にとる。その要は、神を谷《やしな》いて死なず、生を守り、気を養うものである」という。「補導」は、精気を補い導くことと理解できる。「玄牝」は『老子』の語である。『列仙伝』につけられた賛には「玄牝の門」とみえ、「門」という入り口である。房中術的な言い回しと考えれば、「玄牝」は「陰門」であり、交接して女性から精気を吸い取り、その精気を全身にめぐらせた、といった意味になる。「神を谷う」もまた『老子』の語である。これは「谷神」と読むことも可能である。その場合は、万物を生み出す谷間となり、房中術的には玄牝に近いイメージをもつ。容成公は『十問』にも、その名がみえるが、『列仙伝』の話とは全く異なっている。

老子は司馬遷の『史記』の列伝にその名がみえ、その寿命が二百歳ではないかとされるなど、常人とは思えないほどの長生である。『列仙伝』では、その長生の理由を房中術としているのである。

『列仙伝』下巻、文賓では、「しばしば嫗《つま》を娶り、数十年たってこれを棄てた」と記されている。相手の女性を取り替えることによって、不老長生を得たとされている。『医心方』に紹介される房中書には一晩に何度も相手をとりかえる話が記されているが、それは文賓の話の延長線上にあるともいえる。

『列仙伝』下巻の「女丸（女几）」は、逆に女性が主人公となる房中術の話である。女丸は陳の市場で酒を売っていた婦である。婦というのは既婚の女をさし、配偶者がいたはずであるが、その夫のことは、ここには全く登場しない。仙人が酒代の質草においていった素書（＝帛書、絹に書かれた書物）が房中関係の書であった。女丸は、それを盗み読みして、その要点を写し取った。そして、わざわざ、房室を建て、もろもろの少年たちに美酒を振る舞い、そこに泊まり込んで、文書に書いてあった方法を実践した。そのようにして三十年間、顔色はわかがえり、二十歳ばかりのようであった。このとき、何歳であったのかは記されていないが、効果があったことは確実である。それは少年たちから、精気を吸い取った結果であろう。

その後、数年して仙人がもどってきて、「道を盗んで、独り占めするでない。これでは翅《はね》があっても飛べぬぞ」といった。そこで女丸は家を棄て、仙人を追いかけ、その後、どこへ行ったかわからない、というものである。

房中術を行う主体は男性が多い。これは男性が常に「精」を放出する立場にあることと関連している。そこで常とは逆に女性から「精」をもらうのである。ところが、ここでは女丸は女性の立場から房中術をおこなって一定の効果を得ているという。しかし、その女丸をパートナーとして男性の仙人がさらなる長生をめざしたということになるのだろう。

深読みすれば、この仙人は女丸に素書を読むようにしむけ、女丸がある程度のレベルに達したあと、自らの房中術の配偶者として、女丸を連れにきたということになる。そう考えると、この話も、やはり男性の立場から書かれた房中術の書かもしれない。けれども、このような女性の話を淡々と記していることは、とても興味深い。漢は武帝の時に董仲舒の献策により、儒教を国教としている。ところが、『列仙伝』の女丸の話等を読むと、とても礼教国家であったとは思えなくなる。性に関する倫理観がほとんど感じられないのである。

なお日本の丹後国風土記佚文で紹介される浦島の子の物語では、乙姫ではなく、亀比女《かめひめ》が登場する。あるとき亀は小舟に乗って釣りをしていた浦島の子にわざと釣られ、そのあと亀比女に変身し、浦島の子を蓬萊山に連れていく。その後の話は、現在、よく知られているものとは少し異なる。もとの話には、山中の神仙郷で仙女と楽しく時を過ごす『遊仙窟』(二一九)(二二〇)に影響された房中術的な表現が多用される。子ども向きのお伽噺ではない。さて里心をおこし、もとの村にもどった浦島の子は、「玉匣《たまてばこ》」をあけたあと、白い雲のようなものがでて、急激に老いさらばえ、魂が飛び去って死んでしまう。亀比女のその後のことは、どこにも記されていないが、若い漁師にわざと釣られることを繰り返したはずである。相当に年をくっているはずの亀が妙齢の美女に変身できたのは、房中術によって若い男性たちから精気を吸い取り続けた結果であろう。

『史記』封禅書には「神君」という巫女の話がみえる。神君はどこにでもいる巫女のようだとされている。巫女は神がその肉体に憑依して、口寄せなどを通じて、人に神の意志を伝える。神君という名は「神さま」というほどの意味であろう。神君は武帝の祖母のお気に入りであったが、本来、後嗣でなかった武帝が帝位につくことを予見したとして、しだいに重用されていく。『漢武故事』では、その神君と武帝の時のわかき将軍で匈奴との戦いで活躍しながら、わずか二十四歳で病死した霍去病との話が語られている。

ある時、神君は霍去病と交接することを迫った。霍は、神さまのお使いである巫女とそのようなことをするのは憚られると拒絶した。その結果、霍は夭折してしまう。神君は、わたしと交わって、太一神の精気を霍去病に与えれば、霍が夭死することはなかったのに、と嘆いたという。この話は後世の作り話であろうが、房中術の一つの到達点を示している。つまり、房中術は異性の精気を取り入れる方法であるが、巫女を通して、神の精気ですら取り入れることができ、そのことにより、長生を得ることができると考えられたということになる。

おわりに

明治期に葉徳輝の弟子が『医心方』房内篇を日本で見いだした。それをもとに葉徳輝は光緒三三年（一九〇七）に『双梅景闇叢書』を編纂し、『素女経』『素女方』『玉房秘訣』『玉房指要』『洞玄子』などの房中書を復元した。（二三）ところが、『医心方』所引のそれらの書のさらなる祖形と考えてよいものが出土した。馬王堆の房中書、『天下至道談』『合陰陽方』『十問』それに『養生方』などである。これまでそれらの房中術の書の発端は曖昧模糊としていたが、一挙に具体的な形をとってあらわれたのである。

それらの内容は多岐にわたっているが、「僊（仙）」に言及するものや不老長生術と関わるものは、房中術が神仙思想の一つであることを十分、納得させるものである。『天下至道談』『合陰陽方』『十問』それに『養生方』は、お互いに重複する部分が多々ある。現代的な観点からみれば、書物としての独自性、まとまりを欠くとみなされるだろう。しかし、類似の内容が繰り返されることは、実用を主とする後世の日用類書には一般的なことである。房中術の書物は理論に裏打ちされている。しかし、それらが「術」と呼ばれるのは、実用を目的としていたからである。また当時は写本であったため、有用な記述のみを他の書物から切り貼りするように写し取ることもあったのだろう。

けれども、重複する内容をもつことによって、それぞれの比較が可能になった。それは本文の正確な理解に役立つ。また書物の先後をある程度、推測することが可能である。ここでは比較することによって『天下至道談』『合陰陽方』『十問』は、この順に古いのではないかと推測した。

注目すべき言葉の一つは「陰陽不死」である。「陰陽」は循環し、循環は永遠に繰り返す。それは不死なのであろう。「陰陽」は中国思想の重要なキーワードであるが、それを「不死」と定義することは、まさにその本質をついている。もう一つは「脳」である。房中術でいう「精」は男性だけではなく、女性も有するものとされた。それを取り入れ、循環させ、「脳」に充たそうとする。この考え方はタントラとも共通するものである。

【注】

（一）「馬王堆の胎産書・禹蔵図・人字図について」（『人文学論集』第二七集、二〇〇八）にもとづき、加筆修正した。そこでは図表を多く使用して考察しているが、本解説では紙幅の都合により、かなり省略した。
（二）中医古籍出版社、二〇〇五、三三頁。
（三）唐、孫思邈『備急千金要方』所引。『逐月養胎方』の著者、徐之才は北斉の人だが梁に仕え、のち魏の尚書令となっている。
（四）『医心方』所収。『隋書』経籍志、五行に『産経』一巻、宋、鄭樵『通志』芸文略、産乳にも『産経』一巻とみえる。
（五）「馬王堆出土『胎産書』について」、中国出土資料学会、平成一八年度大会　二〇〇七年三月一七日、於成城大学、発表概要より。
（六）この内容は鈴木千春「中国古代・中世における逐月胎児説の変遷」『日本医史学雑誌』五〇巻四号、二〇〇四、五六九～五八九頁に詳しい。
（七）「馬王堆医帛『足臂十一脈灸経』『陰陽十一脈灸経』『脈法』『陰陽脈死候』『五十二病方』の形態復元に関する新知見」中国出土資料学会報、二〇〇七年三月一七日 第三四号、小曽戸洋氏の復元の詳しい経緯は本シリーズの『五十二病方』を参照。
（八）小曽戸洋他『五十二病方』、東方書店、二〇〇七、Ⅳ頁。
（九）真柳誠「書評『馬王堆漢墓帛書〔肆〕』」『日本医史学雑誌』三三巻二七二～二七四頁、（1）一九八七。
（一〇）同右。
（一一）『馬王堆漢墓帛書〔肆〕』、文物出版社、一九八五。
（一二）湖南科学技術出版社、一九九二。

（一三）『馬王堆漢墓帛書〔肆〕』一三六頁。
（一四）同右一四〇頁に附録として、載せられるものにもとづくが、文淵閣四庫全書本と比較し、文字を改めた。
（一五）同右一四〇頁に附録として、載せられるものにもとづくが、適宜、隋、巣元方等著『諸病源候論』、人民衛生出版社、一九五五を参照した。
（一六）婦孕三月也。
（一七）中国社会科学院考古研究所編『殷周金文集成』修訂増補本、中華書局、二〇〇七、四一二頁、一一一二七、戦国、青州市博物館。陳貽は姓名、棨戈は、ほこ。
（一八）『楚簡帛文字編』、東方書店、一九九二、一〇三頁。
（一九）ただし、江村治樹主編『馬王堆出土医書字形分類索引』（科学研究費補助金（総合研究A）研究成果報告書、『中国古代養生思想の総合的研究』、関西大学文学部、一九八七）、陳松長編著『馬王堆簡帛文字編』（文物出版社、二〇〇一）、李正光編『馬王堆漢墓帛書竹簡』（湖南美術出版社、一九八八）にはみえない。
（二〇）『新字源』「胎」、角川書店、一九八九、一九六一初版、八一九頁。『大漢和辞典』巻九、「胎」、大修館書店、一九五八、二七四頁。
（二一）胚胎未成、亦物之始也。
（二二）物則形也。
（二三）宏業書局、中華民国六四年。
（二四）馬継興『馬王堆古医書考釈』、湖南科学技術出版社、一九九二、七八四頁。
（二五）管仲に仮託、古いものは春秋末～戦国初期、おおむねは戦国後期から漢初。日原利国編『中国思想辞典』「管子（金谷治）」、研文出版出版、一九八四、五六頁を参照。
（二六）前漢、劉安［前一七九～一二二］撰、劉文典集解『淮南鴻烈集解』（第2版、台湾商務印書館、一九七四）を参照。
（二七）後漢、許慎［三〇～一二四］撰。
（二八）『太平御覧』巻三百六十「人事部一」叙人より。『文子』は老子の弟子の文子に仮託。『列子』『荘子』『淮南子』に一致するところが少なくないという。前掲『中国思想辞典』「文子（鵜飼尚代）」、三六九頁を参照。

（二九）隋、巣元方（煬帝［在位、六〇四～一八］の頃）撰、巻四十一。
（三〇）巻四十一。
（三一）唐孫思邈撰［六五二成書］、宋林億等校正『四庫全書』巻二、婦人方、養胎第三。鈴木千春氏は、林億らの改訂を経ていない『新雕孫真人千金方』との比較考察を行っている。
（三二）丹波康頼［九一二～九九五］撰、巻二十二。
（三三）鈴木千春氏「中国古代中世における逐月胎児説の変化」（http://www.hum.ibaraki.ac.jp/mayanagi/students/03/suzuki.html）の表1にもとづき、縦書き用に書式を直した上で、比較する内容を大幅に増やした。また一部、改変し、必要と思われる箇所には注釈を施したが、ここでは省略。前掲「馬王堆の胎産書・禹蔵図・人字図について」図表二を参照。
（三四）原文は留形。『馬王堆漢墓帛書（肆）』一三六頁、『馬王堆古医書考釈』七八一頁は流形と解す。また、留は胎と同源字という。鈴木氏は、「流形」。
（三五）『太平御覧』は「血」。
（三六）水者、地之血氣、如筋脈之通流者也。
（三七）人、水也。
（三八）男女精氣合、而水流形。
（三九）加藤千恵氏は、「女性の月水」と捉えている。『不老不死の身体』、大修館書店、二〇〇〇。
（四〇）上善若水。水善利萬物而不爭、處衆人之所惡、故幾於道。（第八章）
（四一）天下莫柔弱於水、而攻堅強者莫之能勝、以其無以易之。（第七八章）
（四二）始皇推終始五徳之傳、以為周得火徳、秦代周徳、従所不勝。方今水徳之始…。
（四三）坂出祥伸、小川陽一編『中国日用類書集成』汲古書院、一九九九。
（四四）同右所収、明、龍陽子輯、万暦三十五年（一六〇七）。
（四五）同右所収、明、鄭雲斎の序文　万暦二十五年（一五九七）。
（四六）同右所収、明、余象斗編　万暦二十七年（一五九九）。

（四七）同右所収、明、闕名撰、万暦三十八年（一六一〇）。
（四八）同右所収、明、徐筆洞纂、出版年不明。
（四九）同右所収、明、劉雙松撰、万暦四十年（一六一二）。
（五〇）若林喜助、明治一六年（一八八三）、近代デジタルライブラリー http://kindai.ndl.go.jp/BIBibDetail.php
（五一）塚田為徳編、東京書肆、明治一六年（一八八三）、近代デジタルライブラリー http://kindai.ndl.go.jp/BIBibDetail.php
（五二）本圖在帛書左上部、名《禹臧（藏）》、圖上「南方」係標明方位、以上爲南、與同墓古地圖同。圖的意義見帛書《雜療方》中的《禹藏埋胞圖法》。禹字原加有梅點。『馬王堆漢墓帛書〔肆〕』、文物出版社、一三五頁。
（五三）『大戴礼記』曾子天円第五十八に「天圓而地方」、『淮南子』巻三天文訓に「天圓地方」とみえる。
（五四）前掲『馬王堆古医書考釈』八二一頁、上が南。
（五五）禹蔵埋胞図法、埋胞、避小時、大時所在、以産月、視数多者埋胞□。
（五六）ここで使用した循環的時間、直線的時間という言葉は、リチャード・モリス著、荒井喬訳『時間の矢』、地人書館、一九八七、「第2章　循環的時間と直線的時間」で使用されている。
（五七）ただし、実際には10歳という年齢は全く登場しない。これは「死」に含まれているのかも知れない。つまり、「死」とは、生まれてから20代になるまでに落命する、つまり、10代後半までの寿命をいうのではないだろうか。
（五八）水野杏紀氏のご教示による。大将軍なども同様。一般に九十度ずつ動いていく方が、三十度ずつの動きよりも、威力があるとのことである。
（五九）『中山王国文物展』。六博については、小倉結「六博論：中国古代の盤上遊戯の研究」（『遊戯史研究』二四、二〇一二）、上田岳彦、鈴木直美「尹湾簡牘『博局占』の方陣構造――博局紋の系譜解明の一助として」（『駿台史学』一一二、二〇〇一）を参照。
（六〇）『支那民俗誌』刊行会、一九四二。
（六一）同右二九七頁。
（六二）永橋卓介訳『金枝篇』（一）、岩波文庫、一九五一、一〇八～一一一頁。
（六三）木下忠『埋甕：古代の出産習俗』、雄山閣出版、一九八一、考古学選書一八。

（六四）工藤元男「禹歩・天罡」、『「道教」の大事典』、新人物往来社、一九九六、一一二頁を参照。
（六五）『医心方』巻二十三、蔵胞衣料理法第十五所収。
（六六）吉村藤作、心友社、大正七年。
（六七）工藤元男『雲夢秦簡「日書」の研究』平成3・4年度科学研究費補助金（一般研究C）研究成果報告書、一九九三。
（六八）木村金吾、神宮館、昭和二十七年初版、五十八年十五刷。
（六九）聚宝楼、辛巳（二〇〇一）用のもの。
（七〇）前掲「馬王堆の胎産書・禹蔵図・人字図について」図表六を参照。
（七一）前掲「馬王堆の胎産書・禹蔵図・人字図について」では馬継興氏の説にもとづいていたが、現在では本文のように考えている。
（七二）前掲「馬王堆の胎産書・禹蔵図・人字図について」図表八を参照。皇帝四季の図（『包羅萬有』）（中国・香港）
（七三）神宮館、昭和二七年初版、昭和五八年十五刷。
（七四）『長沙馬王堆二、三号漢墓　第一巻　田野考古発掘報告』、文物出版社、二〇〇四、七三～七四頁、（二）〝医書〟を参照。
（七五）『史記』孝武本紀、封禅書ほか。
（七六）前掲『馬王堆漢墓帛書［肆］』出版説明、三頁。
（七七）前掲『馬王堆古医書考釈』一〇〇六頁、《雑禁方》考釈、解題部分。
（七八）前掲、小曽戸洋訳注『五十二病方』。
（七九）拙稿「『神農本草経』にみえる「鬼」について」『人文学論集』第一一集、一九九三。
（八〇）拙稿「「鬼」系の病因論―新出土資料を中心として―」『大阪府立大学紀要』人文・社会科学四三巻、一九九五。のちに拙稿「二つの病因論―鬼と気をめぐって―」『日本経絡学会誌』第二三巻第二号、一九九八として掲載。
（八一）拙稿「「気」系の病因論―張家山漢簡を中心として―」『人文学論集』第一三集、一九九五。
（八二）陶弘景の『本草書集注』は、神農本草の部分は朱、その他の部分は黒で書かれていた。（『中国医学史』）。
（八三）この内容は、「馬王堆房中書の書誌学的考察―十問・合陰陽・天下至道談を中心として―」として『人文学論集』第一八集、二〇一〇に掲載している。そこでは、書物の比較を「表」にして詳しく示した。

（八四）アラン・コルバン、尾形直哉訳、藤原書店、二〇一一
（八五）何介鈞主編『長沙馬王堆二、三号漢墓　第一巻、田野考古発掘報告』、湖南省博物館、湖南省文物考古研究所編著、文物出版社、二〇〇四、第三章　年代和死者　二三八頁参照。
（八六）馬王堆漢墓帛書整理小組、文物出版社、一九八五。
（八七）湖南省博物館、湖南省文物考古研究所、文物出版社、二〇〇四。
（八八）前掲『長沙馬王堆二、三号漢墓　第一巻、田野考古発掘報告』第二章　三号漢墓　（二）〝医書〟七四頁の拙訳。
（八九）同右七四頁。
（九〇）埶。拙稿では十熱ではなく十勢と解した。
（九一）天野陽介、宮川浩也、小曽戸洋、石野尚吾、花輪壽彦は「「天下至道談」の再検討」『日本東洋医学雑誌』57（別冊）、第57回日本東洋医学会学術総会、二〇〇六）において、この書物の写真版が鮮明であることから、これまでの釈文に疑義を呈している。
（九二）文物出版社、二〇〇一年第二次印刷。
（九三）上海古籍出版社、二〇〇八。
（九四）拙稿「「仙」と「僊」―神仙思想の形成と文字の変化―」『人間文化学研究集録』、第12号、二〇〇三を参照。
（九五）『医心方』巻二十八、八益第十六、七損第十七所引。
（九六）『東洋史苑』三三号、龍谷大学東洋史学研究会、一九八八。
（九七）『新中医』一九九〇―九、広州中医学院、一九九〇。
（九八）拙稿「房中術と陰陽」京都大学人文科学研究所『陰陽五行のサイエンス』二〇一〇。
（九九）『漢語林』、大修館書店、「禘」『礼記』祭法の疏にもとづいている。
（一〇〇）鉄井慶紀「黄帝伝説について」『中国神話の文化人類学的研究』、平河出版社、一九九〇、三三五頁。

（一〇一）「見日之光、太陽」日光単列連畳草葉鏡、孔祥星『中国銅鏡図典』文物出版社、一九九二、一九九頁。

（一〇二）前掲「黄帝伝説について」、三三五頁。

（一〇三）バーバラ・ウォーカー『神話・伝承事典』、大修館書店、一九九〇、六三〇頁、パエトン（Phaethon）。

（一〇四）辻尾榮市「葬船考—中山王国に見る葬船坑の船—」（『人文学論集』第二七集、二〇〇九）、東京国立博物館編『中山王国文物展』日本経済新聞社、一九八一、河北省文物研究所『冥墓—戦国中山国国王之墓—』文物出版社、一九九五を参照。

（一〇五）曽布川寛『崑崙山への昇仙』（中公新書）を参照。

（一〇六）拙稿「《老子》里的〝精〟与〝房中術〟——関于広成子・大成・容成」（『国際道徳経論壇論文集　和諧世界　以道相通』、二〇〇七）、「『道徳経』にみえる「精」と房中術——広成子・大成・容成等「成」のつく人物との関わりから」（『人文学論集』第二六集、大阪府立大学人文学会、二〇〇八）を参照。

（一〇七）拙稿「老子と房中術」『人文学論集』第九集、一九九一を参照。

（一〇八）「松喬考—赤松子と王子喬の伝説について—」『大阪府立大学紀要』、人文社会科学、第四十巻、一九九二（のちに補筆して『古代学研究』137、古代学研究会、一九九七に転載）。

（一〇九）尾崎正治・平木康平・大形徹『鑑賞中国の古典九　抱朴子・列仙伝』、角川書店、一九八八、「列仙伝」彭祖を参照。

（一一〇）麥谷邦夫編訳、武田時昌、奈良行博、野間和則訳、科学研究費研究成果報告書参照。

（一一一）坂出祥伸「彭祖伝説と『彭祖経』」（『道教と養生思想』、ぺりかん社、一九九二）に彭祖のことが詳しく説かれている。

（一一二）「房中術と陰陽」として京都大学人文科学研究所、武田時昌氏の陰陽五行研究会（2008.11.15）において発表し、のちに「陰陽と房中術」として武田時昌（編）『陰陽五行のサイエンス　思想編』（京都大学人文科学研究所、二〇一一）に所収。

（一一三）山下主一郎訳『神話・伝承事典』、一九八八、大修館書店。

（一一四）同上、七七〇頁、Bullough,Vern L.The Subordinate Sex.Chicago:university of Illinois Press.1973

（一一五）前掲「馬王堆房中書の書誌学的考察—十問・合陰陽・天下至道談を中心として—」に、それぞれの句について比較した表を掲載。

（一一六）影印本の『医心方』（原著者　日・宿禰康頼、発行人　劉修橋、新文豊出版、中華民国六十五年）は、玄の横に「素」の書き込みがある。それだと『素女経』の意味になる。

（一一七）龍一吟『中国古代性学集成』、八龍出版文化服務有限公司、一九九一、一一六頁の内容を要約。

（一一八）前掲「老子と房中術」を参照。

（一一九）新編日本古典文学全集5『風土記』小学館、一九九七所収。

（一二〇）唐、張鷟《さく》撰。中国では亡佚し、日本に残されていた書物。
（一二一）葉徳輝編、楊逢彬、何守中整理・校点『双梅影闇叢書』（海南国際新聞出版中心、一九九八）の出版前言を参照。

【図版解説補足】
図版一　【肆】八四頁より切り取り
図版二　『睡虎地秦簡』文物出版社、一九九〇年、日書乙書図版の書きおこし図（右）。「南方（東方・北方・西方）」の語がみえる
図版三　石製六博棋盤（拓本）『中山王国文物展―中国戦国時代の雄』東京国立博物館、一九八一年
図版四　四神博局鏡、孔祥星『中国銅鏡図典』文物出版社、二八二頁
図版五　式盤（水野杏紀氏作図）
図版六－一　人字図　【肆】
図版六－二　書きおこし図　同右
図版七　人字図『日書甲種』『睡虎地秦墓竹簡』文物出版社、一九九〇年、二〇六頁、線描図
図版八－一　大　赤井清美編『篆隷大字典』二〇〇八年
図版八－二　天　同右
図版八－三　人　同右
図版九　吉村藤作『新版三世相大鑑』心友社、一九一九年
図版十　『包羅万有』出版年等なし、二〇〇〇年購入
図版十一　『永代大雑書万暦大成』神宮館、一九七三年
図版十二　『雑禁方』（【田野】）
図版十三　『天下至道談』（【田野】）

第一部

胎産書

一[一]

（一）

●禹[二]問幼頻[三]曰、我欲埴人産子[四]、何如而有。幼頻合曰、月朔[五]已去汁[六]□、三日中從之、有子[七]。其一日南[八]、其二日女殹。故人之産殹、入於冥冥[九]、出於冥冥、乃始[一〇]爲人。

禹《う》、幼頻《ようひん》に問いて曰く、「我れ人を埴《う》（殖）み子を産まんと欲す。何如《いか》にして有りや」と。幼頻合《こた》（答）えて曰く、「月朔已《げっさくすで》に汁……を去り、三日の中《うち》に之れを從《はな》たば子有り。其の一日なれば南《おとこ》（男）、其の二日なれば女なり。故に人の産まるるや、冥冥に入り、冥冥より出《い》づれば、乃ち始《たい》（胎）は人と爲る。

【注釈】

（一）『胎産書』――原書には名がない。馬王堆漢墓帛書整理小組による命名。「胎産」の語は明、徐用誠の『玉機微義』巻四九、婦人門に論胎産諸證とみえる。また、明の日用類書の『三台萬用正宗』（万暦二七年、一五九九年）に胎産門があり、そこに十月胎形とみえ、ここと内容が似る。そのあたりからの命名であろう。『漢書』芸文志に『三家内房中有子方』一七巻が著録される。同書は亡佚しているが、書名より察して『胎産書』と出入するかもしれない。『胎産書』の内容は、胎児の成長、胎教、胞衣の処理、男女の生みわけ、子づくりの方法等が説かれる。『医心方』巻二八、求子第二一にも子づくりの方法が説かれるが、ここの記述とは異なる。

（二）禹――夏王朝の始祖。『十問』の八問に禹と師癸の問答がみえる。ここは禹に仮託した書物。

（三）幼頻――人名。管見の限り、他書にはみえない。

（四）埴人産子――人の子をうむ。「埴」は粘土をこねること。「埴人」でも通じなくはないが、「殖」に通じると解した。ここは「殖産人子」の意味。訳は「産子殖人」と前後を入れかえた。

（五）月朔――「月朔」は「月の朔《ついたち》」の意味だが、ここは月のものの朔《はじま》りと解した。『黄帝内経素問』上古天真論に「月事、時を以て下る」とみえ、「月」は「月経」の意味。雲夢秦簡、『封診式』出子に「朔事」とみえる。

（六）汁□――月経終了後の血液などをさす。本文八（二）にも「堅而少汁」とみえる。

（七）三日中従之、有子――三日のうちに精液を放出すれば子ができる。「従」は、はなつ。「縦」「放」に同じ。月経と妊娠の関係が考察されているが必ずしも正しくはない。ふつう排卵から次の月経開始までは一四日±二日間で、排卵日は月経終了後、八日目前後（月経周期二八日型）である。

（八）南――「南」は「男」に通じる。

（九）冥冥――奥深く暗いところ。女性の陰門を婉曲に述べたものだろう。王弼本『老子』二十一章に、「窈たり冥たり、其の中、精有り。其の精、甚だ眞、其の中、信有り。（窈兮冥兮、其中有精。其精甚眞、其中有信）」とみえる。馬王堆出土『老子』甲本では「精」は「請」と書かれ、「情」と解釈される場合もある。だが、『鶡冠子』夜行篇に、「窅乎冥乎、中有精乎」とあり、「精」であろう。楠山春樹氏は、「窈たり冥たり」を「奥深くほの暗い（『老子』を読む』、PHP文庫、二〇〇二、一二五頁）」と訳している。『荘子』外篇、在宥には、「至道の精、窈窈冥冥…女の精を搖する無くんば、乃ち以て長生す可し（至道之精、窈窈冥冥…無搖女精、乃可以長生）と「窈窈冥冥」とみえる。それはまた「女の爲に窈冥の門に入り、彼の至陰の原に至らん（爲女入窈冥之門矣、至彼至陰之原也）」とされている。この「窈冥之門」は、『老子』六章の「玄牝之門」と同様の意味であろう。池田知久氏は、これを「奥深い牝《めす》の陰門《ほと》」（馬王堆出土文献訳注叢書『老子』一九九頁）と訳している。そうすると「冥冥に入り、冥冥より出づれば」も、これら「窈冥の門」や「玄牝之門」と対比させれば、「女性の陰門」と解することができるだろう。『産経』（丹波康頼撰『医心方』巻廿二所収、人民衛生出版社、一九五五、四八六頁）の「人之始生、生於冥冥」の「冥冥」も同様に理解できる。拙稿「『道德經』にみえる「精」と房中術―広成子・大成・容成等「成」のつく人物との関わりから」（『人文学論集』第二六集、大阪府立大学人文学会、二〇〇八）を参照。

（一〇）始――胎と解した。『爾雅』釈詁には、「胎…始なり」とあり、「胎」にも「はじめ」の訓がある。高田忠周『古籒篇』は、「胎」と「始」を通用するとみる。「始」を「始めて」と読んでも意味は通じるが、「始」を「胎」と読み替える事によって、『胎産書』の内容が、より明快になる。『胎産書』解説部分を参照。

【口語訳】

禹が幼頻にたずねていった。

「わたしは子を産み人を殖《ふや》したいとおもう。どのようにすれば子を生むことができるのか」と。

幼頻がお答えしていった。

「月のものがはじまり、すでに（血液などが）何もでなくなって、三日のうちに（精を）はなてば、子ができます。その一日目であれば男で、その二日目であれば女でございます。まことに人の生まれるのは、奥深く暗いところに入り、奥深く暗いところから出づ《い》れば、胎児が人となれるのでございます」。

（一一）（一）

一月（二）名曰留刑（三）、食飲必精（四）、酸羹必〔熟〕（五）、毋食辛星（六）（腥）、是謂才貞（七）。

一月《いちげつ》名づけて刑《かたち》（形）を留《と》どむと曰う。食飲必ず精あり、酸羹必ず〔熟〕し、辛星（腥）を食らう毋かれ、是れを才《はじ》めて貞《ただ》すと謂う。

【注釈】

（一）――『諸病源候論』巻四一、妊娠候は「懐娠一月、名曰始形、飲食精熟、酸美受御、宜食大麥、無食腥辛之物、是謂才貞」。『産経』は「懐身一月、名曰始形、飲食必精熟、酸美無辟、大（丈）夫無食辛腥、是謂始載貞也」。『備急千金要方』巻二所引『逐月養胎方』は「妊娠一月、名始胚、飲食精熟、酸美受御、宜食大麥、母（毋）食醒（腥）辛、是謂才正」。

（二）一月――妊娠一か月目。

（三）留刑――形を留《とど》める。形をなすと解した。馬王堆の文献では「留」は「流」の通仮字であることが多い。【馬】は「留」を「流」とするが、「留」は「始」ではないかともいう。前掲『諸病源候論』は「始形」。「流形」は『易』乾、象伝に「品物流形」とみえる。孔疏は「品類の物、流布して形を成す」とするが、形に流しこむこととも解せる。上海博物館蔵楚簡に『凡物流形』がある。

（四）食飲必精――飲食はかならず純粋で清らかなもの、あるいは精のあるものをとる。『諸病源候論』『逐月養胎方』は「飲食精熟」。

（五）酸羹必熟――酸っぱい羹《あつもの》は、かならずよく煮る。酸味をおびるのは悪くなりかけているから。『産経』は「酸美辟《さ》くる無し」で、酸っぱくておいしいものは避けない。これは妊娠初期に酸いものを好むことと関連させているのだろう。『諸病源候論』『逐月養胎方』は「酸美受御」。

（六）毋食辛星――辛すぎたり生臭いものを食べてはいけない。「星」は「腥」。

（七）是謂才貞――「才」は、はじめて。「貞」は、ただす、と解した。『逐月養胎方』は「是謂才正」で「正す」。【馬】は「才」を「哉」、「貞」を「定」とする。

【口語訳】

妊娠して一か月目を、名づけて「留形（形がつくられる）」ともうします。飲食はかならずきよらかで精のあるものをとり、酸っぱい羹《あつもの》は必ずよく煮て、辛いものや腥《なまぐさ》いものは食べてはいけません。これを「才貞（はじめてただす）」ともうします。

（三）（一）

二月始膏、（二）毋食辛臊、（三）居處必靜、男子勿勞、百節皆病、（四）是胃始臧。（五）

二月始（胎）膏、辛臊を食らう毋かれ、居処必ず静、男子労する勿かれ、百節皆な病まん。是れを始（胎）臧（藏）と胃（謂）う。

【注釈】

（一）前掲『諸病源候論』妊娠候は「妊娠二月、名曰始膏。無食腥辛之物、居必靜處、男子勿勞、百節皆痛、是謂始藏也」。前掲『産経』は「懷身二月、名曰始膏。無食辛臊、居必靜處、男子勿勞、百節骨間皆痛、是謂始藏也」。前掲『逐月養胎方』は「妊娠二月、名曰始膏。無食辛臊、居必靜處、男子勿勞、百節皆痛、是爲胎始結」。

（二）二月始膏――二か月目を「始膏」という。ここの「始」も「胎」と解した。「始」でも通じる。「二月名曰始膏」の「名曰」が省略された形。『諸病源候論』『産経』は「二月名曰始膏」。「始膏」は、胎が膏《あぶら》のようになる。胎児の状態をたとえる。『淮南子』精神訓に「故曰一月而膏」とあり、高誘の注は「始育如膏」。

（三）臊――ぶたのあぶらのなまぐさいにおい。『説文解字』に「豕膏の臭なり」。

（四）男子勿労、百節皆病――夫が房事を労《つと》めてはいけない。そんなことをすれば妻の百節が皆な病むと解した。「男子」は「夫」。『諸病源候論』の「男子勿労」の校注は「『聖恵方』は「若し犯す所有らば」。「男子勿労」は、此に在りては房事を労する勿かれを指す」。【馬】は「欲生男孩時、則孕婦不宜過勞、否則必將成爲導致關節生病的原因（男の子を生もうとする時は妊婦は過労になってはいけない。そうでなければ関節病の原因となる）」とするが、したがわない。【馬】は「男子」を男孩とみているようだが、男の子、女の子を生む話は本文一（四）にみえる。

（五）始臧——胎藏。胎内に蔵される。「始」を「胎」と解した。

【口語訳】

二か月目を「始膏（胎が膏《あぶら》のようになる）」ともうします。辛《から》いものや臊《なまぐさ》いものは食べてはいけません。居処は必ず静かにし、夫は房事を労《つと》めてはいけません。そんなことをすれば妻の百節はみな病むでしょう。これを「始藏（胎内に蔵される）」ともうします。

（四）(一)

三月始脂(二)、果隋胥效(三)、當是之時、未有定義、見物而化(四)。是故君公大人(五)、毋使朱儒(六)、不觀木候(七)、不食菌蘲(八)、不食兔羹(九)。□欲產男、置弧矢、□雄雉、乘牡馬、觀牡虎(一〇)。欲產女、佩蠶耳、呻朱子(一一)、是謂內象成子(一二)。

三月始（胎）脂、果隋胥效す。是の時に當たりて、未だ義（儀）を定むること有らず、物を見て化す。是の故に君公大人は、朱（侏）儒を使う毋く、木（沐）候（猴）を觀ず、菌（葱）蘲を食らわず、兔羹を食らわず。…男を產まんと欲すれば、弧矢を置き、雄雉を…し、牡馬に乘り、牡虎を觀る。女を產まんと欲すれば、蠶（簪）耳（珥）を佩び、朱（珠）子を呻《つか》（紳）ぬ。是れを「內《うちに》象て子を成す」と謂う。

【注釈】

（一）前掲『諸病源候論』妊娠候は「妊娠三月、（名）始胎。當是之時、血不流、形像始化、未有定儀、見物而變。欲令見貴盛公主、好人端正莊嚴、不欲令見傴僂侏儒、醜惡形人、及猿猴之類。不食薑兔、無懷刀繩。欲得男者、操弓矢、射雄雞、乘肥馬於田野、觀虎豹及走犬。其欲得女者、則著簪珂環珮、弄珠璣。…是謂外象而變者也。…」。前掲『產経』は「懷身三月、名曰始胎。當是之時、未有定儀、見物而化、是故應見王公后妃、公主好人、不欲見僂者侏儒、醜惡瘦人、猨猴。無食茁薑兔肉、…是謂外像而內及故也」。前掲『逐月養胎方』は「妊娠三月、名始胎。當此之時、未有定儀、見物而化。欲生男者、操弓矢。欲生女者、弄珠璣。…是謂外象而內感者也」。

（二）始脂——三か月目には脂《あぶら》のようになる。二月の「膏」よりも固まっている。『淮南子』精神訓・『広雅』釈親は「三月而胎」、『文子』九守は「三月而肧（＝胚）」。『諸病源候論』は「三月始胎」、『逐月養胎方』も「三月名始胎」。

（三）果隋胥效——不詳。瓜のようによく似る。『史記』貨殖伝に「果陏《かよう》」（版本によって「果隋」）とある。「果隋」と「果陏」は字形が近い。『史記正義』は「裹揺《かよう》」に通じるとする。これには異論も多い。『漢書』はこれを「果蓏」とする。【馬】は「果隋」を「果蓏」と解し、それは「栝楼《からすうり》」だと解す。【馬】は此の部分の解釈を示さないが、瓜のようによく似るということか。「宵」は「肖」で似る。「效」も似る。「效」は『説文解字』に「象」とあり、段玉裁の注は「似」。

（四）當是之時、未有定義、見物而化――このときには、まだ胎児のすがたがさだまっていないので、物をみて変化する。「義」は「儀」で儀容。いわゆる胎教のことをいう。外物の影響によって生まれてくる嬰児が異なるという考え方。

（五）君公大人――君公は諸侯。大人は貴人。ここでは「君公大人は朱（侏）儒を使う毋く…」と以下の文の主語となる。ところが『諸病源候論』は「貴盛の公主や好人《よきひと》の端正荘厳なようすを妊婦に見せようとする」とし、『産経』も同様の解釈。文脈が異なっている。

（六）朱儒――障害によって身長の伸びない人。『礼記』王制の鄭玄の注は「短人」。

（七）木候――さる。「木」は「沐」。「候」は「猴」。『導引図』に「木猴讙」とみえる。

（八）不食菌薑――ねぎやしょうがを食べてはいけない。「菌」は「葱」。においや刺激のつよいものは食べてはいけない。

（九）不食兔羹――うさぎのあつものを食べてはいけない。『飲膳正要』巻三、兔に「妊娠食らう可からず。子をして唇を欠けしむ」とある。兔を食べると兔唇になるという感染呪術にもとづく考え方。

（一〇）□欲産男、置弧矢、□雄雉、乘牡馬、觀牡虎――（もし）男の子をうみたいとおもうならば、弓矢をおき、雄雉を（射て）、牡馬に乗り、牡虎をみるとよい。これも同様の感染呪術による。「□欲産男」の欠字は文脈からみて仮定の文字「如」「若」などが適当。「□雄雉」の欠字は、『諸病源候論』の「射雄雞」を参考にすれば「射」が適当。口語訳では（ ）内にそれらを補った。弧矢は弓矢。儺《おにやらい》に桃弧・葦矢・棘矢がもちいられ、その場合は悪霊よけである。ここは男子の使う武器ということで後出の簪等と同様の意味だろう。『諸病源候論』では弓矢で雄雞を射る。

（一一）欲産女、佩蠶耳、呻朱子――もし女の子をうみたいとおもえば、かんざしや耳だまをつけ、珠玉を束ねればよい。「蠶」は「簪《かんざし》」。「耳」は「珥《みみだま》」。「呻」は「紳」、つかねる、たばねる。「朱」は「珠」、珠子は、たま、珠玉。女の子の場合に動物の雌をもちいるというわけではない。

（一二）内象成子――内が似て子となる。男なら雄のもの、女なら女性の身のまわりのものと、関連する物を取り入れて、その関連する性別を生みだそうとすること。『諸病源候論』は「外《そとに》象て變ずる者を謂うなり」。『産経』は「外像《に》て内及ぶが故《ゆえ》なり」。『逐月養胎方』

は「外象て内感《に》ずるものなり」。いずれも外部の似ることが内部に及ぶという解釈。

【口語訳】

三か月目に胎は脂《あぶら》のようになります。どれも瓜のように似ています。このときにはまだ姿形を定めることはありません。物を見て変化します。このゆえに君公大人《たいじん》は、侏儒《しゅじゅ》を使わず、猴《さる》を観ず、葱《ねぎ》や薑《しょうが》を食らわず、兎の羹《あつもの》を食らいません。（もし）男の子を産もうとすれば、弓矢を置き、雄雉を（射て）、牡馬に乗り、牡虎を観ます。女の子を産もうとすれば、簪《かんざし》や珥《みみだま》を佩び、珠玉をたばねます。これを「内《うち》（が外《そと》のものに）似て子をなす」ともうします。

（五）

〔四月〕（一）而水受之、（二）乃使成血。（三）其食稻麥、（四）鱣魚□□、（五）〔以〕清血而明目。（六）

〔四月〕にして水之れを受《さず》け、乃ち血を成さしむ。其れ稻麥、鱣魚、…を食らい、〔以て〕血を清くして目を明らかにす。

【注釈】

（一）――〔　〕内は欠字。【周一謀】【馬】にしたがい補った。前掲『諸病源候論』妊娠候は「妊娠四月、始受水精、以成血脈。其食宜稻秔、其羹宜魚雁、是謂盛榮、以通耳目、而行經絡…」。前掲『産経』は「懐身四月、始受水精、以盛血脈。其食稻粳、其羹魚雁、是謂盛血氣、以通耳目、而行經絡也」。前掲『逐月養胎方』は「妊娠四月、始受水精、以成血脈。食宜稻粳、羹宜魚雁、是謂盛血氣、以通耳目、而行經絡」。

（二）水受之――水の精気を受けて。水がこれを授けて。【周一謀】【馬】は「受」を「授」として理解。『諸病源候論』『産経』『逐月養胎方』は「始受水精（始めて水精を受け）」。四月が水、以下、五月が火、六月が金、七月が木、八月が土、九月が石となっている。水・火・金・木・土・石の前の五つは五行思想である。水は火に克《か》ち、火は金に克ち、金は木に克ち、木は土に克つという五行相克（相勝）説に合致している。五行相克説は、戦国末期の思想家、鄒衍の発明によるとされる。問題はこの五行が「水」から始まっていること。また石を加えると「五」ではなく「六」となることである。『史記』始皇本紀には、始皇二六年（前二二一年）に秦が全国を統一したあと、始皇が五徳終始説（相克説）をうけて周の火徳に勝つために秦を水徳にさだめたこと。また数は六寸、六尺、六馬など、六を基準としたことがしるされている。『胎産書』の「水」の重視、「五行相克説」の採用、数を「六」にあわせることなどは始皇の政策の影響をうかがわせる。その推論が正しければ『胎産書』のつくられたのは始皇二六年（前二二一年）以降、秦の滅亡（前二〇六年）までの間ではないだろうか。

（三）乃使成血――血とならせる。
（四）其食稲麥――稲や麦。『諸病源候論』は「稲杭」、『産経』は「稲粳」、『逐月養胎方』は「稲粳」。いずれも、うるち米。
（五）鱓魚□□――不詳。黄鱔魚（タウナギ）と解した。「鱓」は『馬王堆出土医書字形分類索引』は音不明字。【周一謀】【馬】は「鱓」に通じるとする。これは黄鱔魚で現在でも食用とされる。蛇に似た細長い魚。なお『諸病源候論』『産経』『逐月養胎方』はすべて「魚雁」で「雁」である。□□は欠字二文字。一応、前の句とつなげて解したが、五月の「（其食稲）麥、其羹牛羊」、『諸病源候論』の「其食宜稲杭、其羹宜魚雁」、『産経』の「其食稲粳、其羹魚雁」、『逐月養胎方』の「食宜稲粳、羹宜魚雁」がすべて対句となっているのに比べ、バランスがわるい。
（六）〔以〕清血而明目――血が清らかになり、目がよくみえるようになる。食物で体質がかわるという考え。

【口語訳】

（四か月目に）水が精気をさずけて血をつくらせます。稲や麦、鱔魚、…を食らい、それによって血を清らかにして目がよくみえるようにします。

（六）(一)

五月而火受之(二)、乃使成氣(三)、晏起□沐(四)、厚衣居堂(五)、朝吸天光(六)、辟寒央(七)、〔其食稻〕麥、其羹牛羊(八)、和以茱臾(九)、毋食□、〔以〕養氣。

五月にして火之れを受け、乃ち氣を成さしめ、晏《くら》くして起き…沐し、衣を厚くして堂に居る。朝《あした》に天光を吸い、寒央《かんおう》（殃）を辟（避）け、〔其の食らうは稻〕麥、其の羹《あつもの》は牛羊、和《ととの》うるに茱臾《かわはじかみ》（萸）を以てし、…を食らう毋く、〔以〕て氣を養う。

【注釈】

（一）――『諸病源候論』妊娠候は「妊娠五月、始受火精、以成其氣。臥必晏起、洗浣衣服、深其屋室、厚其衣裳、朝吸天光、以避寒殃。其食宜稻麥、其羹宜牛羊、和以茱萸、調以五味、是謂養氣、以定五臟者也…」。『産経』は「懐身五月、始受火精、以盛血氣。晏起沐浴、浣衣、身居堂、必厚其裳、朝吸天光、以避寒殃。其食稻麥、其羹牛（羊）、和茱萸、調以五味、是謂養氣、以定五藏者也…」。『逐月養胎方』は「妊娠五月、始受火精、以成其氣。臥必晏起、沐浴浣衣、深其居處、厚其衣服、朝吸天光、以避寒殃。其食稻麥、其羹牛羊、和以茱萸、調以五味、是謂養氣以定五臟…」。

（二）火受之――火の精を受けて。火がこれを授けて。四月が水で、五月が火。

（三）乃使成氣――気とならせる。四月が血で五月が気。

（四）晏起□沐――朝まだくらいうちから起きだして沐浴する。

（五）厚衣居堂――厚着して堂にいる。

（六）朝吸天光――朝に天の光を吸う。ここは「気」ではなく「光」であることが興味深い。

（七）辟寒央――寒さのわざわいをさける。「央」は「殃」で、わざわい。

（八）其羹牛羊――牛や羊をあつものにする。牛羊は三牲でかなりのご馳走。

（九）和以茱臾――味を調えるのにかおりのよい茱萸《かわはじかみ》をもちいる。日本の茱萸《ぐみ》とは種類がことなる。

【口語訳】

五か月目に火が精をさずけて気をつくらせます。朝はまだくらいうちから起きだして沐（浴）し、厚着して堂に居ります。朝《あした》に天の光を吸い、寒さによる殃《わざわい》を避け、稲や麦を食らい、牛や羊を羹《あつもの》にして、味は茱萸《かわはじかみ》で調え、…は食べず、それによって気を養います。

（七）(一)

六月而金受之、(二) 乃使成筋、(三) 労□□□、(四) 〔出〕游〔於野、數〕觀走犬馬、(五) 必食□□毆、(六) 未□□□、(七) 是胃變腠□筋。(八) ▨(九)。

六月にして金之れを受け、乃ち筋を成さしむ。…を労するも…、〔野〕に〔出〕游し、〔數《しば》〕しば走犬馬を觀、必ず…を食らうなり、未だ…せず。是れを腠を變じ筋を…と胃（謂）う。……。

【注釈】

（一）——□は欠字。〔 〕内は【周一謀】【馬】がおぎなったもの。『諸病源候論』妊娠候は「妊娠六月、始受金精、以成其筋。身欲微労、無得静處、出遊於野、數觀走犬、及視走馬、宜食鷙猛獸之肉、是謂變腠膂筋、以養其爪、以牢其背膂、足陽明養之。…」。『産経』は「懷身六月、始受金精、以成筋骨、労身無處、出遊於（野）、數觀走犬走馬。（宜）食鷙猛獸（之肉）、是謂變腠細筋、以養其爪、以堅其背膂也」。『逐月養胎方』は「妊娠六月、始受金精、以成其筋。身欲微労、無得静處、出遊於（野）、數觀走犬及視走馬。食宜鷙猛獸之肉、是謂變腠理紉筋、以養其力、以堅背膂」。

（二）金受之——金の精気をうけて。金がこれを授け、五月が火で六月が金。

（三）乃使成筋——筋とならせる。五月が気で六月が筋。

（四）労□□□——『諸病源候論』『逐月養胎方』は「身欲微労（身微《わず》かに労せんと欲す）」、『産経』は「労身無處（身を労し處《お》る無かれ）」。『産経』の句だとおさまる。妊婦が肉体を労することによって、胎児の筋肉をつよくさせるのだろう。

（五）〔出〕游〔於野、數〕觀走犬馬——（野に）遊び、（しばしば）犬や馬の走るのをみる。狩りのようすであろう。

（六）必食□□毆——必ず（禽獸の肉を）食べる。「毆」は「也」。欠字は二文字、「禽獸」ぐらいが適当。『諸病源候論』は「宜食鷙猛獸之肉」。

『産経』は「（宜）食鷙猛獣（之肉）」。『逐月養胎方』は「食宜鷙猛獣之肉」。狩りでとれた禽獣か。

（七）未□□□――対応する文がなく不明。

（八）是冑腠□筋――これを奏（＝腠）理（はだのきめ）を変じ、筋肉を□という。□は欠字。禽獣の肉を食べることにより肌のきめが変化し、筋肉がふとくつよくなることをいうのだろう。『諸病源候論』は「是謂變腠膂筋」、「膂」は筋骨の力をつよくする。『産経』は「是謂變腠細筋」。『逐月養胎方』は「是謂變腠理紉筋」、「紉」は、糸などを束ねて太くする意味である。

（九）〼――字数不明の欠文。『諸病源候論』妊娠候は「以養其爪、以牢其背膂、足陽明養之。…」。『産経』は「以養其爪、以堅其背膂也」。『逐月養胎方』は「以養其力、以堅背膂」。「膂」は背中の力。

【口語訳】

六か月目に金が精をさずけて筋をつくらせます。（身体を）つかれさせ、（じっとしていてはいけません）。（野）に遊びに（出かけて）、（しばしば）犬や馬が走るのを観て、必ず（禽獣の肉）を食べます。まだ……していません。これを肌のきめを変じ、筋を（束ねる）ともうします。（そのようにして、その力を養って、その背筋を堅くつよくします）。※（ ）内は全体の流れをつかむために、後世の文章を参考にして仮に補った。

（八）（一）

七〔月而〕木受〔之（二）、乃使成骨〕（三）、居燥處（四）、毋使〔定止〕（五）、□□□□□□□□□□□、〔飲食〕辟寒（六）、□□□□□□□□□美齒（七）。

七〔月にして〕木〔之を〕受〔授〕け〔乃ち骨を成さしむ〕、燥處に居り、〔定止〕《ていし》せしむる毋かれ、……、〔飲食〕は寒を辟〔避〕け、……齒を美しくす。

【注釈】

（一）――〔　〕内は【周一謀】【馬】により補った。『諸病源候論』は「妊娠七月、始受木精、以成其骨。勞躬搖支、無使定止、動作屈伸、以運血氣、居處必燥、飲食避寒、常宜食稻秔、以密腠理、是謂養骨牢齒者也」。『逐月養胎方』は「妊娠七月、始受木精、以成其骨。勞身搖肢、無使定止、動作屈伸、以運血氣、居處必燥、飲食避寒、常食稻粳、以密腠理、是謂養骨而堅齒」。『産経』は「懷身七月、始受本（＝木？）精、以成骨髓。勞躬搖肕、無使身（安）動作屈中、自比於猨、居必燥之、飲食避寒、必食稻粳、肌宍以密腠理、是謂養骨而堅齒也」。

（二）木受〔之〕――木の精気をうけて。木がこれを授けて。

（三）〔乃使成骨〕――骨とならせる。

（四）居燥處――乾燥した場所にすむ。じめじめした場所は病気の原因となる。

（五）毋使〔定止〕――とまらせないようにせよ。運動して身体を動かしつづけるようにする。「定」も「止」の意味。『詩経』小雅、采薇の鄭玄の注に「定、止也」。以下欠文。【馬】は字数不明とするが【周一謀】は一二文字と推定。以下の文章に該当すると思われる。『諸病源候論』は「勞躬搖支、無使定止、動作屈伸、以運血氣」、『逐月養胎方』は「勞身搖肢、無使定止、動作屈伸、以運血氣」。『産

経』は「労躬揺肞、無使身（安）動作屈中、自比於猨」。
（六）〔飲食〕辟寒――飲食はつめたいものは避ける。火を通さない食物は食べない。「寒食節」は、焼け死んだ介子推を悼んで、あえて火をとおしたものを食べず、つめたいものを食べる日。介子推は晋の文公の忠臣。これによってふだんは暖かいものを食べたことがわかる。
（七）□□□□□□□□□美歯――歯を美しくする。『諸病源候論』は「牢齒」で歯を堅牢にする。『逐月養胎方』『産経』はともに「堅齒」。【周一謀】は欠字を九文字とする。『諸病源候論』の「常宜食稲秔、以密腠理」、『逐月養胎方』の「常食稲粳、以密腠理」、『産経』の「必食稲粳、肌宍以密腠理」あたりが入る。

【口語訳】

七（か月目に）木が（精を）さずけて、骨とならせます。乾燥したところにおり、からだをつねにうごかすようにさせ、（手足をうごかし、屈伸運動をして、血気をめぐらせます）。（飲食）は冷えたものを避け、（つねにうるち米を食べ、それによって肌のきめを緻密にし）、歯を美しくさせます。※（　）内は『諸病源候論』等を参考に仮に補った。

（九）[一]

八月而土受〔之[二]、乃使成膚革[三]〕、□□□□、□□□□[四]、〔是〕胃密〔腠理[五]〕。

八月にして土〔之れを〕受け、〔乃ち膚革を成さしめ〕、…、…、〔是れ〕密〔腠理〕と胃〔謂〕う。

【注釈】

（一）――〔　〕内は【周一謀】【馬】が補ったもの。『諸病源候論』は「妊娠八月、始受土精、以成膚革。和心靜息、無使氣、是謂密腠理而光澤顏色」。『逐月養胎方』は「妊娠八月、始受土精、以成膚革。和心靜息、無使氣極、是謂密腠理而光澤顏色」。『産経』は「懐身八月、始受土精、以成膚革。和心靜息、無使氣控、是謂密湊理而光澤顏色也」。

（二）土受〔之〕――土がこれをうけて。

（三）〔乃使成膚革〕――皮膚とならせる。『逐月養胎方』『産経』は「以て皮革を成す」。

（四）□□□□、□□□□――【周一謀】【馬】は八文字欠文とする。『逐月養胎方』は「和心靜息、無使氣極」。『産経』は「和心靜息、無使氣控」。心を和やかにし、息を静かにし、気をして極めしむる無かれ（『産経』は「氣をして控せしむる無かれ」）。

（五）密腠理――肌のきめを密にする。『諸病源候論』と『逐月養胎方』は、このあと「顏色を光澤あらしむ」とつづく。

【口語訳】

八か月目に土の精気をさずかり、皮膚とならせます。（心を和やかにし、息を静かにし、気を極めさせてはいけません）。これをきめのこまかい肌ともうします。※（　）内は『逐月養胎方』によって仮に補った。

（十）（一）

〔九月而石授之、（二）乃始成〕豪毛、（三）□□□□、□□□□、□□□□、□□□□□□□、□□□□□、□□□、□司之。（四）

〔九月にして石之れを授け、乃ち始《たい》（胎）〕豪（毫）毛を〔成〕す。…、…、…、…、…、…、…之れを司（伺）る。

【注釈】

（一）——〔 〕内は【周一謀】【馬】がおぎなったもの。【周一謀】はそのあとの欠字を二八文字とする。『諸病源候論』は「妊娠九月、始受石精、以成皮毛、六腑百節、莫不畢備、飲醴食甘、緩帯自持而待之。是謂養毛髪、多才力（妊娠九月、始めて石精を受け、以て皮毛を成す。六腑百節、畢《ことごと》く備わらざる莫し。醴《あまざけ》を飲み、甘きを食らい、帯を緩《ゆる》うして自ら持して之れを待つ。是れを毛髪を養い、才力多しと謂う）」。『逐月養胎方』は「多才力」が「致才力」。他は『諸病源候論』に同じ。『産経』は「懐娠九月」以下『諸病源候論』に同じ。

（二）〔石受之〕——石の精をうけて。石がこれを授けて。本文一（五）の注（二）でのべたように、ここは五行相克に「石」をくわえて「六」にしている。「石」は金石として「金」に含めてもよさそうだが、秦の聖数「六」に合致させることに意味があるのだろう。

（三）乃始成豪毛——「始」は「胎」と解した。「豪」は「毫」に通じる。長い毛。

（四）司之——【周一謀】【馬】は「司」を「伺」と解す。

【口語訳】

九か月目に石が精気をさずけ、体毛が生じます。（六腑百節は、すべて備わらないものはない。醴《あまざけ》を飲んで、あまくて……がおいしいものを食べ、帯をゆるめてじっとそのときをまちます。これを毛髪を養い、才力を多くするともうします）これを司ります。※（　）内は『諸病源候論』等によって仮に補った。

（十一）(一)

十月氣陳□□(二)、以爲□。

十月、氣陳《ふる》く……れば、以て……を爲す。

【注釈】

（一）――『諸病源候論』は「妊娠十月、五臟倶備、六腑齊通、納天地氣於丹田、故使關節人神咸備、然可預修滑胎方法也（妊娠十月、五臟倶に備わり、六腑齊《ひと》しく通ず。天地の氣を丹田に納《い》るるが故に關節、人神をして咸《み》な備わらしむ。然らば預《あらかじ》め滑胎の方法を修む可きなり）」。『産経』は「懐身十月、倶已成子也。時順天生、吸地之氣、得天之靈、而臨生時乃能啼、聲遂天氣、是始生也（懐身十月、倶に已に子を成すなり。時、天に順《したが》い生まる。地の氣を吸い、天の靈を得て、生まるるに臨むの時乃ち能く啼き、聲、天氣を遂《そな》え、是に始めて生まるるなり）」。『逐月養胎方』は『諸病源候論』とほぼ同じ。「然可預修滑胎方法也」がなく、「但俟時而生（……但《た》だ時を俟ちて生まる）」。

（二）十月氣陳□□――陳は「陳気《ふるいき》」の意味か。『黄帝内経素問』奇病論に「之れを治するに蘭を以て陳氣を除くなり」とみえる。後世の書物を参考にすれば、ここは胎内にたまった陳《ふる》い気を追い出して、天地の気をとりいれ、出産にそなえることが書かれていたとおもわれる。

【口語訳】

十か月目に気が陳《ふる》くなれば、……をします。

※欠文の箇所には、注釈（一）のような内容が書かれていたと思われる。

二（一）

●凡治字（二）者、以清〔水〕⿰車参（三）包☐。

凡そ字《う》むことを治むる者は、清〔水〕を以て包《えな》（胞）を⿰車参《あら》（⿰車⿱𠆢赤）う……。

【注釈】

（一）――『雑療方』本文二十三の禹臧（藏）貍（埋）包（胞）圖法に「字者已、即以流水及井水清者、熟洒⿰車参其包…」とみえる。この文は本文三とも関連する。また『医心方』巻二三、蔵胞衣断埋法第一五に、「凡欲藏胞衣、必先以清水好洗子胞、令清潔。以新瓦甕、其蓋亦新。…（凡そ胞衣を藏せんと欲すれば、必ず先ず清水を以て好く子の胞《えな》を洗い、清潔ならしむ。新瓦甕、其の蓋も亦た新たなるを以てす。…）」と、胞衣を洗うことがみえる。

（二）字――うむ。ここでは出産のことと解した。『雑療方』本文二十四に「字者已（字《う》むこと已《おわ》らば）」とみえる。

（三）⿰車参――あらう。「⿰車参」は「⿰車⿱𠆢赤」で「⿰氵⿱𠆢赤（澣）」に同じと解した。後漢、王充《おうじゅう》の『論衡』四諱篇に出産と胞衣に関する当時の俗信とそれに対する反論が記されている。「夫れ婦人の子を乳《う》むや、子、元氣を含みて出づ。元氣は天地の精微妙なり。何ぞ凶として之れを悪《にく》むや。人は物なり。子もまた物なり。子の生まるるや萬物の生まるると何を以て異ならんや。人の生まるるを諱《い》みて之れを悪と謂うも、萬物の生まるるや又た之れを悪まんか。生まるるとき胞《えな》と倶に出づ。如《も》し胞を以て不吉と爲さば、人の胞有るは、猶お木の實の枎《がく》有るがごときなり。兒の身を包裹《つつ》みて、因りて與倶《とも》に出づ。鳥卵の殼有るが若きは、何ぞ之れを悪と謂うを妨げん。如し悪みて以て不吉と爲さば、則ち諸の生物の枎・殼有る者、皆な宜しく之れを悪むべし」と。王充の議論は、胞衣は木の実の殻や卵の殻のようなもので、胞衣を凶としてさけるならば、木の実の殻や卵の殻も同様に凶として悪まなければ、筋が通らないという。この議論の是非はさておき、王充の当時、出生したばかりの乳児と胞衣が凶として諱まれていたことがわかる。日本にもこの習俗が伝わり、出産は汚《けが》れとされていた。李建民は『馬王堆漢墓帛書「禹藏埋胞圖」箋証』（中央研究院歴史語言研究所集刊、第六五本、第四分、一九九四年）の七四九頁に王充のこの議論をひいた後、「当時の人は胞衣を不吉とみなし、同様の理由から、胞衣は不潔なもので、それに触れたり見たりすることは、〈汚される〉ことだと考え、出産後は埋めた」とする。ここで清水で包《えな》（胞）を澣《あら》うとされることも、そういった不浄を清める意味をもつのだろう。『埋甕』では、男の子を産むために男の子の胞衣を食べる例を記す。なお現代の中国では栄養価の高い食べ物として他人の胞衣をもらって食べる事がある。葱・生姜で味つけし、湯《スープ》や炒《いためもの》にする。また製薬会社が回収し、薬の材料にしている。『本草綱目』には、河車丸、大造丸などの製薬例をのせる。しかし、胞衣を食べることは禽獣の行いであって「人類に非ざるなり」と非難されている。

【口語訳】

出産にあたっては、清らかな水で胞衣をあらう……。

三

●一曰、必孰酒轑〔包〕(一)、有以酒轑⧄(二)小⧄(三)以瓦甌(四)、毋令虫蛾能入(五)、而⧄〔見〕日所、使嬰兒毋疕(七)、曼理(八)、壽□(九)。

一に曰く、必ず孰《ねんごろ》（熟）に、〔包（胞《えな》）〕を酒轑《あら》（䩳）い、有《ま》（又）た酒を以て…を轑い…、小…瓦《が》甌《おう》を以てし、虫蛾をして能く入れしむる毋かれ、而して…日〔を見る〕の所を…すれば、嬰兒をして疕《できもの》毋く曼理《まんり》ならしめ、壽…。

【注釈】

(一) 必孰酒轑〔包〕――かならずよく包（「胞衣《えな》」）をあらう。「孰」は「熟」に通じる。ねんごろに。十分に。「酒」はあらう。「轑」は『馬王堆出土医書字形分類索引』は音不明字。【周一謀】【馬】は「澣」に通じるとして「あらう」と解する。轑の次の欠字を【周一謀】【馬】は「包」と推定。「胞」に通じる。えな。

(二) 有以酒轑⧄――また酒でもって（「胞衣」を）あらう。「酒」の文字は【周一謀】は「酒」につくるが、写真版はあきらかに「酒」。【馬】にしたがって「酒」にあらためる。⧄は【周一謀】は八文字欠字とするが字数は不明。横の列とくらべると十文字前後か。

(三) 小⧄――【周一謀】は一三文字欠字とするが字数は不明。「小」の次の文字は一部判読可能。「慧」のようにみえる。

(四) 以瓦甌――素焼きの小さなはち。いわゆる「胞衣壷」。瓦は、かわらけで素焼きの土器の総称。「甌《おう》」は、ほとぎ、かめ、ちいさいかめ。胞衣壷をもちいる風習は『医心方』所収の『産経』などを通じて日本にも広く伝わる。藤原道家の『玉蕊《ぎょくずい》』には、一二〇九年、五月二五日の記事として、白瓷の瓶子に胞衣を銭と新しい筆とともに入れることが記される。『産経』によれば、銭は土地神のためと寿命をのばし衣食に困らぬためである。筆は文筆の才にめぐまれるようにとの願いであろう。『胎産書』には中に何かをいれる例はない。その他の日本の例は國本恵吉『産育史――お産と子育ての歴史』（盛岡タイムス社、一九九六年）に詳細に紹介されている。また日本の胞衣壷の発掘例は三〇数例が表としてまとめられている（金子裕之編『日本の信仰遺跡』、雄山閣、一九九八年、一九〇頁）。前掲『埋甕』はさらに詳しい。その後の中国の習俗に関しては永尾龍造『支那民俗誌』児童篇（支那民俗誌刊行会、一九四二年）に「胞衣について」の一項があり、詳細に説明される。

（五）毋令虫蛾能入――虫（むし）や蟻を入り込ませてはいけない。虫は原文も「虫」で「蟲」ではない。「虫（き）」は蝮の意味だが、「蟲」にも通じる。ここは文脈より「蟲」の意味で解した。「蛾」は、このままで「ガ」だが、「蟻」に通じる（王海根編『古代漢語通假字大字典』福建人民出版社、二〇〇六年、七六六頁）。『本草綱目』所引の『小児方』に胞衣を蟻に食われる悪い例が記されている。「蟲蛾」「蟲蟻」ともに熟語としてあるが、蛾よりも蟻の方がありうる話である（四の注（一））。【馬】も「蟻」と解している。

（六）而□（見）日所――日のあたるところ。「見」は下の部分のみ判読可能。【周一謀】は欠字を八文字とするが字数は不明。

（七）使嬰兒毋疕――嬰児に疕《ひ》（頭のできもの）ができない。「疕」はあたまのできもの。かさぶた。

（八）曼理――肌のきめがこまかくつやのあること。「曼」は肌のきめがこまかいこと。また、つやのあること。『楚辞』天問、「曼膚」の注釈に「曼は輕細なり」。また『楚辞』大招の注に「曼は澤《つや》なり」とみえる。「理」は肌のきめ。『韓非子』揚権に「曼理皓齒」が美人の形容とされる。

（九）壽□――寿命（がのびる）。【周一謀】は欠字を一文字と推定。

【口語訳】

一に曰く、必ずよく胞衣をあらい、また酒で胞衣をあらい、…小□（慧？）…、（胞衣壷は）かわらけの甕《かめ》を用い、虫や蟻などが入りこまないようにせよ。日のあたるところに…すれば、赤ん坊には、頭にできものができず、きめこまやかでつややかな肌になり、寿（がのびる）…。※（　）内は文脈から補った。

四

●一曰、貍包席下、(一)不疕瘙。(二)内中□□□□以建日飲。(三)

一に曰く、包（胞）を席の下に貍《うず》（埋）むれば、疕瘙《ひそう》せず。内中□□□□建《けん》の日を以て飲む。

【注釈】

（一）貍包席下——胞衣を席《しきもの》の下に埋める。「貍」は「埋」に通じる。うめる。うずめる。「包」は「胞」で胞衣。「席」は、しきもの。ござ。しきものの下に埋めるのは呪術であろうが、動物等に掘り返されないようにという意味もあるだろう。胞衣を埋める場所について、『本草綱目』所引の崔行功の『小児方』は「凡そ胎衣は宜しく天徳、月空（徳）の吉方に埋むべし。深く埋め堅く築《つきかた》むれば、男をして長壽ならしむ」と述べる。天徳は神の名で正月は丁、二月は坤《こん》…と月によって居場所が異なる。この方角や日は土功をおこすのによいとされる（清、乾隆四年勅撰『協紀弁方書』義例三、天徳）。月徳も同様に月により居場所が異なる神の名である。『小児方』はさらに胞衣をブタや犬、かささぎ、蟻などに食われたりすると子供が発狂したり、不幸な死に方をしたり、疥癬になったりすると述べる。また火の中にすてたり、社廟や汚水、井戸、竈、街巷に近い所に埋めるのもよくないという。李時珍は「銅山が西に崩れれば、洛陽の銅鐘が東で鳴る。自然の理である」と説明する。これは胞衣と嬰児は本来、一体のもので胞衣が食われたりすると嬰児にも悪い影響をあたえる、という意味であろう。なお日本の民俗例にもさまざまな事例がある。佐藤千春『お産の民俗——特にその俗信集』（日本図書刊行会、一九九七年）一五八頁以下に「五、胞衣の俗信」処置の仕方、〈埋める〉〈吊るす〉〈人の踏む所踏まぬ所〉〈方角〉〈添えるもの〉〈その他の俗信〉等に分けて多数紹介されている。

（二）不疕瘙——あたまに「かさ」ができない。「疕」は本文三注（七）参照。「瘙」は、かさ。きず。

（三）□□□□、以建日飲——建の日に…を飲む。「建」は建除家の用語。占いの一種。十干十二支をもちいる。『史記』日者列伝に、漢の武帝の時に七つの流派の占いの専門家をあつめたという記事がある。そのうちの一つが建除家である。『淮南子』天文訓に「太陰の始め、甲寅を建とし、一たび終わり甲戌を建とし、二たび終わり甲午を建とし、三たび終わりて復た甲寅の元を得…」と説明される。銭塘の補注は「『越絶書』は歳數にしたがい、『淮南子』や『漢書』は月數にしたがう」と述べる。ここは「建の日」であって、歳や月ではない。前掲『協紀弁方書』義例二、建除十二神には「曆書に曰く、曆家は建・除・平・定・執・破・危・成・収・開・閉の凡そ十二日、周りて復た始まるを以て、指す所を觀て以て吉凶を定む。…建は斗杓の指す所と應ず…」とみえ、「日」のことがしるされる。また「建」は北斗七星の斗柄のさす方位とされている。

ここでは「…を飲む」で、何を飲むのかは不明だが、「胞衣水」を飲むと解することも可能。「胞衣水」は『本草綱目』に陳蔵器の書を引き、胞衣壺を埋めて七八年たてば、澄みきった冰のような水になる、とされる。南方人は甘草や升麻などの諸薬とともに埋め、三年から五年たって掘り出して薬とするという。また河車丸、大造丸などと丸薬にする例もみえる。

【口語訳】

一に曰く、胞衣を席《しきもの》の下に埋《うず》めると、あたまに「かさ」ができない。なかに…（…を入れ?）、建《けん》の日に飲む。

五(一)

（一）

●字而多男毋女者而欲女、(二)後□□□□包貍陰垣下。(三)多女毋男、亦反〔取胞〕貍陽垣下。(四)

字《う》みて男多く女毋《な》き者にして女を欲すれば、後…包（胞）を陰《ひかげ》の垣《かき》の下《もと》に貍《うず》（埋）む。女多くして男毋ければ、亦た反りて〔胞を取り〕陽《ひなた》の垣の下に貍（埋）む。

【注釈】

（一）——胞衣の埋め方と次回の妊娠時の男女の産みわけとが関連するという考え方。胞衣を「陰（ひかげ）」に埋めると「陰」のものである「女」が誕生し、「陽（ひなた）」に埋めると「陽」のものである「男」が誕生するという。「ひなた・ひかげ」と「男女」は本来、何の関係もないが、「陰陽」ということばを媒介として、密接に結びつけられる。陰陽が思想として成熟していく際の初期の例として興味深い。

（二）字而多男毋女者而欲女——妊娠しても男ばかりで女がなく、女がほしいとおもったとき。後文では男の子を望む例が比較的多いが、女の子を望む例もいくつかある。男ばかりを偏重し、女の子を望まないわけではない。

（三）後□□□□包貍陰垣下——胞衣をひかげ（＝陰）の垣根のもとに埋める。胞衣を陰の場所にうずめることにより、陰の気が妊婦に還元して、陰の気の結晶である女の子を産むというのだろう。胞衣の処理はさまざまの呪術とむすびついている。ここでは陰陽と結びつく類感呪術（imitativemagic）で、似たもの「陰」が似たもの「女」を生ぜしむる、という考え方。陰陽が呪術の枠組みにとりこまれている。【周一謀】【馬】は四字の欠字と推定。

（四）多女毋男、亦反〔取胞〕貍陽垣下——女の子が多くて、男の子が多ければ、胞衣をひなた（＝陽）の垣根のもとに埋める。さきには女の子の産みかたで、ここでは男の子。陰陽の概念は理論上、男女平等。男だけを特別視するわけにはいかない。「取」「胞」は字の一部しか読めないが、【周一謀】【馬】にしたがった。

【口語訳】

男の子を産むことが多く、女の子のないものが、女の子を産みたいとおもえば、後…、胞衣を陰《ひかげ》の垣根のもとに埋める。女の子が多くて男の子がなければ、こんどは逆に（胞衣を）陽《ひなた》の垣根のもとに埋める。

（二）

一曰、以甗衣約包、（一）貍之。

一に曰く、甗衣を以て包（胞）を約し、之れを貍《うず》（埋）む。

【注釈】

（一）以甗衣約包——こしきの縄で胞衣をしばる。「甗衣」は、こしきの帯。赤堀昭・山田慶児は『五十二病方』（『新発現中国科学史資料の研究訳註篇』所収、人文研、一九八五年）の注で「甗衣」の「衣」が「瓾」に通じると解す。これは『淮南子』説山訓に「甑瓾」とみえ、高誘の注は「甑帯」とある。「約」はしばる。こしきは携帯用の炊事道具。物を蒸すのに使う。帯は携帯の便のため。『金石索』に鬵甗の図あり。『説文解字』は「甗は甑《こしき》なり」とする。「甑」は素焼きの土器で底に七つの穴があり、箄（竹のすのこ）をひいて米をのせて蒸す。「甗」は底の穴が一つで大きい。やはり箄をもちいる。

『五十二病方』（東方書店、二〇〇七年）本文二四二に「以甗衣爲弦（甗衣を以て弦を爲《つく》る）」とみえる。そこでは稈（稲ワラ）で弓をつくり、葛《くず》で矢をつくり、朝、ヘルニアの陰部を射れば、夕方にはヘルニアが小さくなると記される。ヘルニア中に入りこんでいる悪鬼を弓矢で脅し、退散させ、病を治そうとする呪術療法である。

『本草綱目』服器部、甑帯に「江南、蒲《ほ》を以て甑帯と爲す。久しく用いて敗爛せし者を取りて之れを用いる」と記される。材質は「蒲」である可能性がつよい。「蒲」は「がま」あるいは「菖蒲《しょうぶ》」。菖蒲は蒲剣《ほけん》として『燕京歳時記』等にみえる。葉が剣の形をしていることから辟邪の具とされる。『本草綱目』の器物類は概して古くなり汚れたものを用いることが多い。汚いもので悪鬼をおいはらうという考えだろう。ここの甗衣も古くなったものと思われる。こしきの（薄汚れた）（蒲の）縄で胞衣壷をしばることにより、悪鬼から胞衣を守ろうとするのだろう。

【口語訳】

一に曰く、こしきの縄で胞衣（壷）を縛って埋める。

六

●懷子者、(一)爲享白牡狗首、(二)令獨食之、(三)其子美皙、(四)有易出。(五)欲令子勁者、□時食母馬肉。(六)

子を懐《みごも》る者は、爲《ため》に白牡狗の首を享《に》(烹)、獨り之れを食らわしむれば、其の子、美皙《びせき》にして、有《ま》(又)た出《い》で易《やす》し。子をして勁《つよ》からしめんと欲する者は、…時、母馬の肉を食らう。

【注釈】

(一) 懐子者——懐妊したもの。

(二) 爲享白牡狗首——白色のオス犬の頭部を煮る。あるいは螻蛄《ケラ》の頭を煮る。『養生方』本文四三に「牡螻首」とみえ、『神農本草経』の下薬、螻蛄に「産難きを主《つかさど》る」とある。また前漢、揚雄の『方言』巻一一に「螻螲、之れを螻蛄と謂う…南楚之れを杜狗と謂う」とみえる。『方言』では「杜狗」であって「牡狗」ではないが、字の誤りと解することも可能。【馬】はそれらを根拠に「白螻蛄《ろうこ》を煮る」と解す。ただ「螻蛄」と解すると文脈にやや無理が生じる。本文十四に「女を産まんと欲すれば、烏雌鶏を取りて煮、女子をして獨り肉を食らい、汁を歠《すす》らしむ」とみえる。同様の構造を持つ文である。女の子を産ませるために、「黒い雌の鶏の肉は皆なで食べるのに十分な量があるにもかかわらず、女子に独占的に食べさせる」という意味だと思われる。また「雌」を食べて「女」を生むという感染呪術にもとづく。『胎産書』の場合、『神農本草経』のような薬物的な効果ではなく、呪術的な効果を期待しているとみなしうる箇所が多い。それに「螻蛄」は大量に煮て食べるようなものではないと思われるし、白い螻蛄がそんなにいるとも思えない。後文は母馬の肉である。ここはしいて螻蛄ととらずとも、白いオス犬の頭であっても十分通じる。なお狗を食べることは、『孟子』梁恵王上に「雞・豚・狗・彘《こぶた》の畜は、其の時を失う勿かれ。七十なる者は以て肉を食らう可し」などにみえる。

(三) 令獨食之——妊婦(女子)だけにそれを食べさせる、と解した。【馬】は「語釈」で「只喫這一種藥(この薬だけを食べさせる)」

と解すがしたがわない。「獨」は「ただ、もっぱら」と解せるため、ここだけならそういう解釈も可能である。ただし【馬】は本文十三の「取烏□□□男子獨食肉」を「只讓男子獨自喫鶏肉（ただ男子だけに鶏肉を食べさせる）」と解し、本文十四の「…令女子獨食肉歠汁」を「只讓孕婦獨自喫鶏肉、喝鶏湯（ただ女子だけに鶏肉を食べさせ、鶏のスープを飲ませる）」と解している。文章の構造はほぼ同様であるため、訳文も同様にする必要があるだろう。ここは本文十三・十四にならって解した。

（四）美皙――色白で美しい。『説文解字』皙に「人色白なり」とみえる。白い犬を食べて色白になるという感染呪術。

（五）有易出――出産時に胎児が出やすい。安産。牡犬ではあるが、犬と安産を結びつけているのかもしれない。

（六）欲令子勁者、□時食母馬肉――強い子にしようとおもえば、母馬の肉を食べる。

【口語訳】

子をみごもったものには、白い牡犬の頭を煮て、（妊婦だけに）それを食べさせれば、生まれてくる子は色白で美しく、また胎児が出やすい。子をつよくさせようとおもえば、…時、母馬の肉を食べる。

七

（一）

〔●〕懐子未出三月者、(一)呷爵甕二、(二)其子男殹。

子を懐《みごも》り、未だ三月を出《い》でざる者は、爵（雀）甕を呷《の》（呑）むこと二ならば、其の子、男なり。

【注釈】

（一）懐子未――この三文字は文字の一部分しか判読できないが、【周一謀】【馬】にしたがった。

（二）呷爵甕二――「雀甕《すずめのたご》」を二つのむ。雀甕はイラガの繭のことだが、丸くて薄い殻をもち、卵のようである。甕は酒などを入れる「かめ」である。蛹が羽化したあと、穴があいた様子をそのようにみなしたのであろう。和名の「すずめのたご」の「たご」は、「担桶」すなわち、かつぎおけ、「すずめのしょうべんたご」といわれる場合もある。中国語の俗語で蛋《たまご》は男子の睾丸をさす。「すずめのたご」を二つのむことにより、嬰児が同様のものを二つぶらさげた男の子として生まれてくるという類感呪術だろう。「呷《こう》」は、すう。のむ。【周一謀】【馬】『馬王堆出土医書字形分類索引』はこの文字を「呻《しん》」と解し、【馬】は「呑」に置き換える。写真版をみるに、旁はつきぬけておらず「甲」にみえる。また「申」は秦簡、漢帛書では篆書形が残り、中心の縦線を両方からはさむ形で書かれることが多い。『胎産書』本文四には「呻」の文字がみえ、上はつきぬけ、左右がずれており、まさにその形だが、ここはそうではない。意味の上からも「呷」は「のむ」で齟齬をきたさない。ただし本文七（二）にも、この文字はあらわれる。そこでは「呻」とみることも可能。「爵甕」は「雀甕」に同じ。いらがの卵形の繭。『神農本草経』下巻にみえる。『名医別録』では「漢中に生ず。采りて之れを蒸す。樹枝の間に生ず。蛅蟖《せんし》の房《まゆ》なり。八月に取る」とみえる。「蛅蟖」は、けむし、いらむしのことで。いらがの幼虫である。薾は卵型で固く、俗に「すずめのたご」という。孫星衍、孫馮翼輯本の『神農本草経』は「雀擁」と名づける理由を「甕と蛹は音近し。以《おも》えらく、其れ雀子《すずめのたまご》の如く又た薾蟲の蛹の如し。因りて之れを呼ぶ」と説明する。「甕」が「蛹」に通ずるという。

【口語訳】

子をみごもって、まだ三か月を出ないものは、爵甕《すずめのたご》を二つのめば、生まれる子は男である。

（一一）

●一曰、取爵甕中虫（一）青北者三（二）、産呻之（三）、必産男、萬全（四）。

一に曰く、爵甕中の虫、北（背）を青くする者三を取り、産まんとするに之れを呻《の》（呷）まば、必ず男を産むこと、萬全《ばんぜん》。

【注釈】

（一）爵甕中虫――本文七（一）で説明したように「爵甕」はスズメの卵の形をしたイラガの繭である。中に入っているのは蛹《さなぎ》である。イラガ（日本）の幼虫は黄色と緑のけばけばしい色をしている。虫で背の青いものというのは繭をつくったばかりの幼虫だろう。「虫」は原文も「虫」で「蟲」ではない。「虫《き》」は蝮の意味で、「蟲《むし》」とは別字だが、ここは文脈より「虫」を「蟲」と解した。

（二）青北者三――背の青い虫、三匹。「北」は「背」に同じ。「三」の意味は不明。本文七（一）では二つをのむ。

（三）産呻之――不詳。子を産もうとする時にこれをのむ、と解した。【馬】は「産」は「生」に通じるとして、「生呑之（生きながらにして之れを呑む）」と文字を改める。しかし「産」は「うむ」で、「産」に「生きたまま」という訓はない。そのように読めるかは疑問であり、したがわない。

　ここの文字は「呻」にみえるが「呷」のあやまりかもしれない。イラガは毒蛾で幼虫も刺《とげ》を持ち、繭にも毒刺が付着しており、刺されると強烈に痛い。そのようなものをのむことは容易ではないと思われる。

（四）萬全――必ず効用がある。

【口語訳】

一に曰く、爵甕《すずめのたご》の中に入っている虫で、背の青いもの三匹を取って、産もうとする時にのめば、必ず男が産まれること万全である。

八

（一）

●一曰、以方苴時(一)、取蒿牡(二)、卑稍三(三)、冶、飲之、必産男。已試(四)。

一に曰く、方を以て苴《の》（咀）む時、蒿《よもぎ》の牡、卑（蜱）稍（蛸）三を取り、冶《こな》にして、之れを飲まば、必ず男を産む。已に試《こころ》む。

【注釈】

（一）以方苴時――処方によって薬物をのむとき。「苴」は「咀」と解した。『雑療方』本文三に「且」を「咀」と解す。また『漢書』王嘉伝に「咀藥（藥を咀《か》む）」という用例がみえる。

（二）蒿牡――不詳。「牡蒿《ぼこう》」あるいは「蒿の牡（実のできないもの）」と解した。『名医別録』下品に「牡蒿」の名がある。よもぎの一種。『本草綱目』は「蒿の子《み》無き者。則ち牡の名、此を以てす」という。薬効には妊娠のことは見えないが「牡」と男の子を産むことが関連するのだろう。【馬】は「蒿、牡、卑（蜱）稍（蛸）三」と句読をうつ。三種とみるのだろうが、「牡」一文字を薬名とみるのは不自然のように思われる。「卑（蜱）稍（蛸）」は二文字で薬名。なお【馬】は「牡」は「杜」のあやまりだとし、「杜衡」「甘棠」の可能性をあげ、「杜衡」だろうとするがしたがわない。

（三）卑稍――かまきりのたまご。「卑（蜱）稍（蛸）」は「蜱蛸」に通じ、それは「桑螵蛸」（かまきりのたまご）の別名。『神農本草経』の上品。男子の陰萎に対して「精を益し子を生ず」とされ、女子には「血閉じ腰痛」あるいは「婦人胞轉」、「妊娠遺尿」などの効果が記される。

（四）已試――すでに試みて効果があった。薬効の確かなことを強調する語。

【口語訳】

一に曰く、処方によって薬物をのもうとするとき、実のない牡の蒿《よもぎ》、蜱蛸《かまきりのたまご》三つをとり、粉にして、これを飲めば必ず男が産まれる。すでに試みられて（効果があった）。

（二）

●一□曰(一)、遺弱(二)半升、□□(三)、堅(四)而少汁(五)。

一…に曰く、遺弱《いにょう》（溺）半升、…、堅くして汁を少なくす。

【注釈】

（一）一□曰——□は欠字。

（二）遺弱半升——尿半升と解した。「弱」は「溺《じょう・にょう》」で尿。「遺溺」は「病、寒氣を見れば則ち遺溺せず…」（『史記』太倉公列伝）より寝小便とされる。しかし「殿上に小遺す」（『漢書』東方朔伝）の顔師古の注に「小遺は小便なり」とみえ、「遺」だけでも「いばり」の意味がある。また「遺」には、「のこす」という意味もあり、「とりおいた尿」と解することも可能だろう。半升は九七CC。『日華子諸家本草』に「人尿は難産、胎衣下らざるを（主《つかさど》る）」とみえる。また、とりおいた尿のなかにできる秋石《しゅうせき》は「赤白帯下（おりものに赤白の色がまじる）」に効果があるとされる。なおこの秋石からステロイドホルモンがとりだされたことはよく知られている。

（三）□□——欠字二文字。「飲之（之れを飲まば）」と推測した。本文八（一）は「飲之」、本文九は「以飲懐子」。前後の例と「尿」であることを考えれば「飲之」ぐらいが適当。

（四）堅——不詳。【馬】は「堅」を胎児を堅実にさせる、と解す。

（五）少汁——不詳。ここでは出産前のおりもののたぐいと解した。【馬】は出生後、胎盤中に残存した血や水を少なくさせると解す。『雑療方』本文十四参照。

【口語訳】

一□に曰く、（とりおいた）尿半升を（飲めば）、胎児はしっかりと育ち、おりものは少ない。

九

〔●〕一曰、取逢房中子（一）、狗陰（二）、乾而冶之、以飲懐子、懐子者産男（三）。

一に曰く、逢《はちのす》（蜂）房中の子、狗陰《くいん》を取り、乾《かわ》かせて之れを冶《こな》にし、以て子を懐《みごも》るものに飲まさば、子を懐る者、男を産む。

【注釈】

（一）逢房中子――蜂の巣中の蜂の子。「逢」は「蜂」に通じる。

（二）狗陰――犬の陰茎。『神農本草経』に「牡狗陰茎」がみえ、「…陰痿《な》えて起たざるを主《つかさど》り、強く、熱く大ならしめ、子を生ず」とされる。そこでは男性の治療薬とされる。ここは牡犬のシンボルを食べることにより、男の子を産むという感染呪術だろう。

（三）以飲懐子、懐子者産男――子を懐妊したものに飲ませれば男を産む。男女の生み分けは懐妊後、出産までの薬物の服用で決まるとされている。

【口語訳】

一に曰く、蜂房《はちのす》中の蜂の子と犬の陰茎を取り、乾《かわ》かして粉にして、みごもったものに飲ませれば男を産む。

十

●〔一曰〕、□鮮魚□□食之（一）。

〔一に曰く〕、鮮魚を…して、…して之れを食らう。

【注釈】

（一）□鮮魚□□食之――鮮魚を□（取りて？）□□してこれを食べる。鮮魚の前の欠字はこれまでの文例からみて「取」だろう。あとの欠字は「亨（烹）之」ぐらいだと理解しやすい。「亨（烹）」は本文六にみえる。このあと「男を産む」が省略されていると思われる。

【口語訳】

一に曰く、鮮魚を（取って）（烹《に》て）これを食べる（と男の子が生まれる）。※（　）内は仮に補った。

十一

〔●〕□□□□□□□□乾、治之、（一）殳酒中、（二）□□□懷子者產□□□三月不可以□（三）。

…を乾かし之れを治《こな》にし、酒中に殳（投）ずれば、…子を懐る者…を産む。…三月以て…す可からず。

【注釈】

（一）□□□□□□□□乾、治之——乾かして粉にする。【周一謀】【馬】は欠字を八文字とする。薬物名が入るはずである。

（二）殳酒中——酒につける。「殳」は「投」に通じる。

（三）□□□懷子者產□□□三月不可以□——子をみごもる者は…を産む…三か月は…してはならない。前後の例から見て、ここも男の子を産む話だろう。

【口語訳】

…を乾かして、粉にして、酒の中につける。…子をみごもったものは（男）を産む。…三か月は…してはならない。

※（　）は仮に補った。

十二

⧄令⧄産男（一）。

…をして…せしむれば男を産む。

【注釈】

（一）⧄令⧄産男――…すれば男の子が生まれる。欠字が多く文意不明。

【口語訳】

…すれば男の子が生まれる。

十三

●一曰、取烏□□□、(一)□男子獨食肉潜汁、(二)女子席𦊓▨。(三)

一に曰く、烏《くろ》き…を取りて…して、男子をして獨り肉を食らわし、汁を潜《すす》(歠)ら…、女子は𦊓を席《し》く。…

【注釈】

(一) 取烏□□□──黒い(雄鶏を)取って(煮て)。本文十四の「取烏雌鶏煮」を参照すれば、□□□は「雄鶏煮」が適当。

(二) □男子獨食肉潜汁──男性のみに肉を食らい、汁をすすらせる。「潜」はすする。飲む。本文十四の「令女子獨食肉潜(歠)汁」を参照すれば、欠字の□は「令」が適当。

(三) 女子席𦊓▨──女性はしきものにすわる。「𦊓」は『詩経』鴻雁之什、斯干の鄭玄の注釈には「小蒲の席なり」とみえる。『説文解字』「𦊓」は「草なり。以て席を作るべし」。以下欠字多数。内容不明だが雄鶏の肉と汁以外の部分を呪術的に用いれば、男が生まれるという文脈であろう。

【口語訳】

一に曰く、黒い(雄鶏を)取って(煮て)男性に肉を食らい、汁をすすらせる。女性は蒲のしきものにすわる。…(そうすれば、男が生まれる)。※( )内は仮に補った。

十四

●欲産女、〔取〕烏雌鶏(一)煮、令女子獨食肉潛汁、席⧄。

女を産まんと欲すれば、烏《くろ》き雌鶏を〔取〕りて煮、女子をして獨り肉を食らい、汁を潛《すす》〔歠〕らしめ、…を席《し》く…。

【注釈】

(一)烏雌鶏——『名医別録』黒雌鶏に「胎を安んず」とみえる。

【口語訳】

女を産もうとするならば、黒い雌鶏を取って煮て、女性に肉を食らい、汁をすすらせる。(女性は)…のしきものにすわる。

十五

●求子之道曰、求九宗之草(一)、而夫妻共以爲酒(二)、飲之。

子を求むるの道に曰わく、九宗の草を求めて夫妻共に以て酒を爲《つく》り、之れを飲む、と。

【注釈】

(一) 九宗之草――不詳。「九宗」は『春秋左氏伝』隠公六年の「翼九宗五正…」の杜預注に「九宗、一姓爲九族也(九宗は一姓にして九族と爲るなり)」とみえる。「九宗の草」の実態は不明だが、子孫が繁栄するようにとの名であろう。【馬】は『爾雅』釈草の「軌䡈」、あるいは湖北省の山名ではないかとする。

(二) 夫妻共以爲酒――夫妻で一緒に酒をつくる。たんに酒をつくるのではなく夫妻の共同作業とされることが興味ぶかい。

【口語訳】

子を求むるの道にいう。「九宗の草を求めて、夫妻で共同して酒をつくり、それを飲む」と(子が得られる)。

十六[一]

●字者、且垂字、先取市土濡請者、[二]□之、[三]方三四尺、高三四寸。子既産、置土上、勿庸□、令嬰兒□上、[四]其身盡得土。乃浴之、爲勁有力。

字《う》まんとする者、且に字《う》むに垂《なんな》んとするに、先ず市《いちば》の土の濡れて請《きよ》（清）き者を取り、之を…すること、方、三、四尺、高さ三、四寸。子、既に産まれ、土の上に置き、庸《も》って…すること勿かれ。嬰兒をして上に…し、其の身盡《ことごと》く土を得しめ、乃ち之れを浴《ゆあみ》せしむれば、爲に勁《つよ》くして力有り。

【注釈】

（一）――出産したばかりの嬰児を土壇の上におく理由は示されない。壇は祭祀に使用され土地の神と関連するのだろう。ここの文脈では土地の神の力、あるいは土気を得させることかとおもわれる。後世、一旦、嬰児を棄て、あとで拾いあげて育てる風俗がある。これは捨てることによって嬰児が大切なものではないと示すもので、嬰児の魂をねらう悪鬼に、捨てるようなものだから、ねらう価値のないものだと思わせるための行為とされている。それとの関連は不明。

（二）先取市土濡請者――まず市場の土の濡れて清らかなものをとり。「請」は「清」に通じる。濡れた土を用いるのは三、四尺四方、高さ三、四寸の壇をつくるとき、乾いた土ではうまくつくれないからであろう。

（三）□之――□は欠字。盛る、壇にするといった語が入るとおもわれる。

（四）□上――□は欠字。置く、といった語が入るとおもわれる。

【口語訳】

出産する者は、まさに分娩しようとするとき、まず市場の土の濡れて清らかなものをとって、これを（盛り土）にすること、三、四尺四方、高さ三、四寸。子がすでに産まれれば、土の上に置いて、…してはならない。嬰児を上に（置）き、その身体にまんべんなく土をつけて、そのあと嬰児をゆあみさせると、子供はそれによってつよく力があるようになる。

十七

●字者已、卽燔其蓐、(一)置水中、〔以浴〕嬰兒、(二)不疕騷。(三)●及取嬰兒所已浴者水半桮飲母、母亦毋餘病。

字《う》むこと已《おわ》れば、卽ち其の蓐《しとね》を燔《や》き、水中に置き、〔以て〕嬰兒を〔浴《ゆあみ》せしむ〕れば、疕騷（瘙）せず。嬰兒の已に浴ぶる所の者の水半桮（杯）を取りて母に飲ましむるに及べば、母も亦た餘病毋（無）し。

【注釈】

（一）卽燔其蓐――そのしとねを火でやく。焼くことの意味については不明。『本草綱目』服器部には「蒲席《がまのしきもの》」があり、「焼灰（焼きて灰にす）」などの用法がみえる。

（二）□□嬰兒――□□を【馬】は「以浴」と推測する。妥当だとおもわれる。「（以て）嬰児を（浴《ゆあみ》）せしむれば」。ゆあみは穢れをおとすためだとおもわれるが、なぜしとねを焼いた灰の入った水がよいのかについては不明。

（三）疕騷――頭にできものができてかゆくならない。「疕」は頭のできもの。本文三注（七）参照。

【口語訳】

出産がおわれば、すぐにその蓐《しとね》をやいて、（その灰を）水の中にいれて、嬰児をゆあみさせれば、頭にできものができてかゆくなることはない。嬰児がゆあみした水半杯を取って母に飲ませると、母もまた余病にかからない。

十八

●女子鮮子者産(一)、令它人抱其〔包〕、以去□□(二)、濯其包(三)、以新布裹之、爲三約以斂之、入□中(四)。令其母自操、入谿谷□□□之三、置去、歸勿顧(五)、卽令它人善貍之(六)。

女子、子鮮《すくな》き者産まんとするに、它人をして其の〔包（胞）〕を抱《いだ》き、以て…を去り、其の包（胞）を濯《あら》い、新布を以て之れを裹《つつ》み、三約して以て之れを斂《おさ》め、…中に入れしむ。其の母をして自ら操り、谿谷に入り之れを…すること三たび、置きて去り、歸るに顧みる勿からしめ、卽ち它人をして善く之れを貍《うず》（埋）めしむ。

【注釈】

（一）女子鮮子者産――女性で男の子の少ない者が、お産を（して女の子を産んだ）時。「鮮」はすくない。「子」は、男の子だろう。【馬】も「児子（男の子）」とする。

（二）令它人抱其□、以去□□――別の人に其の…を抱き、…を去らせて。【馬】は「其□」の□には「包（胞）」が入ると推定する。「其の包」は女子の胞衣。【馬】にしたがう。「以去□□」の欠字は二文字。

（三）濯其包――その胞衣をあらう。胞衣をあらうことは、前掲『支那民俗誌』「胞衣について」に、「胞衣が下りると、先づ清水を以て綺麗に洗ひ清め」とみえる。

（四）以新布裹之、爲三約以斂之、入□中――新しい布で胞衣をつつみ、縄などで三重にしばって（胞衣壷）のなかに、おさめていれる。【周一謀】【馬】は「爲三約以斂之。入□中、令其母自操…」と句読をうつがしたがわない。

（五）令其母自操、入谿谷□□□之三、置去、歸勿顧――子を産んだ母に、自ら胞衣を操《と》り、渓谷に入り、…を三度くりかえし、胞衣を置いたままそこを去り、帰るときに決して振り向かせない。女の子を産んだ胞衣と訣別させる意味があるのだろう。

（六）卽令它人善貍（埋）之――そのあと別の人にしっかりとよく胞衣を埋めさせる。

【口語訳】

男の子の少ない女性が（また女の子を）産んだ時、他人に胞衣を抱かせ、…を去り、その胞衣を濯《あら》い、新しい布でつつんで、三重にしばって（胞衣壷）のなかに、おさめていれさせる。そして母（女性）に自らそれを操《と》らせ、渓谷に入って、これを…すること三たび、（胞衣を）置いて去り、帰るときにふりかえらないようにさせる。そのあとすぐ別の人にその胞衣をしっかりと埋《うず》めさせる。

胎産書図形

人字図（一）

一

人字。其日在首（二）、富難勝也（三）。

人字。其の日、首《こうべ》に在らば、富、勝《まさ》り難きなり。

【注釈】

（一）――「人字図」は『胎産書』の帛書の右上にえがかれる。二体の人形が横向きに配列される。ただし欠損がひどい。この図は睡虎地秦簡『日書』甲種の図とほぼ同じ。ここでは『日書』の図をかりて説明する。「人字図」には元来、説明文がない。ここにあげた一から七までの説明文はすべて『日書』のものである。『日書』の「人字」に関しては劉楽賢『睡虎地秦簡日書研究』（文津出版社、一九九四年）の「三十五人字篇」（一八六頁～一九七頁）に考察がある。ほかに饒宗頤・曽憲通『雲夢秦簡日書研究』（中文大学出版社、一九八二年）も参考にした。劉楽賢は前掲『睡虎地秦簡日書研究』一八七頁、疏証（一）で、饒宗頤の『雲夢秦簡日書賸義』の内容を紹介する。

ここは『説郛』（重較説郛弓部第一〇九）所収の『子午経』（鍼灸の書）等にみえる「人神日辰忌（人神と日辰［日の干支］に関する禁忌）」の考え方と関連する。「人神」は古代の数術や医学関係の書によくみえる概念で、「人の霊魂（精神）」をさす。人神は一箇所に落ちつかず身体のあちこちを周遊する。その順路については種々の推算方法がある。病人の年令、四季、八節（立春、春分、立夏、夏至、立秋、秋分、立冬、冬至）、あるいは日の干支、あるいは毎月中の日序（初一、初二など）、あるいは毎日の十二の時（子丑など）と関連する。某日あるいはその日の某時に人神が某所にいるとき、その場所は軽々しく侵犯してはいけない。それを犯せば「人を殺す」ことになるという。『千金方』に「灸法、当《まさ》に須《す》べからく人神を避くべし」とみえる。これは人の魂の居る場所に針をうち灸をすえれば、人神を傷つけ殺すことになるため、避けねばならないということであろう。

『睡虎地秦簡日書研究』一八九頁には後世の香港の年暦にみえる同種の図が紹介されており、そのあと『軒轅黄帝四季詩』と名づけられる韻文が抄録されている。この文は『日書』のものと比べるとかなり詳しくなっているが、その基本概念はかわらない。以下、その内容を簡単に紹介する。

一生在黄帝頭、一世永無憂。
小人多富貴、衣食自然周。
処世多高位、君子好籌謀。
女人平穏好、嫁得俊儒流。
二生在黄帝手、営謀本銭夠。
出外貴人逢、家中百事有。
初年平平穏、積聚十分有。
財帛四方来、老大則到手。
三生在黄帝肩、一生富万千。
中年財帛有、児孫瓜瓞綿。
衣禄随時好、晩景有荘田。
兄弟多得力、前苦後頭甜。
四生在黄帝腹、衣食自然足。
文武両辺随、笙歌連舞曲。
中年衣食貴、晩景多享福。
快活尽栄華、添寿更加福。

五黄帝腰下跟、父母当奇珍。
中年衣食好、老大得黄金。
門風多改換、此是貴人身。
子孫必新耀、文明多進歩。
六生在黄帝膝、作事無利益。
初年労碌多、也不欠衣食。
日々路上行、未免脚払払。
晩景享栄華、中年辛苦極。
七生在黄帝足、修行免労碌。
一世也平安、不宜祖先屋。
女人嫁両夫、男人妻両続。
踏破荒山嶺、離祖方成福。

この『軒轅黄帝四季詩』の内容は、『日書』の説明とくらべ、つぎのような差異がある。『日書』にあった「手に在る者は巧みに盗む」「足下に在る者は賤し」という救いようのない表現が姿を消している。たとえば生まれが黄帝の膝にあるものは「初年は労碌が多いが、それでも衣食を欠くことはない。…中年は辛苦をきわめるが、晩年は栄華を享受することができる（押韻の関係で原文では前後が逆）」と、苦労はするものの終わりを全うするという表現に書きなおされている。

（二）其日在首――生まれた日が人形の首《こうべ》にあたる十二支に相当すれば。人形の頭に相当する十二支は春夏は「卯」で、秋冬は「巳」である。つまり春夏であれば、卯の日生まれ、秋冬であれば、巳の日生まれ。当時の十二支は年、月だけでなく日にも使われた。

（三）富難勝也――（他の人は）富がこの子に勝《まさ》りがたい。この日に生まれた子は将来、誰よりも富む。

【口語訳】

人字。子の誕生の日が、首《こうべ》の位置（春夏は卯、秋冬は巳）にあれば、将来、だれよりも富む。

二

夾頸者貴。(一)

夾頸なる者は貴し。

【注釈】

(一) 夾頸者貴——頬や頸《くび》の位置にあれば貴くなる。頬頸の位置は、春は「辰」、夏は「寅」、秋は「午」、冬は「辰」。

【口語訳】

夾頸の位置(春は「辰」、夏は「寅」、秋は「午」、冬は「辰」)にあれば貴くなる。

三

在奎者富。(一)

奎に在る者は富む。

【注釈】
（一）在奎者富——陰部の位置にあるものは富む。【馬】は「奎」を鼠蹊部の鼠蹊と解する。【馬】にしたがう。春夏は「酉」、秋冬は「亥」。

【口語訳】
鼠径部（陰部）の位置（春夏は「酉」、秋冬は「亥」）にあるものは富む。

四

在掖者愛。(一)

掖（腋）に在る者は愛す。

【注釈】
（一）在掖者愛——腋《わき》の位置にあるものは仁愛ゆたかになる。「掖」は「腋」に通じる。春は「未」、夏は「亥」、秋は「酉」、冬は「丑」。

【口語訳】
腋《わき》の位置（春は「未」、夏は「亥」、秋は「酉」、冬は「丑」）にあるものは仁愛ゆたかになる。

五

在手者巧盗。(一)

手に在る者は巧みに盗む。

【注釈】

(一)在手者巧盗——手の位置にあるものは手癖がわるくなる。春は「午」、夏は「子」、秋は「申」、冬は「戌」。

【口語訳】

手の位置（春は「午」、夏は「子」、秋は「申」、冬は「戌」）にあるものは巧みに盗みをはたらくようになる。

六

在足下者賤。(一)

足下に在る者は賤し。

【注釈】

（一）在足下者賤――足の位置にあるものは卑賤になる。春は「申」、夏と秋はともに「戌」、冬は「子」。

【口語訳】

足の位置（春は「申」、夏と秋はともに「戌」、冬は「子」）にあるものは賤しくなる。

七

在外者奔亡（一）。

外に在る者は奔《はし》り亡《に》ぐ。

【注釈】

（一）在外者奔亡――外の位置にあるものは亡命するようになる。「奔」は、はしる。「亡」はにげる。図によれば、「外」は手と首《こうべ》の中間をいう。春は「巳」、夏は「丑」、秋は「未」、冬は「卯」。

【口語訳】

人形の図の外の位置（春は「巳」、夏は「丑」、秋は「未」、冬は「卯」）にあるものは亡命するようになる。

『南方禹蔵図』

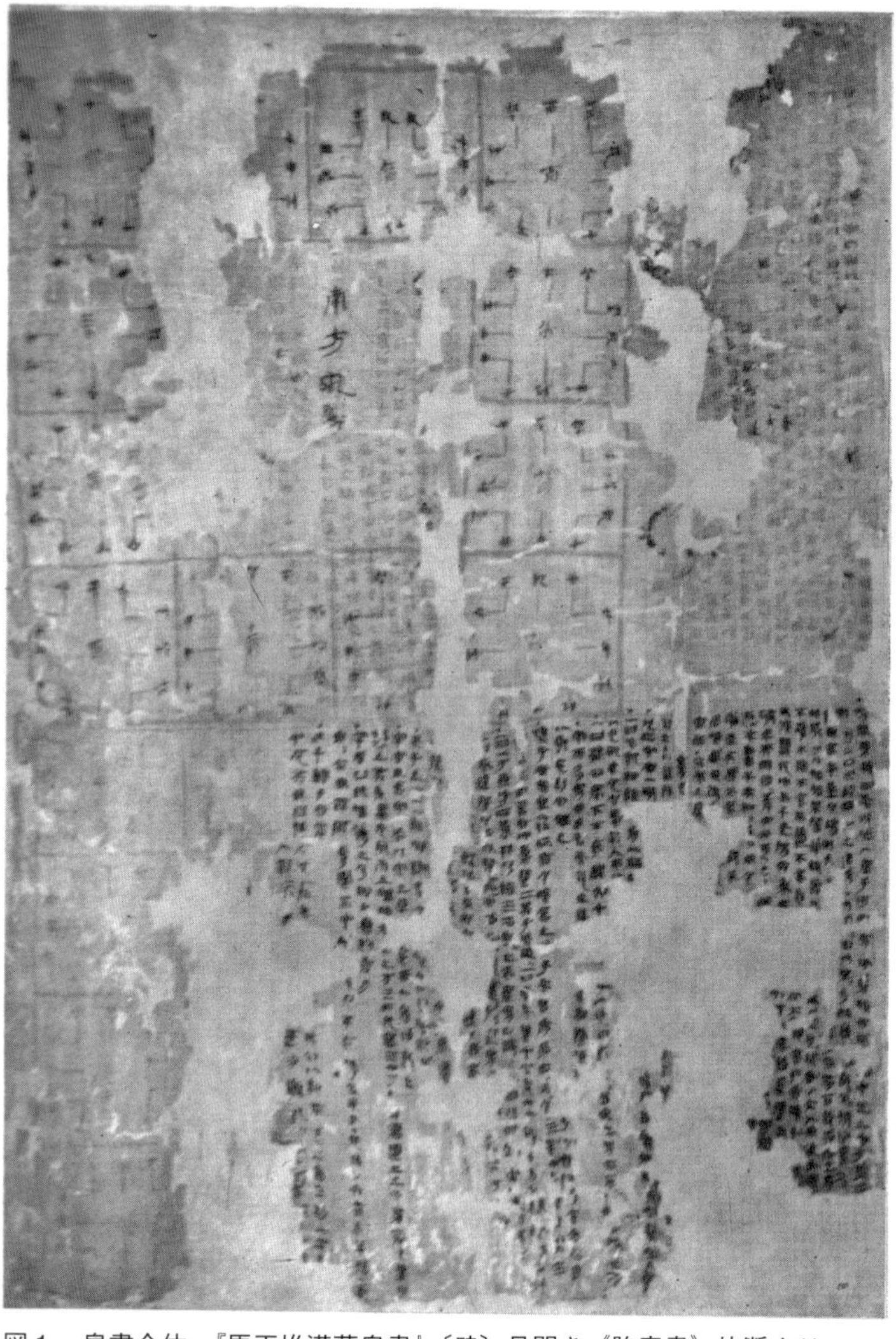

図１　帛書全体　『馬王堆漢墓帛書』〔肆〕見開き《胎産書》片断より

2

1

4

3

1　折る前
2　二つ折り
3　四つ折り
4　さらにもう一度折る
5　折り皺のついた状態

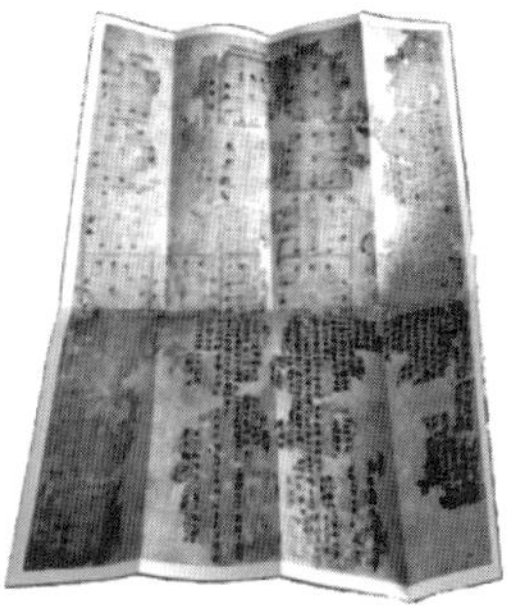
5

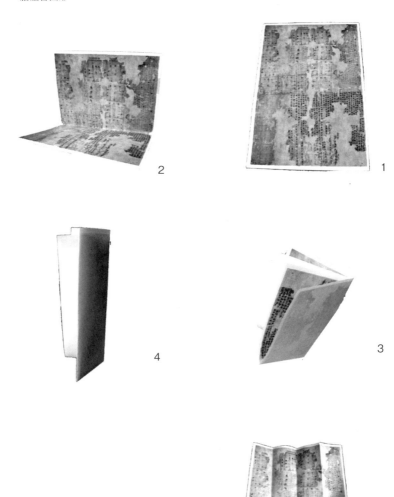

図２『胎産書』に折り皺と裏写り（鏡文字）があることの理由

帛書に「南方禹蔵」と記されている。ゆえに『南方禹蔵図』と名づけられる。

『南方禹蔵図』は胞衣を埋める時期を決定するために用いられたものであろう。当然、「死」の方角をさけ、できるだけ、寿命の長くなる方位をえらんだものとおもわれる。胞衣を埋めることと、その時期に関する考え方は、おそらく当時、普遍的なものであった。そのためには数字を記した「禹蔵図」のような図があれば十分であり、説明文は省略されているのだろう。詳しくは、「解説」の「Ⅰ『胎産書』・禹蔵図・人字図・『雑禁方』」の「二、禹蔵図」（一八～二三頁）を参照のこと。

雑禁方（二）

一（二）

又（三）犬（四）善皋（五）於亶（六）與門（七）、垛井上方五尺（八）。

犬善く亶（壇）と門とに皋《ほ》ゆること又（有）らば、井上を垛《きょ》（除）むること方、五尺。

【注釈】

（一）――本来、書名を欠く。馬王堆漢墓帛書整理小組により『雑禁方』と命名。禁方は、まじない。「禁」は、呪詛・のろい・いのり・まじないの意味。文字は一センチメートル角以上あるものも多く、読みやすい。

（二）――本文一～六まで一連の文章。祓除《ふつじょ》のことが記される。

（三）又――「又《ゆう》」は「有《ゆう》」に通ず。

（四）犬――犬はよく吠え、番犬とされたが、悪霊をはらいふせぐことにも関わる。「除夜に犬吠えざれば、新年、疫癘無し」（『通俗篇』時序）は、犬が疫癘をひきおこす鬼にむかってほえることからの諺。犬には人には見えない悪鬼の存在がわかる。犬が吠えれば悪鬼がいる。『史記』封禅書に、秦の徳公の時のこととして、「狗《いぬ》を殺し邑の四門に磔《はりつけ》にし、以て蠱菑を禦ぐ」とみえる。犬をもちいて「蠱菑（悪霊による災い）」を禦いだ。

（五）皋――ほえる。犬がほえる。「皋」は「嘷」に通ず。

（六）亶――壇、堂あるいは中庭と解した。祭祀や祖先の霊と関連する。「亶」は「壇」に通ず。壇は土を盛り上げて祭祀を行う場所。『春秋左氏伝』昭公十三年の注に「地を除《きよ》めて壇と為す」とみえる。堂も土を高く盛り上げ、その上につくられた建物。『楚辞』大招、南房小壇の注に「壇は猶お堂のごときなり」。また中庭は『淮南子』説林訓、「腐鼠、壇に有り」の高誘注に「楚人、中庭を謂いて壇と為す」とみえる。

（七）門――門は外と内との境界である。

（八）垛井上方五尺――井戸の上、五尺四方を清める。「垛」は「除」に通ず。きよめる。のぞく。はらいきよめること、と解した。『墨子』節葬下に「捶垛」とあり、『墨子間詁』は「除道（道をはらいきよめること）」とする。【馬】と【田野】は「垛」は「塗」に通ずるとするがしたがわない。「上」は「ほとり」とも解せるが、本文三は「左右」、本文四が「下」、本文六が「上」であるため、「うえ」と解した。「方」は「四方」。井戸には悪霊が出入りするのだろう。それをはらいきよめる。【馬】は「方」を土地と解し、「此句系指可以在井的上方垛抹土地五尺」とするがしたがわない。

【口語訳】

犬がよく壇（堂あるいは中庭）と門とで吠えれば、井戸の上、五尺四方をはらいきよめる。

二

夫妻相悪、(一)捈戸根(二)方五尺。

夫妻相い悪《にく》まば、戸根《しきみ》（限）を捈《きょ》（除）むること方、五尺。

【注釈】

（一）夫妻相悪――夫妻の仲がわるいと。夫婦仲の悪さも悪鬼のしわざか。

（二）戸根――写真版により「戸根」と解した。「根」は「限」のあやまりと思われる。「戸限」は戸のしきみ・しきい。「戸橉」に同じ。『淮南子』氾論訓に「戸橉《しきみ》に枕して臥さば、鬼神、其の首《こうべ》を蹠《ふ》（跖）む」とあり、「しきみ」は鬼の出入する場所と考えられた。【周世栄】は「柘」と解し、それをうけた【麥】は「右」の意とする。文字は十分、判読できるが、【周一謀】【馬】は「□（欠字）」とする。【馬】は「上下左右」のどれかだろうと推測し、「可以把地上的土五尺捈沫在門的某側」と訳すが、したがわない。「戸」は門と同様に外と内を区切る境界であり、悪鬼の出入口とみなせる。しきみに関しては『論語』郷党篇に「行くに閾《しきい》を履《ふ》まず」とあり、ふつう儒教の礼として解釈される。しかし本来、悪霊に関する禁忌だったのだろう。

【口語訳】

夫妻の仲がわるいと、戸のしきみ、五尺四方をはらいきよめる。

三

欲微(一)貴人(二)、捈門左右方五尺。

貴人を微《め》（徼）さんと欲すれば、門の左右を捈《きょ》（除）むること方五尺。

【注釈】

（一）微――不詳。「微」は「徼」のあやまりと解した。よびよせる。【麥】の「微は徼の譌か」にしたがう。「微」であれば、いやしくする、卑賤にする、微者にする。これだと「貴人を卑賤にしようとおもうならば、門の五尺左右をはらいきよめる」と訳せ、貴人を卑賤にするということで意味は通じるが、そのために門をはらいきよめる理由が不明となる。ここは貴人をよびよせるために門のあたりをきよめ、妨害しようとする悪霊をおいはらうことと解した。【馬】は「媚」に通じるとする。

（二）貴人――身分の貴い人。

【口語訳】

貴人をよびよせようとおもうならば、門の左右、五尺四方をはらいきよめる。

四

多惡薨(一)、捈牀(二)下方七尺。

惡薨多ければ、牀下を捈《きょ》(除)むること方、七尺。

【注釈】

(一) 薨——「薨」は悪夢をみて夢の中で命をおとす(睡眠中に死亡する)こと。白川静、『字統』(平凡社、一九八四年)「薨」に詳しい説明がある。「夢」は睡眠中に魂が抜け出して他の魂と逢うこと。その際、悪鬼(死者の魂で害をなすもの)にであえば、魂を強奪され、命をおとすと考えられた。ここはベッドの下にその悪鬼がいると考えたのであろう。拙稿「被髪考」(『東方宗教』第八六号、日本道教学会、一九九五年)参照。ここの「薨」は悪夢ととらえてよいだろう。【馬】は「薨」を「夢」にかえる。

(二) 牀——ねどこ。ベッド。

【口語訳】

悪夢をみることが多ければ、牀《ねどこ》の下、七尺四方をはらいきよめる。

五

姑婦（一）善訢（二）、捈戸方五尺。

姑《しゅうとめ》、婦《よめ》善く訢《たたか》（鬭）わば、戸を捈《きょ》（除）むること方五尺。

【注釈】

（一）姑婦――姑は夫の母、婦は夫の妻。姑婦で、しゅうとめとよめ。

（二）訢――たたかう。あらそう。「訢」は「鬭（鬪）」。【田野】は「鬭」。

【口語訳】

姑《しゅうとめ》と婦《よめ》がよくいさかいすれば、戸のうえ五尺四方をはらいきよめる。

六

嬰兒（一）善泣、涂（二）⿰土秀（三）上方五尺。

嬰兒善く泣かば、⿰土秀《まど》の上を涂《きょ》（除）むること方五尺。

【注釈】

（一）嬰兒——赤ん坊。赤ん坊や幼児はまだ完全に魂が肉体に落ちついておらず、悪鬼にねらわれやすいとされた。『諸病源候論』巻四六、小児雑病諸候の六一、「為鬼所持候」には、「小児、神気軟弱、精爽微羸《せいそうびるい》にして、神魂、鬼の持録する所を被る。其の状、餘疾有るを覚えず、…多く大いに啼《な》き喚《わめ》く…」とみえ、なきわめくことと悪鬼の話が結びつけられる。また「同驚啼候」には邪気が心臓に入りこむから啼くと述べられ、「同夜啼候」には、小児が夜啼く時には法術をもって断ずべきだと述べられる。

（二）涂——のぞく。「除」に同じ。ここのみ、さんずいの「涂」。【田野】は「捈」、したがわない。

（三）⿰土秀——不詳。『馬王堆出土医書字形分類索引』は音不明とする。【周世栄】【田野】は「⿰土尭」。【麥】は【周世栄】の釈文をうけて、「投《た》」の異体字と解す。これは門のかたわらにある堂。【周一謀】【馬】は「⿰土秀」。【馬】は「牖」に通ずるとする。これは窓。南向きの窓。「誘」は「牖」に通ずる。これまで外部との境界である門や戸の話が多かったため、訳は「まど」とした。

【口語訳】

嬰児がよく泣くときは窓の上、五尺四方をはらいきよめる。

七

與人訟（一）、書其名（二）直履中（三）。

人と訟すれば、其の名を書し、履中に直《あ》（置）つ。

【注釈】

（一）訟――訴訟。

（二）書其名――呪術にもちいるため訴訟相手の名を書す。古代において本名は本人そのもの。本名はできるかぎり人に知られないようにした。本名をよばず、字《あざな》という仮の名をよぶこと、幼時に本名を呼ばず、小名や幼名をよぶこと、婚姻の制度で「問名」までは相手に名を知らせないこと、諱《いみな》の制をさだめ、本名を呼んだり書いたりすることを忌避すること等々は、いずれも本名を隠す意味がある。知られれば呪術に悪用される。穂積陳重『実名忌避俗研究』（刀江書院、大正一五年）にエジプトの例として「実名は…厳秘し、若し人の之れを知ることあらば呪詛せらるるの虞《おそれ》ありとす」とあげるが、日本でも呪いの人形《ひとがた》に名を書した例がある。

（三）直履中――くつのなかにいれる。「直」はあてる。【馬】は「直」は「置」に通じるとする。くつのなかにいれるのは、あしでふみつけるため。歩いている間、相手をふみつづけることになる。くつ底で悪霊をふみつける呪術はおおい。日本では、大きな草履を門にかかげ、病魔を退散させようとする例がある。後藤恭子『病と祈りの歳時記』（内藤記念くすり博物館、一九九四年）の二一頁に疫病神除けの「大わらぞうり（愛知県尾張旭市）」が紹介されている。【馬】は「迷信の色彩をおびているだけでなく不道徳的である」と述べる。

【口語訳】

人と訴訟をあらそえば、相手の名を書し、履の中に入れ（て踏みつけ）る。

八（一）

取兩雖隹尾（二）、燔治（三）、自飲之、微（四）矣。

兩雖《し》隹《すい》の尾を取り、燔治《はんや》し、自ら之れを飲まば、微《な》（無）し。

【注釈】

（一）——本文七につづく。訴訟でもめたときの禁方。

（二）取兩雖隹尾——原文は「取兩雖゠尾」で二文字目の雖が重文記号の「゠」。【周世栄】【田野】は「雖雖」。【周一謀】【馬】は「雖隹」。「゠」は同じ文字を重ねる記号で読み方はない。「゠」については『容斎随筆』「元゠之災」で、「古書に字当《まさ》に再読すべき者、上字の下に即《つ》きて、小゠の字を為す。此の字、当に両度之れを言うべし…凡そ重ねて言うは、皆な゠字を為す」とされる。また『通俗篇』識余、゠、『陔余叢考』重字゠点にも考証がある。漢字の旁《つくり》のみを重文にする例は鄧石如（一七四三～一八〇五）の「人随明゠月随人（人随明月月随人）（戴山青編、『中国歴代璽印集粋』第一〇冊、線装書局、一九九七年、五六二頁）」にある。「明」の旁の部分「月」だけを重文記号で繰り返し、「月」と読ませている。なお東瀛印社の戴山青氏によれば「取兩雖゠尾」の重文記号「゠」は極端に木簡の右端に記されており、それは旁の部分だけを繰り返させることを意図しているのではないかという。

「隹」は『説文解字』に「鳥の短尾の総名なり」とある。段玉裁の注によれば、「隹」は「雖」に通じ、こばと、じゅずかけばと、うずら。【馬】は按語に「隹」は「雖」で、小鳩、あるいは裘錫圭の説に「隹と鳥は同義」とするとし、結論として鳩の類だろうとする。ここは「両雖隹の尾を取り」と訓み、「二羽の小鳩の尾を取って」と解した。その呪術的な意味については不詳。

（三）燔治——やいて、こなにする。「燔」はやく。「燔柴《はんさい》」は天をまつるとき、玉帛やいけにえをやくこと。『爾雅』釈天、「天を祭るを燔柴という」の疏に「煙気の臭い上りて天に達す」とある。本来、天の神にいけにえの臭いをかがせるためにやく。「治」は本来、金属をとかす、ねりあげる。『医心方』巻二二、三五葉裏に「冶」に「クタ（＝砕《くだ》）イ（テ）」のルビがある。それにより、くだいてこなにすると解した。「燔」も「冶」も『五十二病方』に多出。

（四）微——ない。「微」は「無」に通じる。

【口語訳】

二羽の雌の隹《こばと》の尾を焼いてこなにして、みずからこれを飲めば、（訴訟のことは）なくなる。

九

取東西郷犬頭、(一)燔冶飲。

東西に郷《む》（嚮）かう犬の頭を取り、燔冶《はんや》し飲む。

【注釈】

（一）取東西郷犬頭――不詳。東と西に向かって（吠える？）犬の頭を取る、ということか。犬が一頭なのか二頭なのかは不明。本文一では犬は吠えている。『養生方』本文十二に「犬の骨を取りて燔く」とみえる。そこでは強精薬で陰部に塗る。『名医別録』には犬の頭骨がある。『本草綱目』にも多数紹介。犬の頭の呪術的意味については不詳。犬については本文一の注釈（一）参照。【馬】は次の二説を紹介。一は「東方、西方よりもってきた犬の頭」。二は裘錫圭の意見として「東方、西方で生長した犬頭という名の植物」。

【口語訳】

東と西に向かって（吠える？）犬の頭を取り、やいてこなにして飲む（と訴訟がやむ）。

十（一）

夫妻相去（二）、取雄隹（三）左蚤四（四）、小女子左蚤四、以鍪熬（五）、并治、傅、人得矣（六）。

夫妻相去らば、雄隹《ゆうすい》の左蚤（爪）四、小女子の左蚤（爪）四を取り、鍪《なべ》を以て熬《い》り、并《あわ》せて冶《くだ》き、傅《つ》くれば、人得らる。

【注釈】

（一）――『医心方』巻二六、相愛方第五所引の『延齢経』に「取雄鶏左足爪、未嫁女右手中指爪、焼作灰、傅彼人衣上（雄鶏の左足の爪、未だ嫁せざるの女の右手の中指の爪を取り、焼きて灰と作《な》し、彼の人の衣上に傅《つ》く）」とみえる。いわゆる惚れ薬である。

（二）夫妻相去――夫妻が離れれば。ここは心理的原因で離れることをいうのだろう。

（三）雄隹――原文は「雄＝」。「雄隹」と解した。本文八の注（二）参照。おすの小鳩と解したが、『延齢経』は「雄鶏」。ここの「雄＝」も雄鶏かもしれない。【馬】は原文を「雄隹」と書きかえる。

（四）左蚤四――左の爪、四つ。「蚤」は「爪」に通じる。「爪」や「髪」などは呪術に使用されることが多い。ただしここは当事者のものではない。「左」のもつ呪術的な意味については不詳。前掲『延齢経』には「右手の中指の爪」もみえる。人は右が利き腕であることが多く、「左」は使いにくい。そのためか左右をくらべた場合、右がとうとばれることが多く、「地道、右を尊ぶ…故に正道、右と為し、不正道、左と為す」（『礼記』王制、『礼記』の疏）とされる。しかし『礼記』檀弓上では吉礼が左をたっとび、少儀では軍が左をたっとび、左が陽とされる。「左」の文字の語源は、左手で工（呪具）を持つさまとされる（白川静『字統』）が、「左道」（『礼記』王制）は『礼記』の注で「巫蠱および俗禁」、『礼記』の疏で「邪道」とされる。本文十一でも「左の眉」が使われている。

（五）以鍪熬――「鍪《ぼう》」は、なべ、かま。「熬」は煎《い》る、こがす。

（六）人得矣――離れていった相手がもどってくると解した。

【口語訳】

夫妻がおたがいに離れてしまえば、雄のこばとの左爪四つと、少女の左爪四つを取り、なべで熬《い》り、あわせて、こなにしてつけると、離れていった人がもどってくる。

十一（一）

取其左麋（二）直酒中、飲之、必得之。

其の左麋（眉）を取り、酒中に直《あ》（置）て、之れを飲まば、必ず之れを得。

【注釈】

（一）――【馬】は『医心方』巻二六相愛経所引の『枕中方』を紹介。「欲令女人愛、取女人髪二十枚、焼作灰、酒中服之、甚愛人（女人をして愛さしめんと欲すれば、女人の髪二十枚を取り、焼きて灰と作し、酒中に之れを服さば、甚だ人に愛せらる）」。この場合は相手の女性の髪の毛を焼いて灰にしたものを服用すれば、その女性から愛されるという。

（二）取其左麋――「其」は「去った相手」。「麋《び》」は「眉《び》」に通ず。前掲『枕中方』は「髪」をもちいる。相手の身体の一部分を自分の体内に取り込むことによって、相手をとりもどそうということだろう。髪には魂がやどるとされる（江紹原『髪鬚爪』開明書店、一九二八年、拙稿「被髪考」『東方宗教』第八六号、一九九五年、参照）。髪や眉をもちいるのは、たんに身体の一部分ということではなく、魂をとりもどす意味をもつのだろう。眉は『釈名』に「眉は媚なり」。化粧の際も重視され、髪よりさらに感情とふかくかかわる。ゆえに呪術にもちいられたのだろう。

【口語訳】

去った相手の左眉を取り、酒中にいれて、これを飲めば、必ず相手をとりもどせる。

第二部

（雑禁方巻末佚文（一））天下至道談巻首

一

●黄神（二）問⿰丨仒（三）（於）左神（四）曰、陰陽（五）（六）九徼（七）十二節（八）倶產而獨先死、何也。左神曰、力事弗使（九）、哀樂弗以（一〇）、飲食弗右（一一）、是故與其居甚陰而不見陽（一二）、萃而暴用（一三）、不寺其莊（一四）、不刃兩熱（一五）、是故亟傷。諱其名、匿其醴（一六）、至多暴事而毋禮（一七）、是故與身倶生而獨先死（一八）。

黄神、左神に問いて曰く、「陰は九徼（竅）、十二節陽《と》（與）倶に產まれて独り先に死すは何ぞや」と。左神曰く、「力事使わず、哀樂以《もち》いず、飲食右《すす》（侑）めず、其の居《きょ》甚だ陰《くら》くして陽《ひ》を見ざるも、萃《にわか》（猝）にして暴用し、其の莊（壯）を寺《たの》（待）まず、兩《ふた》りながら熱《のぼ》せるを刃《しの》（忍）ばず、是の故に亟《すみや》かに傷《やぶ》る。其の名を諱み、其の醴《からだ》（體）を匿《かく》し、暴事多くして禮毋（無）きに至る。是の故に身と倶に生じて獨り先に死す。

【注釈】

（一）――『雑禁方』巻末佚文原文一・原文二は『馬王堆漢墓帛書』第四函の釈文では、『天下至道談』の巻首に配列される。『雑禁方』と『天下至道談』にはさまれて出土。馬継興は、その内容が『天下至道談』とは関わらないため、『雑禁方』の巻末に付した（馬継興『馬王堆古医書考釈』一〇〇六頁参照）とする。しかし書体を検討すると原文一・原文二は『雑禁方』とは全く異なり、『天下至道談』とは同一にみえる。また何よりも『雑禁方』は木簡であり、原文一・原文二と『天下至道談』は竹簡である。

問題は『天下至道談』の書名のみを書した竹簡が原文二の後に配列されていることである。原文一は黄神・左神の問答体。『天下至道談』には問答体はない。文章の内容は房中関係だが、『天下至道談』には技術的な表現が多く、ここは多少、哲学的である。原文一が『天下至道談』全体の巻首である可能性もある。『十問』も問答体だが、原文一は『十問』第五問の堯と舜の問答に内容が酷似する。原文二は『天下至道談』原文二十とほぼ同様の内容。この問題も難しい。【周一謀】は『天下至道談』として扱う（『馬王堆医学文化』三四四頁）。

原文一・原文二の取扱いには問題がのこるが、『雑禁方』は木簡で原文一・原文二は竹簡であること。内容が房中であり、『天下至道談』とは出入するが、『雑禁方』とは異なることなどより、【馬】が『雑禁方』巻末佚文とすることには賛成できない。本書ではこの部分を『天下至道談』の前に付す。

（二）黄神——不詳。黄帝と解した。黄神は「竈《かまど》の神」として『五十二病方』本文四四九に「黄神、竈の虫（＝中《なか》）に在り」とみえ、同本文三三一にもみえる。ただ後漢の班固の幽通賦にも「黄神」の名がみえ、唐の李善の注は「黄帝」だとする。『十問』も同様に問答体であるが、一問から四問までは黄帝があらわれ、その他の箇所も天子や君主が房中のことを諮問するという形をとる。【馬】は「竈神」だろうとする。しかし竈の神が房中のことを行うとは考えにくい。ここは黄帝と解した。あるいは黄神は黄帝の書き誤りかもしれない。

（三）岭——於。この文字は助字で訓読では読まない。置字。ここでは、この文字があることによって「天子に問いて」と読む。

（四）左神——不詳。【馬】は史常永の説（「馬王堆漢墓医書考釈」、『中華全国首届馬王堆学術討論会論文専集』一九九一年所収）をひき、「句芒《こうぼう》」とする。『墨子』明鬼下に「神入門而左…敢問神名、曰句芒（神、門に入りて左し…敢えて神名を問う、曰く、「句芒」と）」とある。この文の「神入門而左」のみを根拠として「左神」と解す。興味深い説だが参考としてあげるにとどめる。句芒は『礼《らい》記《き》』月令《がつりょう》で五行思想にもとづき東方・木に配当される神。同書では黄帝は中央・土に配当される帝。黄帝と句芒の問答とするならばそれなりに通じる。ただし『十問』にみえる天子等の諮問をうける人物は必ずしも有名ではない。三問の曹熬、八問の師癸、十問の王期は、他の書物に名のみえない人名。左神が架空の神名であったとしても不都合はない。

（五）陰——陰部。『十問』本文五－一に「人有九竅、十二節、皆設而居。何故而陰與人具生而先身去」とみえ、ここと同じ内容がしるされる。

（六）陽——【馬】にしたがい「與」と解した。前掲『十問』は「與」につくり、「與」でなければ通じない。あるいは誤写か。

（七）九徼——「徼」は「竅」に通じる。【田野】は譤（竅）。九竅は九つの穴。人中より上の目・耳・鼻は感覚器官でそれぞれ両穴、人中より下の口と大小便の排出口は一穴ずつで、あわせて九穴。

（八）十二節——四肢の一二の関節と解した。上肢の肩・肘・手首。下肢の股・膝・踝《くるぶし》。なお「十二節」は『黄帝内経素問』宝命全形論に「天に陰陽有り、人に十二節有り」とみえる。この場合は十二経脈。ここは九竅・十二節とみえるので関節と解した。

（九）力事弗使――力仕事には従事しない。筋肉のように力仕事をしない。
（一〇）哀樂弗以――哀《かな》しみや楽しみをあらわさない。感情をおもてにあらわすことはない。
（一一）飲食弗右――飲食することもない。「右」は「侑」に通じ、「すすめる」と訓読した。前掲『十問』は「飲食弗以」。【馬】は「囿」に通じるとする。
（一二）其居甚陰而不見陽――陰部のある場所は甚だ「陰」であって「陽（日の目）」をみない。陰陽は暗いところと明るいところ。人体では人目にさらさず衣服に隠された部分と露わになっている部分とになる。
（一三）萃而暴用――にわかに酷使する。「萃」は「猝」に通じる。にわかに。突然。「卒《にわか》」の意味。「暴用」は酷使と解した。
（一四）不寺亓莊――その元気になることを待たないで。「寺」は「待」。「莊」は「壯」、さかん。
（一五）不刃兩熱――両方が興奮することに耐えないで。「刃」は「忍」に通ず。しのぶ。たえる。「熱」は、のぼせる。興奮する。
（一六）諱其名、匿其醴――その名を忌んで隠し、その体を人前にさらさず。「其」は陰部をさす。「醴」は「體」に通じる。『十問』本文五－一は、「諱亓名而匿亓體」。【田野】は體（體）。
（一七）至多暴事而毋禮――乱暴なことが多くて礼をわきまえないようになってしまえば。『十問』本文五－一は「其使甚多而無寛礼」。
（一八）是故與身俱生而獨先死――身体が生まれたときに生殖器も同時に生まれるが、その機能が身体の死よりも先に衰え死んでしまうこと。『十問』本文五－一は「故與身俱生而先身死」。

【口語訳】

黄神が左神にたずねた。「陰部は九竅や十二節とともに生まれるが、なぜそれだけが先に死んでしまうのか」と。左神がこたえた。「力しごとはせず、かなしみや楽しさも感じず、飲食もとりません。いつも日陰者のくらしをし、陽《ひ》の目を見ることもございません。それがにわかに手ひどく使われ、元気かどうかもおかまいなく、ふたりしてのぼせあがります。だからこそ傷つきやすいのです。その名を諱《い》んでかくし、その体を人前にさらさず、乱暴が多くて礼をわきまえないようになってしまいます。それゆえに身体とともに生まれても、そのはたらきは身体よりも先におとろえ死んでしまうのです」と。

二（一）

●怒而不大（二）者、肌不至（三）也。大而不堅者、筋不至（四）也。堅而不熱者、氣不至（五）也。肌不至而用則邅（六）、氣不至而用則避（七）、三者皆至、此胃三脂（八）。

怒して大ならざるは、肌至らざるなり。大にして堅からざるは、筋至らざるなり。堅くして熱からざるは、氣至らざるなり。肌至らずして用うれば則ち邅《な》（痿）ゆ。氣至らずして用うれば則ち避《ひそ》む。三者皆な至る、此れを三脂《さんし》（詣）と胃《い》（謂）う。

【注釈】

（一）——ここは後述するように『天下至道談』本文二十と重複する内容をもつ。本文一の注で述べたように、筆写した人物は『天下至道談』とは同一で、『雑禁方』とは異なると思われる。なぜ本文二十と重複するのか。なぜこの部分が『天下至道談』という書名の前に置かれるのかといった点については不明。ここは肌（の気）、筋（の気）、（神）気の三つが十分に至らなければ交接してはいけないことをいう。肌・筋・気の三つが三詣とされているが、そのままでは訳しにくいので、それぞれ（　）の中をおぎなって訳した。『養生方』本文九十に「怒而不大者、據不至也。大而不堅者、筋不至也。堅而不熱者、氣不至也。據不至而用則腄、筋不至而用則避、氣不至而用則惰。是以聖人必□□之」。『天下至道談』本文二十に「怒而不大者、膚不至也。大而不堅者、筋不至也。堅而不熱者、氣不至也。三至乃入」、『玄女経』（『医心方』巻二十八、四至第十所引）に「玉茎不怒、和気不至、怒而不大、肌気不至、大而不堅、骨気不至、堅而不熱、神気不至」とみえる。

（二）怒而不大——怒張しても大きくならない。

（三）肌不至——直訳すれば「肌が至っていない」で文意が通じがたい。「肌（の気）」が至っていないと解した。【馬】は「肌肉がまだ通達していない」。『玄女経』は「肌気不至」とし、【宋】は「即ち肌気、此の句、気血未だ肌膚に流注せざるを謂う」（『天下至道談』本文二十）と「気」をいれて訳す。

（四）筋不至――【馬】は「筋腱がまだ通達していない」。【宋】は「筋気、此れ気血未だ筋骨に流れざるを謂う」（同右）。『玄女経』は「筋気不至」。

（五）氣不至――【馬】は「体内の気がまだ通達していない」。【宋】は『玄女経』の語をとりいれ、「神気至らずを謂う」（同右）とする。

（六）肌不至而用則邅――肌（の気）が至っていないのに（玉茎を）用いようとすれば胃《な》える、と解した。馬は「邅」を「痿」と解す。【馬】にしたがう。なお『養生方』は「腄＝垂」。

（七）氣不至而用則避――気が至っていないのに（玉茎を）用いようとすれば避けると解した。「避」は、さける。かくれる。ひそむ。しりぞく。【馬】は「避」を「隠匿」の意味と解す。

（八）三脂――「脂」は「詣」に通じる。いたる。『天下至道談』は「三至すれば乃ち入《い》る」。

【口語訳】

怒張しても大きくならないのは、肌（の気）が至らないからだ。大きくなっても堅くならないのは、筋（の気）が至らないからだ。堅くなっても熱くならないのは、（神）気が至らないからだ。肌（の気）が至らないのに（玉茎を）用いると萎える。（筋の気）が至らないのに玉茎を用いるとだらりとなる。）（神）気が至らないのに（玉茎を）用いると、なりをひそめてしまう。三つの気がすべて至る。これを三詣と謂う。

天下至道談

一

●天下至道談(一)

如水沫(二)淫(三)、如春秋氣、往者弗見、不得其功。來者弗堵、吾郷其賞(四)。於虖謓(五)才、神明之事、在扵（於）所閉。審操(六)玉閉、神明將至。

水沫《あわ》の淫《なが》るるが如く、春秋の氣の如く、往く者は見ざれば、其の功を得ず。來たる者は堵《み》（覩）ざれば、吾れ其の賞《おくりもの》を郷《う》（饗）けんや。於《あ》（嗚）虖《あ》（乎）謓しまん才《や》（哉）。神明の事は閉づる所に在り。審しみて玉閉を操《と》らば、神明將《まさ》に至らんとす。

【注釈】

（一）天下至道談――「天下至道談」という書名だけをしるした竹簡が佚文二のあとにある。書名と考えた。哲学的な内容を連想させるが、わずかに巻首の本文一と巻末の本文二十七に、そういった表現がみえるのみで、大半が具体的な房中の技術をとく。『合陰陽方』や『十問』と重複する部分も多い。

（二）沫――泡沫。【馬】は「昧」とする。ここは泡と解したが本文七に「致沫」「和沫」とみえ、そこでは女性の陰部から流れ出る液と解した（本文七注釈（二）（五）参照）。ここは表面的には水泡の意味で裏に房中術的な意味をひそませているのであろう。

（三）淫――いく。ながれる。【馬】は「潤」とする。【馬】は「如水沫淫」を「水のように知らずしらずのうちに暗い中にしみこんでいく」と解す。

（四）如水沫淫、如春秋氣、往者弗見、不得其功。來者弗堵、吾郷其賞。――文章の構造を「如水沫淫、往者弗見、不得其功。如春秋氣、來者弗堵、吾郷其賞」と考えた。「吾郷其賞」は反語によんだ。

（五）謓――【田野】は謓（慎）。

（六）玉閉――精をもらさないこと。『十問』本文三－一に「長生之稽、慎用玉閉、玉閉時避、神明来積」。

【口語訳】

・天下至道談

うたかたの流れゆくかのごとく、かつまた春秋の気配のごとく、すぎゆくものを見おくってしまえば、その功を得ることはできず、おとずれるものを目睹《もくと》しなければ、その贈り物をうけとることができないだろう。ああ、慎しまねばならぬ。神明の事は閉ざして（漏らさない）ところにある。慎んで玉閉をおこなうならば、神明はおとずれるだろう。

二

凡彼治身、務在積精。(一)精羸(二)必舍、精夬必布、(三)布舍之時、精夬爲之。爲之合坐、闕(四)尻畀(五)口、各當其時、物往物來、至精將失、吾奚以止之。虖實有常、謓用勿忘、勿困勿窮、筋骨淩(六)强、嗹以玉泉、(七)食以粉放、(八)微出微入、(九)侍盈是常。(一〇)三和氣至、(一一)堅勁以强。(一二)將欲治之、必害其言。(一三)嗹以玉閉、可以壹遷。(一四)

凡そ彼の身を治むるは、務め精を積むに在り。精羸《あま》（贏）れば必ず舍《す》つ、精夬《か》（缺）くれば必ず布《ほ》（補）す、布《ほ》（補）舍《しゃ》の時、精夬（缺）くれば之れを爲《な》す。之れを為すに坐を合し、闕尻畀（鼻）口、各おの其の時に當たり、物（忽）ち往き物（忽）ち來たり、至精將《まさ》に失なわれんとするに、吾れ奚《なに》を以て之れを止《とど》めん。虖（虛）實常有り、謓《つつし》みて用て忘るる勿かれ。困《くる》しむ勿く窮《きわ》まる勿くんば、筋骨强《つよ》く淩《しの》ぎ、嗹《つ》ぐに玉泉を以てし、食らうに粉（芬）放（芳）を以てし、微かに出し微かに入れ、盈つるを侍（待）つを是れ常とす。三たび和して氣至らば、堅勁以て强し。之れを治めんと將欲《しょうよく》すれば、必ず其の言を害《つまびら》（審）かにせよ。嗹ぐに玉閉を以てすれば、以て遷（僊）に壹《ひとし》くすべし。

【注釈】

（一）凡彼治身、務在積精――『十問』本文四－十一に「治氣有經、務在積精」。

（二）羸――「羸《るい》」は「よわい・つかれる」という意味。『十問』本文四－十一に「精盈必瀉、精出必補」とみえる。【馬】は「羸」を「贏」のあやまりとする。「贏」は「あまる」。【馬】にしたがう。【田野】も贏。

（三）布――【宋】【馬】【田野】にしたがい「補」の通仮字とした。

（四）闕――【宋】【馬】【田野】にしたがい「𩪋」と解した。しりぼね。しりのにく。

（五）畀——はな。「鼻」に通ず。
（六）淩——つよくしのぐ。『後漢書』五行志に「強陵」とある。【馬】は裘錫圭の釈文により、「浲」とし、「隆」に通じるとする。
（七）玉泉——唾液。『十問』本文三－二参照。
（八）粉放——香気。「玉泉」とあわせて考えれば、女性のかぐわしいかおり。【馬】は「清潔で良質な空気を吸う」。
（九）微出微入——玉茎の動きをいう。『医心方』巻二八至理所引の『素女経』に「浅く入れ徐《おもむ》ろに動かし、出入希《かす》かならんと欲すれば、女は意を快くし、男は盛んにして衰えず」とみえるのも同様の意味。
（一〇）侍盈是常——精気がみち溢れてくるのを待つことを常法とする。「侍」は「待」。「侍盈」は本文十三にもみえる。
（一一）三和氣至——和を和合と解し、「三たび和して気至らば」と訓んだ。三たび和合し（女性の精）気が至れば。【宋】は三和の気（一．勿困勿窮、二．⿰山重以玉泉、三．微出微入）。【馬】は三和（一．⿰山重以玉泉、二．食以粉放、三．微出微入）ととる。なお【馬】は、こことは直接かかわらないとしながら、前掲『素女経』の「其の道を知らんと欲するに、（其の道は）気を定め（定気）、心を安んじ（安心）、志を和やかにする（和志）に在り。三気皆な至らば、神明統帰し…」を参考としてあげる。
（一二）堅勁以強——玉茎の状態をたとえる。「勁」はかたくてつよいこと。
（一三）必害其言——【宋】【馬】は「害」を「審」のあやまりとする。それにしたがう。
（一四）可以壹遷——「壹」はひとしい。「遷」は「僊（仙）」。僊人は本来、魂があの世へ遷った人だろう。拙稿「仙の意味の再検討と道教における仙の位置付け」（平成四・五年度科学研究費補助金（一般研究C）研究成果報告書、一九九四年）参照。

【口語訳】

およそ身を治めるには、その務めは精を積むことにあります。精が余れば必ず捨て、精が足りなければ必ず補います。補ったり捨てたりするのに、精が足りなくなればまぐわいをおこないます。おこなうには坐を合わせます。尻骨に尻それに鼻や口は、それぞれ時に応じて、めざましくはたらいて、めくるめくうちによせたりかえしたりし、至精がまさに（放出されて）失なわれてしまいそうなとき、吾はどのようにしてこれをとどめればよいのだろう。おしたりひいたりするにはきまった法則があります。そのことをつつしんで忘れてはいけません。（がまんして）くるしむことなく、はたまた窮地においこまれて（はててしまうことが）なければ、筋はしのぎ骨は強くなります。さらに玉泉（女性の唾液）をのみ、かぐわしい女性の気を食らい、（玉茎を）微妙にぬきさしさせながら、（精気が）盈ちあふれてくるのを侍つことを常法とします。三たび和合し（女性の精）気が至れば、（玉茎は）堅勁《かた》く強くなります。これを治めようとおもうならば、必ずそのことばを審らかにし、ついで玉閉をおこなえば、それによって僊にもひとしくなれるのです。

三（一）

壹撞耳目葱明、再撞聲音章、三撞皮革光、四撞脊骨强、五撞尻脾方（二）、六撞水道行（三）、七撞致堅以强（四）、八撞志驕以陽（五）、九撞順彼天葢（六）、十撞産神明（七）。

壹撞（動）すれば耳目葱（聰）明、再撞（動）すれば聲音章《あき》らか、三撞（動）すれば皮革光り、四撞（動）すれば脊骨强く、五撞（動）すれば尻脾（髀）方《おお》きく、六撞（動）すれば水道行《めぐ》り、七撞（動）すれば致（至）堅にして以て强く、八撞（動）すれば志驕にして以て陽《あら》われ、九撞（動）すれば彼の天蓋に順い、十撞（動）すれば神明を産む。

【注釈】

（一）『合陰陽方』本文三・『十問』本文三－三に、ほぼ同じ内容が説かれる。『合陰陽方』では「一たび動いて決するなければ耳目聰明」などと「精をもらさなければ」ということばがあるが、ここではすべて省略されている。

（二）尻脾方――「脾」は股《もも》。「方」を「大」と解した。『国語』晋語の注に「方、大也」とある。【馬】は「方」を「壮」と解す。

（三）水道行――「水道」は体内に水が行《めぐ》る道。『黄帝内経素問』経脈別論に「水道を通調し、膀胱に下輸す」とみえる。『十問』本文三－三は「百脁（脈）通行」。

（四）致堅以强――玉茎の状態と解した。【宋】は「意志を堅強にさせる」。【馬】は「致」を「至」とする。『十問』本文三－三は「冬身失央」。

（五）志驕以陽――玉茎の状態と解した。【宋】は「意志を昂揚させる」。【馬】は「志」を「至」、「陽」を「揚」と解す。【田野】も揚。『合陰陽方』本文三は「腠理光」。『十問』本文三－三は「可以壽長」。

（六）順彼天葢――「葢」は不詳。字形から「蓋」のあやまりと解した。「天蓋」は天のこと。『馬王堆出土医書字形分類索引』は音不明とする。【宋】【馬】は「英」とする。【馬】は「自然界中の陽気の精華」。なお『呂氏春秋』明理に星の名としてみえる。『合陰陽』本文三は、

「通神明」。『十問』本文三‐三は「通於神明」。それらは『天下至道談』の「十動産神明」にちかい。

（七）産神明――『合陰陽方』本文三は「身常」。

【口語訳】

一たび動けば耳目が聴明となります。再び動けば、声があきらかになります。三たび動けば、皮膚がつやつやしてきます。四たび動けば、背骨が強くなります。五たび動けば、尻や股の肉が充実してきます。六たび動けば、体内の水の道が通じます。七たび動けば、（玉茎は）このうえなく堅く強くなります。八たび動けば、（玉茎は）驕りたかぶってあらわになります。九たび動けば、かの天（の理）にしたがい、十たび動けば神明を産みだします。

四

●氣有八益(一)、有有七孫(二)、不能用八益去七孫、則行年卌(三)而陰氣自半也、五十而起居衰、六十而耳目不葱（聰）明。卆(四)下枯上涚(五)、陰氣不用、淉(六)泣留出。

氣に八益有り、有《ま》（又）た七孫（損）有り。八益を用いて七孫（損）を去る能わざれば、則ち行年卌《しじゅう》にして陰氣自ら半ばするなり。五十にして起居衰え、六十にして耳目葱（聰）明ならず、卆（七十）にして下枯れ上涚（脱）し、陰氣用いられざれば、淉泣留《なが》（流）れ出づ。

【注釈】

（一）八益――本文七参照。『黄帝内経素問』陰陽応象大論に岐伯が黄帝に「七損八益」を説く。そこでは「…年四十而陰氣自半也、起居衰矣。年五十体重耳目不聰明。年六十陰痿、気大衰、九竅不利、下虚上実、涕泣倶出矣」とみえる。

（二）七孫――本文八参照。「孫」は「損」に通じる。

（三）卌――四十。

（四）卆――七十。合文。

（五）涚――不詳。「涚《せい》」は「ぬるまゆ」など。ここは「脱」と解した。【田野】も「脱」。陰陽応象大論は「下虚上実」。

（六）淉――不詳。「淉《かん》」は祭りに酒を地にそそぐこと。「灌《そそぐ》」に通ずるため、「なみだ」と解した。【馬】は音通により「唾」と解し、宋は「涕」と解す。陰陽応象大論は「涕泣倶に出づ」。

【口語訳】

気に八益があり、また七損があります。八益をもちいて七損をのぞきさることができなければ、年四十で陰気がおのづと半減してしまいます。五十で日常の動作がおとろえ、六十で耳はよく聞こえず、目ははっきりとは見えず、七十で下半身は枯れはててて、上の髪は脱けてしまいます。陰気が用いられなければ、涙目《なみだめ》となります。

五

令之復壯有道、去七孫以振(一)其病、用八益以貳(二)其氣、是故老者復壯、壯不衰(三)。君子(四)居処安樂、飲食次欲(五)、皮奏曼密(六)、氣血充贏(七)、身體輕利。

之れをして壯に復《かえ》らしむるに道有り、七孫（損）を去りて以て其の病を振《のぞ》き、八益を用いて以て其の氣を貳《ま》す、是の故に老者は壯に復り、壯《さか》んにして衰ろえず。君子は居処（處）安樂、飲食次《ほしいまま》（恣）に欲し、皮奏曼密《まんみつ》、氣血充贏《じゅうえい》、身體（體）輕利《けいり》。

【注釈】

（一）振――ふるう。すてる。のぞきさる。『春秋左氏伝』昭公十八年に「火災を振除す」とあり、注に「振は、棄つるなり」とある。【馬】は「拯救」とし、「救う」と解す。その場合、ほどこしをあたえてすくう、の意味となり不適。【田野】は「抵」。

（二）貳――二。二倍にする意味から、ます。『説文解字』に「副《そ》うなり、益すなり」。

（三）是故老者復壯、壯不衰――原文は「壯」に重文記号の「＝」がつけられている。「壯不衰」は「（老者は）壯んにして衰えず」と解した。【周一謀】の釈文は「壯（者）不衰」と「者」を補う。『黄帝内経素問』陰陽応象大論に「老者復壯、壯者益治」とあり、【宋】【馬】も「者」を補う。【馬】は「体力健壮な者に旺盛な精力を保持させ、衰退しないようにさせる」と解す。ただし、ここは「壯に復《かえ》らしむるに道有り」と説く箇所であり、対象は「老者」である。壯に「者」を補い「壯者」とすれば、かえって文意をそこなうのではないか。

（四）君子――ここは「君子である読者諸氏」と二人称に解した。【馬】は「養生を善くするものをさす」とする。

（五）次欲――「次」は「恣」と解した。

（六）皮奏曼密――「奏」は「奏（＝腠）理」、はだのきめ。「曼」は、はだのきめが細やか。『十問』の二問に「…却老復壮、曼沢有光」。
（七）氣血充羸――「羸」は、あまる、みちる、あふれる。

【口語訳】

壮に復《かえ》らせるには道があります。七損をとりさって病をとりのぞき、八益を用いてその気を益します。これによって老者は壮年にかえり、壮《さか》んにして衰えません。君子《あなた》は、住居が安らかで楽しく、飲食は恣《ほしいまま》にのぞめ、肌のきめは細やかに、血気は充ちあふれ、身体は軽くすばやくなります。

六

疾(一)使內(二)、不能道(三)、產病出汗椯息、中煩氣亂。弗能治、產內熱(四)。飲藥約灸(五)、以致其氣、服司(六)以輔其外。强用之、不能道(三)、產痤穜(七)橐(八)。氣血充贏、九譤(九)不道、上下不用、產痤雎(一〇)、故善用八益、去七孫、五病者不作(一一)。

疾く內を使い、道《みち》びく能わざれば、病を產み、汗を出《い》だし、息を椯《あえ》（喘）がせ、中《うち》煩《わず》らい、氣亂《みだ》る。治むる能わざれば、內熱を產む。藥を飲み、灸を約《や》（灼）き、以て其の氣を致し、司（食）を服し、以て其の外を輔《たす》く。强《し》いて之れを用い、道びく能わざれば、痤穜（腫）橐を產む。氣血充贏するも、九譤（竅）に道びかれず、上下に用いられざれば、痤雎（疽）を產む。故に善く八益を用い、七孫（損）を去らば、五病なる者、作《おこ》らず。

【注釈】

（一）疾――とく。はやく。

（二）內――房內。房中。

（三）不能道――「疾使內、不能道」と「强用之、不能道」は文の構造が同じ。「內」と「之」はいずれも房中のことと解し、「疾《と》く內（房中のこと）を使い、（気を）道《みち》びくことができなければ…」、「強《し》いて之れ（房中のこと）を用い、（気を）道《みち》びくことができなければ…」と解した。

（四）內熱――陰液を過度に消耗した時の熱性症候（呉盛東・郭亜東主編、『中医日漢双解辞典』、長春出版社、一九九六年、一二四五頁）。『黄帝内経素問』調経論に「陰虚すれば内熱す」とみえる。

（五）約灸――「約」は「灼」に通ず。灸により気の通りをよくさせる。

（六）服司――【宋】は「司」を「食」ととり「服食」、【馬】は「餌」ととり、「服餌」と解す。いずれも後に道教で丹薬の服用の意味で使われる語となるが、ここは栄養のある食べ物をとることと解した。
（七）痤――「痤」は、小さな腫れ物。『韓非子』解老篇に「坐疽」、『管子』法法に「痤睢」とみえる。『説文解字』に「小腫也」。
（八）穜櫜――【宋】【馬】【田野】は「穜」を「腫」とする。したがう。「櫜《ひょう・ほう》」は『説文解字』に「嚢《ふくろ》の張大なる皃《さま》」とある。あわせて陰嚢腫大と解した。【宋】【馬】【田野】は「櫜」を「橐」とするが、そのままで通じる。
（九）九譤――「譤」は「竅」に通ず。
（一〇）痤睢――小さな腫れ物と悪性のできもの。『管子』法法に「痤睢」とみえる。「坐疽《しょ》」に同じ。「疽」は『説文解字』に「久癰なり」。
（一一）五病――【麥】は『黄帝内経素問』宣明五気篇の「五気の病む所、心…、肺…、肝…、脾…、腎…、胃…、大腸小腸…、下焦…、膀胱…、胆…、是れを五病と謂う」。これは五気の病。【馬】は「一．出汗、二．喘息、三．中煩気乱、四．痤と穜櫜、五．痤と疽」。【宋】は「一．陰気自半、二．起居衰、三．耳目不聡明、四．下枯上脱、五．涕泣流出」。【宋】にしたがい、五十代に一、六十代に二、七十代に三．四．五．の五病と解した。

【口語訳】

性急に交接を行い、（気を）導くことができなければ、病が生じ、汗が出て、息が喘《あえ》ぎ、心《こころ》が煩悶し、気が乱れます。これを治療することができなければ、内熱を生じます。薬を飲み、灸をし、それによってその気を致し、栄養のある食事をとり、それによって身体をつよくします。むりをして交接を行い、（気を）導くことができなければ、小腫や陰嚢腫大を生じます。気血が充ちあふれていても、九竅に導くことができず、身体の上下にめぐらすことができなければ、小腫と悪性のできものが生じます。ゆえによく八益を用い、七損を去ることができれば、五病はおこらないのです。

七（一）

●八益、一曰治氣、二曰致沫（二）、三曰智時（三）、四曰畜氣（四）、五曰和沫（五）、六曰竊氣（六）、七曰寺贏（七）、八曰定頃（八）。

八益、一に曰く、氣を治む。二に曰く、沫《まつ》を致す。三に曰く、時を智《し》（知）る。四に曰く、氣を畜《たくわ》う。五に曰く、沫を和す。六に曰く、氣を竊《ぬす》む。七に曰く、贏《み》つるを寺（待）つ。八に曰く頃《あやうき》（傾）を定《さだ》む。

【注釈】

（一）本文九に八益の具体的な説明がある。

（二）致沫――「沫」は『天下至道談』の本文一と本文九にしかみえない。本文九は「和沫」を交合のときととる（本文九参照）。それにより女性の陰部に生ずる陰液と解した。ここは二に曰く「沫を致す」、五に曰く「沫を和す」と段階をふんでいる。『合陰陽方』で「四に曰く、下汐《しお》ちて股濕《しめ》れば」とあり、後世の『素女経』は「十に曰く、陰液滑らかなるは、精已に泄《も》るるなり」という。この「精」は「陰精すでに射す」（龍一吟、『中国古代性学集成』、八龍出版文化服務有限公司、一九九一年、四六頁）と「陰精」すなわち女性の精気をさす。『玄女経』の蟬附に「女、煩《もだ》え精を流し」も同様の表現。それらの女性の精気を男性が取り入れることにより、男性の精気は増強された。いずれも「沫」という文字は使用されていないが、ここも同様の意味と解した。

【馬】【宋】は「沫」を唾液ととる。『荘子』至楽篇の「乾餘骨《かんよこつ》の沫、斯彌《しび》と為る」の経典釈文に「沫、李云う、口中の汁なり」とある。「乾餘骨」は鳥の名で「斯彌」は虫の名。成玄英の疏は「乾餘骨鳥の口中の沫、化して斯彌の蟲と為る」という。『天下至道談』では唾液は「玉泉」（本文二）とされ、「沫」とは区別されているように思われる。しかし、その「玉泉」はまた『十問』の本文二-三では、男子の精液と解されている。唾と精液の呼称は曖昧である。『本草綱目』口津唾によれば、「唾津は乃ち人の精気の化する所」「人能く終日唾せざれば、則ち精気、常に留まり、顔色槁せず、若《も》し久しく、唾すれば、則ち精気を損なう」とみえる。唾と精気は、本来、密接に関連するものでもある。『十問』本文三－二注（五）参照。
（三）智時――【宋】により、交接を行う時機を知る、と解した。
（四）畜氣――精気を蓄える。
（五）和沫――「沫」は女性の陰液と解した。注（二）参照。【馬】【宋】は、自分の津液（唾液）と女性の津液（唾液）を和すこととする。『洞玄子』（『医心方』臨御所引）に「両口相嗚、男は女の下唇を含み、女は男の上唇を含み、一時に相い吮《す》い、其の津液を茹《く》らい、或いは緩く其の舌を噛み、或いは微《わず》かに其の唇を齚《か》む」とみえる。ただし【宋】は、「交合動作がゆるやかで、陰液が綿々として絶えないことを指す」と解釈できるという。
（六）竊氣――女性から精気をぬすみとると解した。【宋】は「潜かに取る」としながら、「積気」の誤りではないかという。本文九では「積氣」。
（七）寺贏――「寺」は「待」。贏は盈《み》ちる。
（八）定頊――【周一謀】【宋】【馬】【龍】が「定頊」を「定傾」と解するのにしたがう。「定傾」は、危険を安んじること。『国語』越語下に「夫国家之事、有持盈、有節事、有定傾」を引用し、韋昭の注の「定は安なり。傾は危なり」とみえる。本文九に「已にして之れを洒《そそ》ぎ、怒して之れを舍《さ》るを定頊と曰う」とあり、射精後、玉茎が怒張したままの状態でぬきさらねばならないとされた。そのようすを「危険を安んずる」と解した。『洞玄子』（『医心方』臨御所引）に「女、当《まさ》に津液流れ溢るるべし。男即ち須《すべか》らく退くべし。死して還る可からず、必ず生きて返る可し。如《も》し死して出づれば、大いに男に損なう。特《た》だ宜しく之れを慎むべし」とみえる。「怒して之れを舍る」はここの「生返（生きて返る）」に相当すると思われる。ただし『洞玄子』では射精する前に「生返」させるように思われる。【馬】は「精神をおちつかせ、なにごとがあっても損傷消耗しないようにさせる」と解す。【宋】は「陰萎を防止」。

【口語訳】

八益は、一に曰く、気を治める。二に曰く、（女性の）沫（陰液）があふれてくるようにする。三に曰く、まぐわいの時を知る。四に曰く、気をたくわえる。五に曰く、（交接して）沫（陰液）をまぜあわせる。六に曰く、（女性から精）気を竊《ぬす》みとる。七に曰く、（男性に精気が）贏《み》ちてくるのを待つ。八に曰く、（射精後、玉茎がなえて）頊《あやう》（傾）い状態になるまえに（ぬきさって）やすんじる。

八（一）

●七孫、一曰閉、二曰泄、三曰渴、四曰勿、五曰煩、六曰絶、七曰費。

七孫（損）は、一に曰く閉、二に曰く泄、三に曰く渴（竭）、四に曰く勿、五に曰く煩、六に曰く絶、七に曰く費。

【注釈】

（一）本文十に解説。本文十参照。

【口語訳】

七損は、一に曰く、（気がめぐらずに）閉じる。二に曰く、（精気が外に）泄《も》れる。三に曰く、（精気が）渴《つ》（竭）きる。四に曰く、勿（陰萎）。五に曰く、（心が）煩《わずら》う。六に曰く、（気が）絶《た》たれる。七に曰く、（精気をむだに）費《ついや》す。

九

●治八益(一)、旦起起坐(二)、直脊、開尻、翕州(三)、印下之(四)、曰治氣。飲食(五)、垂尻、直脊、翕周、通氣焉、曰致沫(六)。先戯兩樂、交欲爲之、曰智時。爲而耎脊、翕周、卬下之(七)、曰蓄氣。爲而物亟勿數(八)、出入和治(九)、曰和沫(一〇)。出臥、令人起之(一一)、怒擇之(一二)、曰積氣(一三)。幾已、內脊、毋𢤦、翕氣、印下之、靜身須之(一四)、曰侍贏。已而洒之(一五)、怒而舍之(一六)、曰定頃(一七)、此胃八益(一八)。

八益を治むるは、旦に起き起坐し、脊《せぼね》を直《なお》くし、尻を開き、州《しりのあな》を翕《すぼ》め、印《あお》(抑)ぎて之れを下すを、氣を治むと曰う。飲食し、尻を垂らし、脊を直くし、周《しりのあな》(州)を翕め、氣を通すを、沫を致すと曰う。先ず戯むれ、兩《ふた》りながら樂しみ、交《こも》ごも之れを爲さんと欲するを、時を智《し》(知)ると曰う。爲さんとして脊《せき》を耎《やわら》かくし、周(州)を翕め、卬(抑)ぎて之れを下すを、氣を蓄うと曰う。爲さんとして亟《あわただ》しくする物《な》(勿)く、數《せ》かす勿く、出入和治するを、沫を和すと曰う。臥より出づるに、人《あいかた》をして之れを起たしめ、怒して之れを擇《さ》(釋)らしむるを、氣を積むと曰う。幾《ほと》んど已《や》めんとするに、脊に內《い》れ、𢤦(動)かす毋く、氣を翕《す》い、印(仰)ぎて之れを下し、身を靜かにして之れを須《ま》つを、贏《み》つるを侍《ま》(待)つと曰う。已《すで》にして之れを洒《そそ》ぎ、怒して之れを舍《さ》るを、頃《あやうき》(傾)を定むと曰う。此れを八益と胃《い》(謂)う。

【注釈】

(一)治八益——本文八にみえた八益の具体的な動作を示す。

(二)起坐——起き上がって坐ること。

(三)翕州——「州」は、しり、しりのあな。「醜《しゅう》(しりのあな)」に通ず。「翕」は「吸」に通ず。すぼめる、と訓んだ。

（四）印下之――「印」は「卬」「仰」に通じ、仰ぐ。後文には「⿰口卬」とつくるものがある。口がつくのは、上を向いて呼吸することだろう。『導引図』に「印謼」とあり、【馬】の導引図、八六〇頁は、「仰呼」と解している。ここでは【馬】は「抑《おさ》える」と解す。

（五）飲食――房中術において「飲食」には別の意味がある。ここは「玄尊から飲むこと」（『十問』本文一―三）、「陰を食らうこと」（『十問』本文一―二）などに近いと考えた。『十問』本文一―二、一―三の注参照）。

（六）致沫――本文七の注二参照。「沫」には、しぶき・あわ・つばき・よだれ・あせの意味がある。ここは女性の陰水と解した。

（七）⿰口卬――【田野】は⿰口卯。

（八）物亟勿數――「物」は「勿」。「亟」はすみやか。はやい。あわただしい。「數」は、せく、せまりうながす。

（九）出入和治――出入は玉茎の動きをいう。和治は、せかせかとしないこと。

（一〇）和沫――本文七の注二・五参照。

（一一）令人起之――【龍】が「対方《あいかた》に自己《おのれのいちもつ》を愛撫させる」とあるのにしたがう。

（一二）怒擇之――「怒」は怒張。「擇」は「釋」に通ず。やめる。さる。

（一三）積氣――本文七では「竊氣」。

（一四）須――【田野】は「温」。

（一五）洒之――「洒」は、そそぐ。【龍】にしたがい、精をそそぐと解した。【馬】は「洒」を「あらう」とし、「局部を洗滌」と解す。

（一六）舍之――「舍」は「去る」と解した。女性からはなれさること。

（一七）定頃――本文七の注八参照。

（一八）八益――『黄帝内経素問』陰陽応象大論で、岐伯が黄帝に「七損八益」の重要性を説いている。しかし具体的な内容が欠けていたため、後世の注釈者は「女子は七七（四十九歳）を以て天癸（月経）の終わりと為し、丈夫は八八（六十四歳）を以て天癸（精液）の極と為す」と、七や八という数字を使った解釈をしている。岐伯の説く「七損八益」は『天下至道談』によって、はじめて正確に理解される。

　後世の房中術の書、『玉房秘訣』（『医心方』巻二八、八益第一六、七損第一七所引）にも七損八益がみえる。しかし八益は固精・安気・利蔵・強骨・調脈・畜血・益液・道体。七損は絶気・溢精・雑脈・気泄・機関厥傷・百閉・血竭で全く異なる。猪飼祥夫「七損八益考」（『東

洋史苑』三二号、龍谷大学東洋史学研究室、一九八八年）、猪飼祥夫「七損八益考補説」（『新中医』一九九〇—九、広州中医学院）参照。

【口語訳】

八益を治むるとは、朝早く起き、起坐し、背骨をまっすぐにし、尻を開いて、しりのあなをすぼめ、上を向いて気を下すことを、気を治めるという。（女性の陰液や陰気）を飲食して、尻をたらし、背骨をまっすぐにし、しりのあなをすぼめ、気を通すことを、沫（陰液）を致すという。まず戯《たわむ》れ、ふたりで楽しみ、おたがいにしたいとおもうようになるのを、時を知るという。ことをいたそうとして、背骨をやわらかくし、しりのあなをすぼめ、上を向いて気を下すことを、気を蓄えるという。ことをいたそうとするときに、あわただしくすることなく、またせかせかとすることもなく、ゆったりと（玉茎を）出し入れさせることを、沫（陰液）を和すという。閨《ねや》から出るときに、あいての女性に一物を起《た》たせてもらい、怒張したまま、はなれさせることを、気を積むという。おわろうとするときに、背骨に気をみちびきいれ、（玉茎）を動かさずに、気を吸い、上を向いて気を下し、からだを静かにしてまつことを、贏《み》ちることを待つという。精をはなったあと（なえてしまわないうちに）、怒張したまま、ぬきさせることを、傾《あやうき》を定むという。これを八益という。

十

●七孫、爲之而疾痛、曰內閉。（一）爲之出汗、曰外泄。（二）爲之不已、曰楬。（三）秦（四）欲之而不能、曰茀。（五）爲之椯息中亂、曰煩。弗欲强之、曰絶。（六）爲之秦疾、曰費。此謂七孫。（七）故善用八益、去七孫、耳目葱明、身體輕利、陰氣益强、延年益壽、居処樂長。

七孫（損）は、之れを爲して疾痛するを、內閉と曰う。之れを爲して汗を出《い》だすを、外泄と曰う。之れを爲して已《や》まざるを、楬と曰う。之れを欲して能わざるに秦《いた》（臻）るを、茀（勿）と曰う。之れを爲して息を椯《あえ》（喘）がせ、中《うち》亂るるを、煩と曰う。欲せざるに之れを強《し》うるを、絶と曰う。之れを爲して疾に秦（臻）るを、費と曰う。此れを七孫（損）と謂う。故に善く八益を用い、七孫（損）を去らば、耳目葱（聰）明、身體（體）輕利、陰氣益ます強く、年を延ばし壽を益し、居る処《ところ》（處）樂しみ長し。

【注釈】

（一）內閉――本文八では「閉」。

（二）外泄――本文八では「泄」。

（三）楬――「楬」は「竭」に通ず。つきる。なくなる。

（四）秦――「秦」は「臻」に通ず。いたる。

（五）茀――不詳。「茀」は「帗《ふつ》」であれば、髪をつつむ布。【宋】はその形から、ふにゃふにゃの陰萎と解す。『馬王堆出土医書字形分類索引』は「茀」を「弗」とする。【馬】は「弗」は「勿」に通じるとして、不可、不能と解す。

（六）絶――気が絶たれる。『玉房秘訣』（『医心方』巻二八、七損第一七所収）に「素女曰く、一損は気を絶するを謂う。気を絶すとは、心意、欲せずして強いて之れを用うれば、則ち汗泄《い》で、気少なく、心熱し、目冥ならしむ…」とみえる。【宋】は「女がのぞまないのに無理じいすること」と解す。

（七）謂――【田野】は胃（謂）とするが誤り。ここは言偏がついている。

【口語訳】

七孫（損）は、交接をおこない痛みがあるのを、内閉（気がめぐらずに閉じる）という。交接をおこない汗を出すのを、外泄（精気が外に泄《も》れる）という。交接をおこないいつまでもいかないのを、楬（精気が竭《つ》きる）という。交わりたいのに、できなくなってしまったのを勿（陰萎）という。交接をおこない息を喘《あえ》がせ、心の中が乱れるのを、煩（心が煩《わずら》う）という。のぞまないのに無理しておこなうことを、絶（気が絶たれる）という。交接をおこない疾にいたるを、費（精気をむだに費《ついや》す）という。これらを七損という。ゆえによく八益をもちいて、七損をのぞきさることができるならば、耳はよくきこえ、目はよくみえ、身体は軽く敏捷になり、陰気はますます強くなり、年が延び寿命を益し、どこに居ても楽しみがとこしえにつづきます。

十一

●人産而所不學者二、一曰息、二曰食。非此二者、無非學與服。(一)故貳生(二)者食也、孫生者色也。是以聖人合男女必有則也。

人の產まれながらにして學ばざる所の者は二、一に曰く、息、二に曰く、食。此の二者に非ざれば、學に非ずして服に與《あずか》るもの無し。故《もと》より生を貳《ま》す者は食なり、生を孫《そこな》(損)う者は色なり。是を以て聖人の男女を合せしむるは必ず則《のり》有るなり。

【注釈】

(一)非此二者、無非學與服――文章が不完全なように思われる。「此の二者に非ざれば、学に非ずして服に与《あずか》るもの無し」としいて訓読し、「この二つでないもので、学ばないで身につくものは無い」と解した。【馬】は「以上の二者以外に、学習と実践を通さないで学べるものはない」と訳す。【宋】も同じ。【馬】【宋】によれば「此の二者に非ざれば、学と服とに非ざる無し」と訓読するのだろう。「非此二者、無非學與服〔而能者〕(此の二者に非ざれば、学と服とに非ず〔して能くする者〕無し」と〔 〕内を補えば理解しやすい。

(二)貳生――「貳」は、ふやす、そう、そいたすける、ます。

【口語訳】

人がうまれつき学ばなくてもよいものは二つ、一つは「息《いき》」で、もう一つは「食」である。この二つでないもので、学ばないで身につくものは無い。もとより生を増益させるものは食であり、生を損なう者は色である。そこで聖人が男女を合わせるのには必ず法則をもうけたのである。

十二(一)

故、(二)●一曰虎流、(三)二曰蟬付、(四)思外、(五)三曰尺扜、(六)四曰囷㬥、(七)五曰黄柘、息內、(九)六曰爰居、(一〇)思外、七曰瞻諸、(一一)八曰兔務、(一二)九曰青靈、(一三)思外、十曰魚族、(一四)此謂十埶。(一五)

故に一に曰く虎流、二に曰く蟬付（附）は、外を思う。三に曰く尺扜（蠖）、四に曰く囷㬥、五に曰く黄（蝗）柘（磔）は、内を息《やす》ます。六に曰く爰（猨）居は、外を思う。七に曰く瞻（詹）諸、八に曰く兔務（鶩）、九に曰く青（蜻）靈（蛉）は、外を思う。十に曰く魚族（蕞）、此れを十埶（勢）と謂う。

【注釈】

（一）いわゆる態位のことが説かれる。詳しい説明は『合陰陽方』本文四、十節参照。『養生方』本文九十二に六つ、『玄女経』（『医心方』巻二十八、九法第十二所引）にも、九つしるされる。

（二）故――「故」の文字は木簡の八文字目に記される。そのあと空白を多く残したまま改行され、次の木簡の最初に、一曰く…とつづく。

（三）虎流――虎がおよぐ。『合陰陽方』では「虎游」。【馬】は「流」を「游」にかえる。

（四）蟬付――蟬がとまる。『合陰陽方』では「蟬柎」。【馬】は「付」を「伏」にかえる。

（五）思外――不詳。「外（外形）を思う」。「思う」は、思いやるから、やすんずると意訳した。「息内」と対応している。内と外は『天下至道談』においては、本文六に「内（房内）」「内熱」と「外（外形）」。本文十に「内閉」と「外泄」。本文二十六に「雄牡の属を陽と為す、陽は外なり。雌牝の属を陰と為す、陰は内なり」とみえる。『合陰陽方』には「思外」の部分はない。思うに房中術のこういった態位は、『導引図』や「五禽戯」に共通するものがある。房中は男女二人で行ない、導引は一人で行なうという差はあるものの、こういった動物の姿形をとる態位にも導引的な外形をやすんずる効果があったのではないか。【宋】【馬】は「思」を「息」

とし、さらに「思外」を「外思」と転倒させて解し、外気の意味とする。【宋】は「外気を吸引す」と解するが、訓読しづらい。

（六）尺扜——尺取虫。「扜《う》」は、さしまねく。【馬】にしたがい「尺蠖」に通ずるとした。『合陰陽方』では「斥蠖」。

（七）困㬥——のろがかがむ。【田野】は㬥（暴）。「㬥《きょく》」は食器をはこぶ膳で意味が通じない。この文字は本文十六・十八に「上㬥」としてみえる。これは『合陰陽方』本文六で「上鈎」とされている。「鈎」は「かがむ」で、のろがかがむと解した。『合陰陽方』では「困桷」。桷は枝。字形からみて、のろしかの角か？

（八）黄柘——速贅《はやにえ》になったいなご。『合陰陽方』では「蝗磔」。「柘」を【田野】は「拓」とするが誤り。写真版をみても明らかに「柘」。【馬】は「鼉踣」とする。「踣」は、たおれる。

（九）息内——不詳。「内（体内）をやすませる」と解した。『合陰陽方』にはない。『天下至道談』本文十三に「息形（形をやすませる）」、本文十一に「息《いき》」とある。【馬】は「息内は即ち内息」と、語順を転倒させて解し、「内気をさしていう」とする。【宋】は「気を内に引き、内気を静守す」という。

（一〇）爰居——さるがうずくまる。『合陰陽方』では「爰據」。「爰」は「猨」。【馬】は「猿踞」とする。

（一一）瞻諸——「瞻」は「詹」。ひきがえる。『合陰陽方』も同じ。

（一二）兔務——うさぎがはねる。「務」は「鶩」。馳せる。『合陰陽方』では「兔鶩」。

（一三）青靈——とんぼ。『合陰陽方』では「青令」。【馬】は蜻蛉。

（一四）魚族——さかながむらがる。「族」はあつまる。むらがる。『玄女経』の「魚接鱗」に通ずる表現である。『合陰陽方』では「魚嘬」。「嘬」は、一口に食らう。

（一五）十埶——『合陰陽方』では「十節」。「埶」を【田野】は「熱」とするが誤り。写真版をみても明らかに「埶」。

【口語訳】

ゆえに、一を虎流《とらがおよぐ》といい、二を蟬付《せみがとまる》といい、（その態位は）外形をやすんずることができる。三を尺蠖《しゃくとりむし》といい、四を困㬥《のろがかがむ》といい、五を蝗磔《いなごのはやにえ》といい、（その態位は）体内をやすんずることができる。六を猨居《さるがうずくまる》といい、外形をやすんずる。七を瞻諸《ひきがえる》といい、八を兔鶩《うさぎがはねる》といい、九を蜻蛉《とんぼ》といい、外形をやすんずる。十を魚嘬《さかながむらがる》という。これを十勢という。

十三

●一曰致氣、(一)二曰定味、(二)三曰治節、(三)四曰劳實、(四)五曰必時、(五)六曰通才、(六)七曰微𣦢、(七)八曰待盈、(八)九曰齊生、(九)十曰息刑、(一〇)此謂十脩。(一一)

一に曰く氣を致す、二に曰く味を定む、三に曰く節を治む、四に曰く實を劳《なぐさ》（勞）む、五に曰く時を必《さだ》む、六に曰く才を通ず、七に曰く微かに𣦢（動）かす、八に曰く盈つるを待（待）つ、九に曰く生を齊しくす、十に曰く刑（形）を息《やす》ます、此れを十脩と謂う。

【注釈】

（一）致氣——気をみちびく。『養生方』本文九十七に「一曰定味、二曰致氣、（三曰勞）實、四曰侍節」とみえる。

（二）定味——【宋】にしたがい、「口中の津液を含み服すこと」と解した。【馬】は「脈を定む」。

（三）治節——節は男性の陰茎と解した。【宋】は「節は茎節を指す。即ち男陰、節を治むるは、気を導き陰部に運り行かせるを謂う」とする。【馬】は「全身の関節を疎通させる」。

（四）劳實——「劳」は「勞」でいたわる。慰める。「實」は「穀實」（『天下至道談』本文二十二）と解した。【宋】も「当に穀実たるべし。即ち女子の陰蒂」という。「穀実」は陰核亀頭（Glansclitoridis）とされている（『医心方』巻第二八房内、至文堂、昭和四二年、二六七頁、学名同定、石原明、参照）。穀物の実の形からの命名。いわゆる「さね（実・核）」（中野栄三『陰名語彙』、慶友社、一九九三年、一四一頁）。【馬】は「其の義、考を待つ」。

（五）必時——「必」は、さだめる。きめる。【宋】の「交合は必ず適宜な時機をえらぶ」にしたがう。

（六）通才——「才」を閨房内での才華・才能と解した。【龍】の「性愛技術に通暁す」にしたがう。【宋】は「才」をはじめると解し、「交合を開始する」。【馬】は「身体各部を溝通促進させる」。
（七）微撞――玉茎を微妙にうごかす。本文二に「微出微入」とみえる。
（八）侍盈――（精気が）みちるのをまつ。本文七・九参照。
（九）齊生――生を斉《ひと》しくする。心と体が一体化する。同時に達することと解した。【龍】の「男女双方をして同時に興奮させる」にしたがう。なお『荘子』に万物をひとしいものとみなす斉物論があり、『列子』楊朱篇に「万物、生を斉しくし、死を斉しくし、賢を斉しくし、愚を斉しくす」とみえる。ここの「生を斉《ひと》しくする」もそのひとつの展開か。【宋】は「斉」を「済」と解し、「養生に益有るを謂う」とする。【馬】は「体内の生理機能を益す」。
（一〇）息刑――体をやすませる。
（一一）十脩――本文九の八益と近い。『合陰陽』本文五にも十脩を説くが、その内容は『天下至道談』本文十四に近い。

【口語訳】

一に曰く、その気にならせる。二に曰く、口を吸って唾《つばき》を味わう。三に曰く、玉茎に気をめぐらせる。四に曰く、実《さね》を労《なぐさ》める。五に曰く、はじめる時をはかる。六に曰く、才華《わざ》のかぎりをつくす。七に曰く、微《わず》かに動かす。八に曰く、（精気が）盈ちるのを待つ。九に曰く、ともにはてる。十に曰く、からだを息《やす》ませる。これを十脩という。

十四（一）

●一曰高之、二曰下之、三曰左之、四曰右之、五曰深之、六曰淺之、七曰疾之、八曰徐之、此謂八道。

一に曰く、之れを高くし、二に曰く、之れを下《ひく》くし、三に曰く、之れを左にし、四に曰く、之れを右にし、五に曰く、之れを深（深）くし、六に曰く、之れを淺くし、七に曰く、之れを疾《と》くし、八に曰く、之れを徐《おもむ》ろにす。此れを八道と謂う。

【注釈】

（一）玉茎の玉壷内での動きをいう。『養生方』本文九十四は「六に曰く」まであり、そこまでの内容は同じ。『合陰陽方』本文五には十脩としてみえ、「七日希之、八日数之」が異なる。

【口語訳】

一に曰く、高く突き、二に曰く、下《ひ》く突き、三に曰く、左に突き、四に曰く、右に突き、五に曰く、深く突き、六に曰く、浅く突き、七に曰く、すばやく突き、八に曰く、徐《おもむ》ろに突く。これを八道という。

十五（一）

●十脩暨備、十埶豫陳、八道雜（二）。椄刑以昏、汗不及走（三）。遂氣血門（四）、翕因榣前（五）、通辰利筋（六）、乃祭八㠉（七）、觀氣所存、乃智五音（八）。孰後孰先（九）。

十脩暨に備わり、十埶豫《あらかじ》め陳《つら》ね、八道雜《まじ》う。刑（形）を椄（接）するに昏を以てすれば、汗走るに及ばず。氣を血門に遂《とお》し、翕《す》い因《の》（咽）み前を榣《ゆ》らし、辰（脈）を通じ、筋を利して、乃ち八㠉（動）を祭（察）し、氣の存する所を觀、乃ち五音を智《し》（知）る。孰《いず》れか後にし、孰《いず》れか先にせん。

【注釈】

（一）『合陰陽方』本文二に同様の内容が記される。

（二）雜のあとに、句読をしめす記号「˪（ちゅ）」がある。ここを句点とした。【馬】はここを読点とし、つぎの昏のあとで句点。以下、【馬】は筋、存、先のあとに句点をうつ。

（三）椄刑以昏、汗不及走――夜に交われば、（涼しいので）汗はでない、と解した。【馬】は「昏」のあとに句点をうち、汗の話は後ろにつなげる。そして【馬】は「汗」は「汚」の誤りとし、「汚」は「穢」「濁」で「精」に通ずる（なぜなら『五十二病方』で「精」を「悪」とするので）とする。【馬】はこの文を「精液はなお体内に保存されて排出しない」と解す。【馬】にはしたがわない。「及」を【田野】は「及（疾）」とするが、仮借の例が見当たらないため、したがわない。

（四）遂氣血門――気を女性の陰部にめぐらす。「遂」は、とおす。ゆきわたらせる。「血門」は、【宋】の「気血の門戸。此処は陰部をいう」にしたがう。【馬】は「気血」と解し、「人体内の気血を門戸と同様にめぐりゆかせ阻ませない」と解するが、訓読しづらい。なお『合陰陽方』本文二は、「遂氣宗門」につくる。

（五）翕因榣前――「翕」は気を吸う。「因」は「咽」、唾を咽《の》むと解した。『合陰陽方』本文二に「因唾」とある。「榣前」は、前のもの（男性の陰部）を揺らす、と解した。「前」は『黄帝内経素問』痿論の注に「宗筋は前陰なり」とみえる。和語でも「前《まえ》」は、「陰名にいう俗称秘語、男女根に共通して用いられる」（前掲『陰名語彙』三〇九頁）。揺らすことは、『淮南子』精神訓にみえる導引の「熊経鳥申」の注に「経とは動き揺するなり」とある。揺することによって其の箇所に気がめぐるのであろう。

（六）通辰利筋――玉茎のようすと解した。「辰」は「脈」。「脈」は玉茎が怒張して脈打つこと。『合陰陽方』本文九に「前脈皆な動き」とみえる。「前脈」は「前陰」すなわち男性の陰部。「筋」は玉茎が怒張して筋張るようす。『天下至道談』本文二十に「大にして堅からざるは筋至らざるなり」とみえる。【馬】は「筋脈を通達させ、筋骨を強健にする」と解す。

（七）八噇――交接時の八種の動き。本文十六参照。

（八）五音――交接時にあげる女性の五種類の声。本文十七参照。

（九）後――【田野】は「后」とするが写真版では「後」。

【口語訳】

十脩をすでに備え、十勢をあらかじめつらね、さらに八道をまじえる。夜に交接すれば（暑くなく）、汗がだらだら流れない。気を血門（女性の陰門）に遂《とお》し、（精気を）吸い、（唾を）飲み、前のものを揺らしながら、脈うたせ、筋張らせながら、八動の効果を察し、気の存するところを観つつ、五音のあがるようすを聴き知る。そうやって、いずれを先におこない、いずれを後におこなえばよいかをはかるのである。

十六

八㠉(一)、一曰接手(二)、二曰信紂(三)、三曰平甬(四)、四曰直踵(五)、五曰交股(六)、六曰振銅(七)、七曰廁枸(八)、八曰上暴(九)。

八㠉（動）は、一に曰く、手を接《つな》ぐ。二に曰く、紂（肘）を信（伸）ばす。三に曰く、平らにして甬《おど》（踊）る。四に曰く、踵《くびす》を直くす。五に曰く、股を交じえる。六に曰く、振るひ銅《うご》（動）く。七に曰く、廁《かたわら》（側）に枸《ま》（鉤）ぐ。八に曰く、上に暴《ま》（鉤）ぐ。

【注釈】

（一）八㠉――交合の際の女性の動作が順をおって記される。本文十八にその意味内容が説明される。そこでは「八観」とよばれる。また『合陰陽方』本文六も順番は異なるが同じ内容。詳しくは『合陰陽方』本文六の注釈参照。さらに『医心方』巻二八房内、十動第九に同様の内容が記される。

（二）接手――女性が（だきあった男性の背中に手をまわして）両手をつなぐ。

（三）信紂――ひじをのばす。「信」は「伸」。「紂」は「肘」。

（四）平甬――体を平らに横たえ、踊り上がる。「甬」は「踊」。

（五）直踵――かかとをまっすぐにさせる。【龍】は「女子が脚踵を伸出さす」。【宋】は「腿脚を伸直さす」と解す。

（六）交股――ふとももを（だきあった男性の体の上で）交叉させる。【龍】【宋】は「男女の大腿、相交わる」と解す。

（七）振銅――からだを振動させる。「銅」は「動」。

（八）廁枸――体を横向きに「くの字」にする。「廁」は「側」。「廁」を【田野】は「厠」とするが写真版では「廁」。「枸」は「鉤」。

（九）上暴――脚を上にあげて体を折り曲げる。

【口語訳】

（交合の際の女性の）八種の動きは、一に曰く、両手を（だきあった男性の背中にまわして）つなぐ。二に曰く、両肘をまっすぐに伸ばす。三に曰く、体があおむきに横たわったまま、せりあがる。四に曰く、両脚を踵までまっすぐに伸ばす。五に曰く、ふとももを（だきあった男性の体の上で）交叉させる。六に曰く、体をぶるぶる振るわせる。七に曰く、横向きに、くの字になる。八に曰く、脚を上におりまげる。

十七（一）

●五言（二）、一曰候息（三）、二曰椯息（四）、三曰累哀（五）、四曰吙（六）、五曰齘（七）、審蔡五言、以智其心。審蔡八瞳（八）、以智其所樂所通。

五言（音）は、一に曰く、候《のど》（喉）もて息《いき》す。二に曰く、椯《あえ》（喘）ぎて息《いき》す。三に曰く、累《しき》りに哀《かな》しむ。四に曰く、吙《は》く。五に曰く、齘《はぎしり》す。五言（音）を審蔡（察）して、以て其の心を智《し》（知）る。八瞳（動）を審蔡し、以て其の楽しむ所、通ずる所を智《し》（知）る。

【注釈】

（一）五音の具体的な内容については、原文二十五にみえる。また『合陰陽方』本文七にも同様の内容がみえる。『合陰陽方』本文七参照。

（二）五言——「言」の篆書形（）は「音（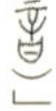）」に近い。形の誤りと解した。

（三）候息——のどでする息。「候」は「喉」と解した。「候」を【田野】は「侯」とするが写真版では「候」。『合陰陽方』本文七では「制（瘛）息」。

（四）椯息——あえぐ息。「椯」は「喘」と解した。

（五）累哀——しきりにむせびなくこと。「累」は、しきりに。「哀」は、かなしむ。【龍】の「連続嘆気」にしたがう。

（六）吙——火のように熱く吐き出す息と解した。「吙＝疢」は『説文解字』に熱病。『合陰陽方』は「吙＝瘩」。【宋】【馬】は「吙」とし、『玉篇』をひき「呼気」と解す。【宋】は「女子の性交時に発し出だす所の呼吸の声あるいは嘆息の声」とする。

（七）齘——はぎしりする。『説文解字』に「齘は、歯相い切するなり」。『合陰陽方』本文七は「喃」につくる。【宋】【馬】は「喃」にすべきだという。

（八）八審蔡——「蔡」は「察」と解した。

【口語訳】

五音は、一に曰く、喉息（ひいひいいう）。二に曰く、喘息（ぜいぜいいう）。三に曰く、累哀（かなしげにむせびなく）。四に曰く、疢（はあはあいう）。五に曰く、齧（ぎりぎり歯ぎしりする）。五音を審《つまびら》かに観察して、その心を知る。八動を審かに観察して、その楽しむ所、通ずる所を知る。

十八（一）

●接手者、欲腹之傅。（二）信紂（三）者、欲上之麻且據也。（四）廁（五）枸（六）者、旁欲麻也。交股者、刺大（七）過也。直踵者、宋不及。上暴者、下不級心也。（七）平甬者、欲淺。振銅者、至善也、此謂八觀。（八）

手を接《つな》ぐは、腹を之れ傅《つ》けんと欲す。紂《ひじ》（肘）を信《の》（伸）ばすは、上を之れ麻《こす》（摩）り且つ據《おさ》えんと欲するなり。廁《かたわら》（側）に枸《ま》（鉤）ぐるは、旁《かたわら》を麻《こす》（摩）らんと欲するなり。股を交《ま》じえるは、刺すこと大《はなは》だ過ぎんとするなり。踵《くびす》を直くするは、宋《ふか》（深）きこと及ばず。上に暴《ま》ぐるは、下、心《しん》に級《およ》（及）ばざるなり。平らにして甬《おど》（踊）るは、淺からんと欲す。振るい銅《うご》（動）くは、至善なればなり。此れを八觀と謂う。

【注釈】

（一）——本文十六の解説。『合陰陽方』本文六とほぼ同じ。同箇所参照。

（二）欲腹之傅——腹部を密着させたいと思う。「傅」は、つける。『素女経』（『医心方』巻二八、十動所引）に「一に曰く、両手もて人を抱くは、体の相い薄《つ》き、陰の相当たるを欲するなり」とみえる。

（三）紂——「紂」は「肘」。

（四）欲上之麻且據也——（女性の陰部の）上の方を、こすってあててほしいのだ。「麻」は「摩」、摩擦する。「據」は、よる、おさえる。『合陰陽方』本文六は「距」。【馬】は「距」にかえる。前掲『素女経』は「其の両肶《もも》を伸《の》ばすは、其の上方を切磨《こす》らんと欲するなり」。

（五）廁——「廁」は「側」。「廁」を【田野】は「廁」とするが写真版では「廁」。

（六）枸——「枸」は「鉤」。

（七）大——【田野】は「太」とするが写真版では「大」。

（八）下不級心也——「級」は「及」。中心におよばない、と解した。【宋】は「交合が陰道の穹窿部分に到達しない」と解す。

（九）八観——交合中の八種の女性の動作を観察するという意味だろう。『合陰陽方』本文六では「八動」。

【口語訳】

（だきあった男性の背中に手をまわして両）手を接《つな》ぐのは、腹をぴったりとくっつけたいからだ。肘《ひじ》を伸《の》ばすのは、（陰門の）上をこすって、おしつけてほしいからだ。横向きに身体をおりまげるのは、（陰門の）旁《かたわら》をこすってほしいのだ。ふとももを（男性の体の上で）交叉させるのは、ふかく刺し入れてほしいのだ。踵《くびす》をまっすぐにのばすのは、深さが及ばないのだ。からだを上にえびのようにまげるのは、下《しも》のものが、中心にまでとどいていないからだ。あおむけで、せりあがるのは、浅くしてほしいのだ。ぶるぶると痙攣するのは、最高によいからだ。これを八観という。

十九

●氣上面熱（一）、徐呴（二）。乳堅（三）鼻汗（四）、徐葆。舌薄而滑（五）、徐傅（六）。下夕股濕（七）、徐操（八）。益乾因唾（九）、徐緘（一〇）。此謂五微、此謂五欲（一一）、微備乃上（一二）。

氣上り面熱ければ、徐ろに呴《は》（呴）く。乳《ちち》堅く鼻《はな》に汗かけば、徐ろに葆《いだ》（抱）く。舌薄くして滑らかなれば、徐むろに傅《つ》く。下夕《しおみ》ちて股濕《しめ》れば、徐ろに操《と》る。益《のど》（嗌）乾き唾《の》を因（咽）まば、徐ろに緘《うご》（撼）かす。此れを五微（徵）と謂い、此れを五欲と謂う。微《きざし》（徵）備われば乃ち上《のぼ》る。

【注釈】

（一）氣上面熱――上気して顔があつくなる。

（二）徐呴――おもむろに息をはくと解した。「呴」は「呴」。【宋】は「息をはく」こととする。呼吸法で体調をととのえるのだろう。『玉房秘訣』（『医心方』巻二八、五徴所引）は「徐徐に之れを合す」。

（三）乳堅――乳首がかたくなる。

（四）鼻汗――鼻に汗をかく。

（五）舌薄而滑――不詳。「薄」は、うすい。しかし『合陰陽方』本文二は「漙《たん》（露が多い）」につくる。本来、その意味で唾液が多いことであったかもしれない。【宋】は「舌苔が淡く薄くして滑利」と解す。

（六）徐傅――くっつける。『合陰陽方』は「屯」。【馬】は「敷」につくる。

（七）下夕股濕――下半身がぬれてくる。「夕」は「汐」。『合陰陽方』本文二は「汐」。『管子』軽重乙に「天下の朝夕定む可きか」とみえ、郭沫若の『集校』は、「朝夕は猶お潮汐のごとし」という。【馬】【宋】は「夕」は「液」の誤りとするがしたがわない。

（八）徐操――いちもつをとる。

（九）益乾因唾――女性がのどがかわき、つばをのみこむこと。「益」は「嗌」で、のど。「因」は「咽」で、のむ。『合陰陽方』本文二は「嗌乾咽唾」。

（一〇）徐絨――いちもつをおもむろに揺り動かすこと。「絨」は「撼」で、うごかす。『合陰陽方』本文二は「徐撼」。

（一一）此謂五徴、此謂五欲――これらを五種類の徴候といい、五種類の欲望という。【宋】【馬】にしたがい「徴」は「徵」のあやまりと解した。『合陰陽方』本文二は「此胃五欲之徵」。

（一二）微備乃上――きざしがあらわれれば、女性の上にのぼる。「微」は「徵」。

【口語訳】

（女性が）上気して顔が熱くなれば、おもむろに息をはく。（女性の）乳首が堅くなり鼻に汗をかいてくれれば、おもむろに抱《いだ》く。（女性の）舌が薄くなり、（唾液で）滑らかになれば、おもむろに（いちもつを）くっつける。（女性の）下《しも》がぬれて股がしめってくれれば、おもむろに（いちもつを手に）とる。（女性が）のどがかわき、唾をのみこむようになれば、おもむろに（いちもつを）ゆりうごかす。これを五徴といい、これを五欲という。徴《きざし》があらわれれば、（女性のうえに）上《のぼ》る。

二十（一）

●怒而不大（二）者、膚不至（三）也。大而不堅者、筋不至（四）也。堅而不熱者、氣不至（五）也。三至乃入（六）。

怒して大ならざるは、膚至らざるなり。大にして堅からざるは、筋至らざるなり。堅くして熱からざるは、氣至らざるなり。三至すれば乃ち入《い》る。

【注釈】

（一）『雑禁方』巻末逸文（本書では『天下至道談』巻首として扱った）、『養生方』にほぼ同じ。「怒而不大者、肌不至也。大而不堅者、筋不至也。堅而不熱者、氣不至也。肌不至而用則遺、氣不至而用則避、三者皆至、此胃三脂」（『雑禁方』巻末逸文）。『玄女経』（『医心方』巻二八、四至第十所引）は、「玉茎不怒、和氣不至、怒而不大、肌氣不至、大而不堅、骨氣不至、堅而不熱、神氣不至」。肌不至が肌気不至に、筋不至が骨気不至に、気不至が神気不至になっている。

（二）怒而不大——怒張しても大きくならない。

（三）膚不至——玉茎の「膚」と解した。【宋】は「即ち肌氣、此の句、氣血未だ肌膚に流注せざるを謂う」。

（四）筋不至——玉茎の「筋」と解した。【宋】は「筋氣、此れ氣血未だ筋骨に流れざるを謂う」。

（五）気不至——【宋】は『玄女経』の語をとりいれ、「神氣至らずを謂う」とする。

（六）三至乃入——膚不至・筋不至・氣不至の三が至れば挿入する。『雑禁方』巻末逸文は、「三者皆な至る、此れを三詣と謂う」。【宋】は「肌気、筋気、神気の三者がみな至れば、はじめて交合できる」。

【口語訳】

怒張しても大きくならないのは、膚《はだ》が十分でないからだ。大きくなっても堅くならないのは、筋《きん》が十分でないからだ。堅くなっても熱くならないのは、気が十分でないからだ。三つが十分になれば入《い》れる。

二十一[一]

壹已[二]清湸[三]出、再已而糗如靡骨[四]、三已而蟍[五]、四已而膏[六]、五已而鄉[七]、六已而精如黍粱[八]、七已而懘[九]、八已而肌[一〇]、九已而黎[一一]、十已而滊[一二]、滊而復滑[一三]、朝氣乃出[一四]。

壹《ひと》たび已《お》わりて清湸（涼）出づ。再び已わりて糗（臭）うこと骨を靡《くだ》くが如し。三たび已りて蟍《こ》ぐ。四たび已わりて膏《あぶらい》づ。五たび已わりて鄉《かお》（薌）る。六たび已わりて精《せい》、黍粱《きび・あわ》の如し、七たび已わりて懘《とどこお》（滞）る。八たび已わりて肌《あぶらい》（脂）づ。九たび已わりて黎《のりい》づ。十たび已わりて滊《つ》（迄）く。滊（迄）きて復た滑らか、朝氣乃ち出づ。

【注釈】

（一）――『合陰陽方』本文八に同様の文がある。

（二）已――【宋】にしたがい、女性が高潮に達することと解した。「已」は、おわる。やめる。【馬】は完成する。

（三）清湸――「湸」は「涼」と同じ。『合陰陽方』本文八は「清涼」。【宋】は「交合の第一回目で清涼な快感が出現する」と解す。

（四）糗如靡骨――「糗」は「臭」。「靡」は、くだく、また腐爛したにおい。『漢書』元后伝に「当に身を殺し骨を靡《くだ》くべし」とみえる。『合陰陽方』本文八は「燔」につくる。やく。

（五）蟍――こげる。『合陰陽方』本文八は「澡」。【宋】【馬】は「燥」に通じるとする。【宋】は「交合の時に発するこげたようなにおい」と解す。

（六）膏――あぶら。軟膏の膏。

（七）鄉――薌。かおる。穀類のかおり。

（八）精如黍粱――文脈からみてここの「精」は女性の「精」と解した。「黍粱」は、きびとあわ。【宋】は「精がきびやあわの粥のようにとろりと出る」と解す。『合陰陽方』本文八は「滑」。

（九）懘――とどこおる、ねばつくと解した。「懘」は、つかれる、きわまる。「懘」は「滞」に通ず。【宋】は「膠着持久」。『合陰陽方』は「遅」。「滑」の反対と解した。

（一〇）肌――ねっとりとしたあぶらがでる。【宋】【馬】は「脂」と解す。【宋】は「陰部から分泌した膏よりもさらにねっとりとした脂状のもの」。【馬】は「凝結した脂肪の感じ」。

（一一）黎――「黎」は、のり、くつのり。履《くつ》をつくるときの糊。【宋】【馬】は「膩」にかえる。「膩」は、あぶらっこい。『合陰陽方』は「膠」。にかわ、くっつく。

（一二）瀌――「瀌」は、しおみずだが、ここは「汽」だろう。「汽」は「汔」に通じ、つきる。【宋】【馬】は「迄」に通じるとする。「迄」は、いたる。【宋】は「交媾が高潮に到達する」。【馬】は、おわると解す。『合陰陽方』本文八は、「緉」。

（一三）滑――なめらか。陰液があふれてきて陰道が滑らかになると解した。

（一四）朝氣乃出――朝の気がうみだされる。はじめの「清涼出づ」に通じると解した。宋は「早朝の清新でさわやかな空気がうみだされる」。

【口語訳】

一《ひと》たび（女性が）達すると清涼な気がでる。再び達すると骨をくだいたようなにおいがする。三たび達すると焼け焦げたようなにおいがする。四たび達すると膏《あぶら》がでてくる。五たび達するとよい薌《かおり》がする。六たび達すると（女性の精）がきびやあわ（の粥）のように（とろりと出る）。七たび達するとねばつく。八たび達すると脂《あぶら》がでてくる。九たび達するとくっつく。十たび達するとつきる。つきるが、また（あそこがぬれてきて）滑らかとなり、朝のさわやかな気が生じてくる。

二十二（一）

●一曰笄光（二）、二曰封紀（三）、三曰澗瓠（四）、四曰鼠婦（五）、五曰穀實（六）、六曰麥齒（七）、七曰嬰女（八）、八曰反去（九）、九曰何寓（一〇）、十曰赤纎（一一）、十一曰赤鼓九（一二）、十二曰硶石（一三）。

一に曰く笄光《けいこう》、二に曰く封紀《ほうき》、三に曰く澗瓠《かんこ》、四に曰く鼠婦、五に曰く穀實、六に曰く麥齒、七に曰く嬰女、八に曰く反去、九に曰く何寓、十に曰く赤纎、十一に曰く赤鼓九、十二に曰く硶石。

【注釈】

（一）――ここは女性の陰部の各部分の名称をしるす。『養生方』本文百に「女陰図」がある（注末図版1、2）。『養生方』本文九十三、『医心方』巻二十八所引の『洞玄子』『玄女経』に同様の記述がみえる。なお石原明（『医心方』巻第二十八房内、至文堂、一九六七年、二六七頁）に「丹穴図《たんけつず》」の描きおこしと学名対照表（注末の図版3）がある。「丹穴図」は幕末の医家、森立之の手稿にあった略画にもとづく。なお『医心方』を孫引きした『衛生秘要抄』に傍註があり、考察の手がかりとなる（前掲『医心方』二六四～六頁の石原明「女子性器の唐代学名」参照）。『養生方』「女陰図」と「丹穴図」を比較してみると「女陰図」では、「麦歯」と「赤朱」の位置がはなれているのに、「丹穴図」では同じ位置に描かれ、ともに小陰唇を示すとされている。「女陰図」では下方に描かれ過ぎている。あるいは「女陰図」の図自体が転倒しているのかも知れない。「穀実」が陰核亀頭だとすれば「女陰図」は馬王堆医書出土以前のものであるため、再検討を要する。

（二）笄光――「笄」は、こうがい。「笄光」で「こうがいの光り」の意味。『養生方』本文百「女陰図」は、「□光（□は欠字）」。【宋】【馬】は前掲『洞玄子』の「金溝」に通じるとする。石原明によれば、「金溝」は「前陰唇交連（Commissuralabiorumanterior）」。【宋】は「陰道口あるいは陰道前庭」。

（三）封紀――「封」は、つちもり。関連は不明だが、和語の「土手《どて》」は、「陰阜の俗称。ほがみ・おか・紅臼山・花の山等の類称もあるが、この称は陰上だけでなく陰唇のことにもいった」（前掲『陰名語彙』二二九頁）とされる。「紀」は、かなめ、もとい等。本文二十五に「紊哀する者は、尻彼（頗）疾くして封紀を蹱（動）かす」とみえる。【宋】は「玉門あるいは陰戸、すなわち大小陰唇」である。

（四）凋瓠――【周世栄】・『馬王堆出土医書字形分類索引』・【馬】【田野】は「調」とする。しかし字形は明らかに隷書形の「さんずい」である。【宋】は「凋」につくる。【宋】にしたがう。「瓠」は、ふくべ。ひょうたん。「凋瓠」は「たにがわのふくべ」。『養生方』本文九十三は「拈（枯）瓠」。【馬】は『洞玄子』の「玄圃」。【宋】は「外陰玄圃」。石原明によれば、「玄圃」は「陰核包皮（Preputiumclitoridis）」。

（五）鼠婦――『養生方』に「□鼠」。『玄女経』第三猿搏（『医心方』巻二十八、九法第十二所収）に「女をして偃臥せしめ、男、其の股を担《にな》い、膝還《ま》た胸を過ぎ、尻と背と倶に挙ぐ。乃ち玉茎を内《い》れ、其の臭鼠《しゅうそ》を刺す」と「臭鼠」とある。【宋】は「小陰唇」。石原明は「陰核亀頭（Glansclitoridis）」とするが、次の「穀実」も「陰核亀頭（Glansclitoridis）」とされており、同じ箇所をさすとは考えにくい。ここは【宋】にしたがう。

（六）穀實――『養生方』本文百「女陰図」に「穀□」。『天下至道談』本文十三の「四曰㔁實（四に曰く、實を㔁《なぐさ》（㔁）む）」・『養生方』本文九十七の「□□□實」も「穀実」のことであろう。『玄女経』第一龍飜（『医心方』巻二十八、九法第十二所収）に「女をして正しく上に向かいて偃臥せしめ、男、其の上に伏し、股は床に隠す。女、其の陰を挙げて以て玉茎を受く。其の穀実を刺し、又た其の上を攻む。疎緩《ゆる》やかに動揺させ、八浅二深す」とみえる。これによれば浅い位置にある。また『洞玄子』に（『医心方』巻二十八、臨御第五所収）には、「即ち陽鋒を以て其の穀実を攻め…」とみえる。【宋】は「蔭蒂」。石原明は「陰核亀頭（Glansclitoridis）」。穀実は穀物の実の形で、形状からみても、おそらくこちらが陰核亀頭をさすと思われる。

（七）麥齒――「女陰図」も同じ。『洞玄子』（『医心方』巻二十八、施写第一九所収）に「男は須《すべから》く浅く抜き、琴弦・麦歯の間に遊び…」とみえる。【宋】は「陰道口の処女膜」。石原明は「小陰唇（Labiumminuspudendi）」。

（八）嬰女――嬰は嬰児、みどりご。『玄女経』第五亀騰（『医心方』巻二十八、九法第十二所収）に「深く玉茎を内《い》れ、嬰女を刺す」とあり、腟内と想像される。【宋】は「陰道内の後穹窿」。石原明は「大前庭腺（Glandulavestibularismajor）」。なお石原明は「丹穴図」全体を祭祀体系のひながたと考える。そのなかにあって「嬰女」は「犠牲としての少女」と解されている。

（九）反去――【宋】は「去」を「阹」と解す。これは『説文解字』に「山谷に依り牛馬の園を為す」とみえる。【宋】は「陰道内の左右の穹窿」。

「反去・何寓・赤纔」は他書に相当するものがない。

（一〇）何寓――宋は『洞玄子』にみえる「丹穴あるいは幽谷」とし、「陰道の穹窿」。

（一一）赤纔――「纔」は『馬王堆出土医書字形分類索引』に音不詳とする。あるいは「繳《しゃく》」のあやまりか。「繳」は、あかいいと。【宋】は「あるいは丹穴」とし、「陰道口あるいは陰道の穹窿」。

（一二）赤豉九――「豉」は、みそ・なっとうのたぐいのもの。【馬】【宋】は「九」を衍字とし、『玄女経』の「赤珠」とする。「赤珠」は「赤朱」として「女陰図」にみえる。【宋】は「陰道の穹窿内の子宮頚口」とする。

（一三）硰石――「硰」は、すな。【馬】は『洞玄子』の「磔勒」とする。【田野】は「磔」。【宋】は『玄女経』『素女経』の「昆石」という。

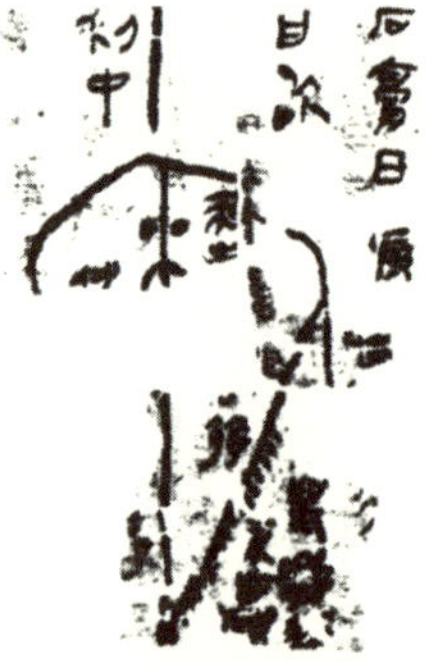

図版1『養生方』の図
『馬王堆帛書［肆］』67頁

【笄】光
【臭】鼠□□
麥齒　穀【實】
赤朱（珠）【琴】弦
付□

図版2 同釈文
同上　118頁

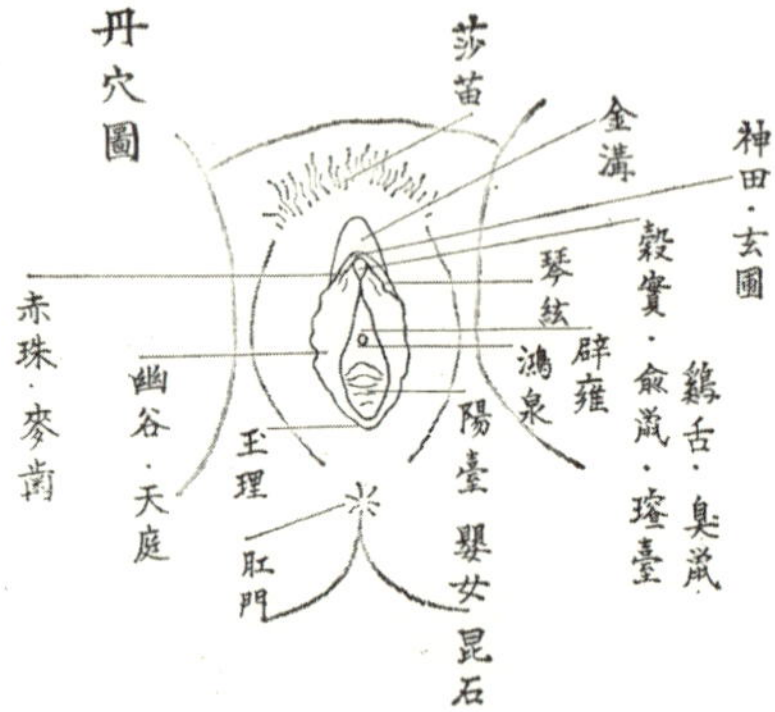

附録〔二〕

丹穴図の女子性器学名対照表

漢名	現行学名	国際学名 (L. N. A)
丹穴，玉戸，玉門	膣	Vagina.
莎岡	恥丘	Mons Pubis.
子宮，朱室	子宮	Uterus.
金溝	前陰唇交連	Commissura labiorum anterior.
玉理	後陰唇交連	Commissuralabiorum posterior.
玉門口，子門，子戸	外子宮口	Orificium externum nteri.
鴻泉	外尿道口	Ostium urethrae externum.
赤珠，麦歯	小陰唇	Labium minus pudendi.
幽谷，天庭	膣前庭窩	Fossa vestibuli vaginae.
神田，玄圃	陰核包皮	Preputium clitoridis.
辟雍	膣尿道隆起	Carina urethralis vaginae.
穀実，愈鼠，璿台 鶏舌，臭鼠	陰核亀頭	Glans clitoridis.
琴絃	陰核小帯	Frenulum clitoridis.
陽台，嬰女，昆石	大前庭腺	Glandula vestibularis major.

（学名同定　石原　明）

図版3『医心方』宮内庁書陵部蔵本 巻第廿八 房内267頁
附録［二］丹穴図［森立之手稿にもとづき描き起こしたもの］

【口語訳】

（その部分の名称は）一に曰く、笄光、二に曰く、封紀、三に曰く、澗瓠、四に曰く、鼠婦、五に曰く、穀實、六に曰く、麥齒、七に曰く、嬰女、八に曰く、反去、九に曰く、何寓、十に曰く、赤繳、十一に曰く、赤豉九、十二に曰く、磣石。

二十三（一）

得之而物擇（二）、成死有薄（三）、走里毛（四）、置玫心（五）、脣盡白（六）、汗留至國（七）、已數以百（八）。

之れを得て擇《す》（釋）つる物《な》（勿）かれ、死を成せば薄《はく》有り。里（理）毛に走らせ、玫心に置かば、脣《くちびる》盡《ことごと》く白く、汗留《なが》（流）れて國《ひざうら》（膕）に至り、已《すで》に數うること百を以てす。

【注釈】

（一）――『合陰陽方』本文八に類似の文がある

（二）得之而物擇――「物」は「勿」、なかれ。「擇」は「釋」、すてる。「之れ（女性から精気）を得て（男性の精気・精液）を擇《す》（釋）つる勿かれ」と解した。【宋】は「房中補益の機会を得ればむやみに放棄してはいけない」を直訳とし、ここは「交合には持久力が必要」という意味だとする。

（三）成死有薄――「（玉茎が）死を成せば薄（迫害）有り」と解した。【宋】は「陰茎が萎縮することを死」、「薄は迫」とし、ここの意味は「陰茎が萎えてしまうまでに房事を終えなければ、人体に害がある」という。『合陰陽方』本文八も同じ。

（四）走里毛――「（得られた女性の精気を）理毛（皮膚や毛のすみずみ）に走らす」と解した。「里」は「理」、腠理。皮膚の肌目。

（五）置玫心――不詳。字形を「玫《ばい》」と解した。「玫《ばい》」は美玉。「玫《ばい》」は「枚」に通じ、「みき」と解した。とりあえず「玫心」で幹の中心、つまり体の中心と解したが、無理が多い。【宋】【馬】【田野】は「玫」ではなく「枖」とするが、「枖」の文字には見えないように思われる。かりに「枖」だとすれば、それは「夭」に通じ、また「腰」に通じるとする。それだと「（その精気を）枖（腰）の（中）心に置く」と解しうる。【宋】は「進めて腰身と内臓に至らせる」といい、「心」を内臓と解す。【馬】は「走里毛、置枖心」は、脱文があるはずだとし、具体的な意味は不明とする。

（六）脣盡白――女性の唇が（快感により血の気がひき）真っ白になると解した。【宋】は「女子の性交が高潮にたっする反応をさす」。

（七）汗留至國――汗流れて膕《ひざうら》に至る。「留」は「流」。「國」は「膕」で「ひざのうら」。

（八）已數以百――「（交合の抽送は）已《すで》に数うること百を以てす」と解した。【馬】は「已」を「止《や》む」「畢《おわ》る」と解す。

【口語訳】

（女性から精気を）得れば（その精気を放出して）釋《す》ててはいけない。（玉茎が萎えて）死んでしまえば身体に害がある。（得られた精気は）肌のきめや毛髪のすみずみにまでゆきわたらせ、さらに体の中心にとどまらせるようにすれば、（女性は快感のあまり）唇が蒼白になり、汗が流れて膝の裏にまで至るようになる。（そのときには玉茎の抽送は）すでに百回をこえているのだ。

二十四

●人人有善者(一)、不失女人(二)、女人有之、善者獨能(三)。毋予毋治(四)、毋作毋疑(五)、必徐以久、必微以持、如已不已、女乃大台(六)。

人人に善くする者有り、女人を失わず、女人之れ有りて、善くする者獨り能くす。予うる毋かれ、治むる毋かれ、作《おこ》る毋かれ、疑《ぎ》す毋かれ、必ず徐ろに以て久しくし、必ず微《わず》かに以て持し、已《や》むが如くして已まざれば、女乃ち大いに台《よろこ》(怡)ばん。

【注釈】

(一)人人有善者――「人人に善くする者有り」と訓読し、「人々のなかに(房中補益の法を)善くする者がいる」と解した。「人人」は人の後に「〻」の記号がつく重文。【宋】【馬】はともに「人人」の後の「人」は衍字だとし、「人有善者」にかえる。「善者」は、【宋】は「房事を処理するに善なる人」、【馬】は「養生家」。

(二)不失女人――「女の人を失うことはない」と解した。【宋】は「失」を「先」にかえ、「女子が性衝動をおこす前に交合をおこなってはいけない」と解すが、したがわない。【田野】も「先」。

(三)女人有之、善者獨能――「女人之れ有りて、善くする者独り能くす」と訓読し、「女性がいればこそ、房中術を善くする者はその能力を発揮できる」と解した。

(四)毋予毋治――「予うる毋かれ、治むる毋かれ」と訓読し、「(精をむやみに)あたえてはいけない、(性急に房事を)おさめてはいけない」と解した。【馬】は「予」は「施す」で精を瀉《だ》す意味、「治」は「求めて得」。【宋】は「予」を「猶予」、「治」は「あせって事を治める」。

(五)毋作毋疑――【宋】は「作」は「興」、「起」。「疑」は「遅疑」とし、「房事に対して、興奮しすぎてもいけないし、ぐずぐずおこなってもいけない」と解す。【宋】にしたがう。

（六）如已不已、女乃大台――「已」は、やむ、おわる。「台」は「怡」に通じ、よろこぶ。本文二十七に「務在房久、句能遅久、女乃大喜」とある。

【口語訳】

人々のなかに（房中補益の法を）善くする者がいる。（そういった者は）女人を失うことはない。女人がいればこそ、（房中補益の法を）善くする者はその能力を発揮できる。（精をむやみに）あたえてはいけない、（性急に房事を）おさめてはいけない、興奮しすぎてもいけない、だらだらおこなってもいけない。かならずおもむろにゆったりと、とりおこない、かならずわずかにうごかしながらこらえ、おわりそうになりながら、おわらなければ、女はおおいによろこぶだろう。

二十五

疾[一]息、下咸土陰光陽。[二]椯[三]息、氣上相薄、[四]自窅張。[五]彖哀[六]者、尻彼疾[七]而𡻱[八]封紀。[九]疢[一〇]者、鹽[一一]甘[一二]甚而養乃始。[一三]齘[一四]者、身振寒、[一五]置已而久。[一六]

疾（喉）もて息するは、下咸《しもみ》な陰を土（吐）き陽を光《かがや》かす。椯《あえ》（喘）ぎ息するは、氣上り相い薄《せま》り、自ら張るを窅《い》る。彖哀する者は、尻彼《しりすこぶ》（頗）る疾《はや》くして封紀を𡻱《うご》（動）かす。疢《は》（吹）く者は、鹽《とろ》け甘《あま》きこと甚しくして養《たのし》み乃ち始まる。齘《はぎしり》する者は、身振寒《ふるわ》し、置くこと已《すで》にして久しからんとす。

【注釈】

（一）疾——「疾」は「喉」。本文十七注釈参照。

（二）下咸土陰光陽——「女性の下半身（陰部）からみな陰が吐き出され陽を輝かす」と解した。「下」は文脈から、女性の下半身、すなわち陰部と解した。【宋】は「下身」と訳す。和語でも「下」《した・しも》は同様の意味（前掲『陰名語彙』一五三頁・一五八頁参照）。【宋】は「土」を「吐」、「光」を「充」と解す。【馬】は「咸」を「銜」、「土」を「瀉」、「光」を「昌」と解す。【馬】によれば、「下銜瀉陰昌陽」。

（三）椯——「椯」は「喘」に通ず。

（四）相薄——相い薄《せま》りと訓読し、切迫したようすと解した。

（五）窅張——怒張したものを容《い》れる、と解した。【宋】は「宮」と解す。【馬】は「容」。

（六）彖哀——『合陰陽方』本文七参照。

（七）彼疾——「彼」を【宋】にしたがい「頗《すこぶ》る」と解した。「疾」は、はやい。【馬】は「彼」を「疲」に解し、「疾」を「患」と解す。

（八）𥫗——うごかす。【宋】は「衝」と解す。本文二十二参照。
（九）封紀——【宋】は陰戸、玉戸と解す。本文二十二参照。
（一〇）疢——『合陰陽方』本文七参照。
（一一）鹽——【宋】にしたがい「艶」に通じると解した。とろける。羨み慕う。【馬】は「銜」につくる。
（一二）甘——甘しとする。楽しむ。
（一三）養——やしなう。たのしむ。満足する。【馬】は「痒」につくり、「悦」と解す。
（一四）齘——「齘」は、はぎしりする。『合陰陽方』本文七は「齧」につくり、【馬】は「齧」に通じるとする。
（一五）寒——ふるえる。【宋】は「撼《ふるえる》」のあやまり、あるいは「寒《さむくて》顫《ふるえる》」だろうとする。『合陰陽方』本文六・七は「振動」につくり、【馬】は「寒」は「動」に通じるとする。
（一六）置已而久——（玉茎を玉門内に）置くことを長くしてほしい。『合陰陽方』本文六は「欲人久持之也」、本文七は「欲人之久也」。

【口語訳】

喉でぜいぜい息をするものは、下《しも》がみな陰を吐き陽を光《かがや》かす。喘《あえ》いで息をするものは、気が上《のぼ》ってせつないようすとなり、自ら怒張したものを容《い》れようとする。累《しき》りにむせびなく者は、尻がとても疾《はや》くうごき封紀《ほと》を動《うご》めかせる。火のようにあつい息をはく者は、からだがとろけるようによくなり、悦楽の境地に没入しはじめる。歯ぎしりするものは、からだをぶるぶると振るわせ、（玉茎を）ずっといれたままにしておいてほしいとねがっている。

二十六（一）

是以雄杜（二）〈牡〉屬爲陽、陽者外也。⿰止隹扎（三）〈牝〉屬爲陰、陰者內也。凡牡之屬靡（四）表、凡牝之屬靡裏、此謂陰陽之數、牝牡之里（五）、爲之弗得、過在數已（六）。

是《ここ》を以て雄杜〈牡〉の屬、陽爲《た》り、陽なる者は外なり。⿰止隹（雌）扎〈牝〉の屬、陰爲り。陰なる者は內なり。凡そ牡の屬、表を靡《こす》（摩）る。凡そ牝の屬、裏を靡（摩）る。此れ陰陽の數、牝牡の里（理）と謂う。之れを爲して得ざるは、過ちは數《すう》に在るのみ。

【注釈】

（一）――ここは雌雄を陰陽にあてはめる。また外に生殖器をもつオス、内に生殖器をもつメスを、表裏としてとらえ、やはり陰陽の概念にあてはめようとしている。

（二）杜――「杜」は「牡」のあやまり。

（三）⿰止隹扎――「⿰止隹」は「雌」。「扎」は「牝」。

（四）靡――こする。「摩」に同じ。

（五）陰陽之數、牝牡之里――「里」は「理」。「数」「理」は、ともに、ことわり。『老子』五章の河上公注に「数、理数也」。『管子』覇言の注に「数、理也」。

（六）爲之弗得、過在數已――これをおこなって、うまくいかないのは、そのあやまちは陰陽・牝牡の数理《ことわり》を理解していないからだ。「数」は直前の「数」「理」すなわち、「ことわり」のことと解した。【宋】は「数」を「かず」すなわち性交の回数とし、交合時、陰茎が勃起しないのは、過失は、それをもちいる回数が多すぎるからだ、と解す。【馬】は、房事不能、陰萎となることだとし、「已」

を「甚だ」と解す。この文脈から、回数の話におよぶのは唐突なため、【宋】【馬】には、したがわない。

【口語訳】

そこで、オスの属は陽であり、陽は外である。メスの属は陰であり、陰は内である。およそ牡の属は（生殖器の）表《おもて》をこする。およそ牝の属は（生殖器の）内がわをこする。これを陰陽の数《ことわり》、牝牡《ひんぼ》の理《ことわり》という。ことをいたして、うまくいかないのは、その過《あやまち》は、この数《ことわり》（をつかんでいないこと）にあるのだ。

二十七（一）

娚樂（二）之要、務在房（三）久、句能遲久、女乃大喜、親之弟兄、愛之父母。凡能此道者、命曰天士（四）。

娚樂《のうらく》の要、務め房（遲）久に在り、句《いや》（苟）しくも能く遲く久しければ、女乃ち大いに喜び、之れが弟兄に親しみ、之れが父母を愛す。凡そ此の道を能くする者、命《な》づけて天士《てんし》と曰《い》う。

【注釈】

（一）――ここでは夫婦の和合が家族の円満を導くと説く。これまでの文脈には全くみられず、取ってつけたような結論である。房中術がもつ、いかがわしさや道徳性の欠如を、ほんのわずかではあるが儒教的なものへと接近させることによって、すこしだけ解消させようとしているかのようにみえる。

（二）娚樂――「娚《のう》」は「嫐《のう・どう》」で、たわむれる。なぶる。【馬】は「娚」は「嬲」とする。ここは男女の房事をさす。

（三）房――「房」は「遲」。

（四）天士――天道を知る人と解した。天道には陰陽がふくまれ、そこには当然、房中もふくまれる。房中を解する人を天士となづけることによって、房中がたんなる閨房の技術ではなく、天地の法にのっとった正当なものであることを主張しようとしている。『史記』封禅書に「天士将軍」。『漢書』李尋伝に「天士を抜擢し、任ずるに大職を以てす」とあり、顔師古の注に「天士とは天道を知る者なり」とみえる。

【口語訳】

男女の楽しみの要点は、（射精を）遅らせ、長持ちさせることにある。いやしくも遅らせ、長持ちさせることができれば、女はとてもよろこび、夫の兄弟に親しみ、夫の父母を愛するようになる。およそこの道をよくする者を天士とよぶのだ。

合陰陽方（一）

一

●凡將合(二)陰陽(三)之方、握手、出脘陽(四)、揗扌寸房(五)(六)、抵夜旁(七)、上竈綱(八)、抵領鄕(九)、揗承匡(一〇)、覆周環(一一)、下缺盆(一二)、過醴津(一三)、陵勃海(一四)、上常山(一五)、入玄門(一六)、御交筋(一七)、上欱〈歙〉精神(一八)、乃能久視而與(一九)天地牟存(二〇)。交筋者、玄門中交脈也(二一)、爲得操揗之、使體皆樂養(二二)、説澤以好(二三)(二四)。雖欲勿爲(二五)、作相呴相抱(二六)、以次戲道(二七)。

凡そ將に陰陽を合《あ》わせんとするの方、手を握り、脘陽《わんよう》に出で、扌寸房《ちゅうぼう》（旁）を揗《な》（循）で、夜《えき》（腋）旁《ぼう》に抵《いた》り、竈綱《そうこう》に上《のぼ》り、領鄕《りょうきょう》に抵り、承《じょう》（拯）匡《きょう》（頭）を揗《な》（循）で、周《めぐ》環ることを覆《くりかえ》し、缺盆《けつぼん》を下り、醴津《れいしん》を過《よぎ》り、勃海《ぼっかい》を陵《しの》ぎ、常山《じょうざん》に上《のぼ》り、玄門《げんもん》に入《い》り、交筋《こうきん》を御《ぎょ》し、精神を上《のぼ》らせ欲《す》えば、乃ち能く久視《きゅうし》して天地と牟《ひと》しく存す。交筋なる者は、玄門中の交脈なり。操るを得て之を揗《な》（循）づることを爲さば、體（體）をして皆な樂《たの》し養み、説《えつ》（悅）澤《たく》（懌）以て好からしむ。欲すと雖も爲す勿かれ、相い呴《は》き相い抱《いだ》くを作《な》し、以て戲道《ぎどう》を次《ほしいまま》（恣）にす。

【注釈】

（一）――『合陰陽方』は男女の交接の具体的技法を述べる。ここはいわゆる前戯の重要性をとき、身体の各部分を順番に愛撫していくようすが説かれる。ただし各部分の名称は不詳のものが多い。訳は一つにしぼったが注釈に異説をあげた。手からはじまり、肘、腋、肩、首筋、頭、鎖骨、胸、腹をとおり、陰部へと至る流れ、と解した。

（二）合――「合」は交合。媾合。

（三）陰陽――「陰陽」は男女。男女の氣。『黄帝内経素問』陰陽応象大論に「陰陽は血気の男女なり」とみえる。

（四）脘陽――「脘」は【馬】にしたがって「腕」と解した。腕陽は腕の外側。「釈文」では「捾」。

（五）揗――「揗」は、なでる。なぐさめる。愛撫すること。

（六）拊房――「拊」は「肘」。「房」は「旁」に通ず。ひじのあたり。

（七）夜旁――「夜」は「腋」に通ず。わき。

（八）竈綱――不詳。鎖骨と解した。「竈」はカマドで、肩の凹んだ部分、後出の缺盆ではないか。「綱」は綱状になった部分で鎖骨では。腕、肘、腋と順番にあがってきているので部位としては肩あたりが適当だろう。【龍】は「肩頭」、【宋】は「肩貞穴」ではないかという。【馬】は「竈綱」を目旁と解し、目のそばとする。

（九）領郷――【宋】は、くびすじ。「領」は衣服のえりの部分。【馬】は頭頂の「囟門《しんもん》」の両脇。

（一〇）拯匡――【馬】は「承光」ととらえる。宋も同じ。これは足太陽経の経穴。頭にある。『鍼灸甲乙経』巻三にみえる。

（一一）覆周環――不詳。「覆」は「反覆」、くりかえすの意味にとった。「周環」は、頭の周囲を周《めぐ》り環《めぐ》ることと解した。【宋】もほぼ同じ。【馬】は部位の名とする。「周」を「枕」ととり、「環」を「辺」ととり、「覆」は「復」で、返還、帰ととる。そして「枕」は足太陽経の経穴の「玉枕穴」とする。「玉枕」は後頭部の骨。

（一二）缺盆――『鍼灸甲乙経』にみえる。足陽明胃経の穴名。鎖骨のへこんだところ。

（一三）醴津――不詳。「醴」は甘酒。「津」は、わたしば。みなと。甘酒のでる渡し場という意味だろう。一応、乳首と解した。【宋】は「醴」が酒で、「人乳を蟠桃酒と為す」（『呉医匯講』）の説があることより、人乳の出る場所である乳頭ではないかと推測する。【馬】は「醴」が「臍」に通じるとして、へそのあたりと解す。なお『本草綱目』口津唾で、唾液の別名を「醴泉」といい、【龍】は「口腔」と解す。

（一四）勃海――不詳。へそをふくめての腹部と解した。『史記』封禅書に「勃海」「渤海」とみえる。「此の三神山、其の伝うるに渤海中に在り。…諸仙人及び不死の薬、焉《ここ》に在り」とある。仙薬をとるために乗り出すべき海にたとえているのではないかと思われる。人体で海のような場所とすれば腹部ではないか。【龍】は「勃海は即ち小海、肚臍を喩える」という。【宋】は「胸窩」とするが根拠を示さない。【馬】は隠語として「気海（臍の下、一寸五分のところ、呼吸の根本）」とする。

（一五）常山――不詳。恥丘と解した。「常山」は北岳、恒山。五岳の一。河北省にある。【宋】【馬】は「常」は「恒（文帝、劉恒の諱）」とする。【宋】は人体の曲がる骨と横骨の間の部位とする。【馬】は「恒山」は恥丘の隠語とする。勃海という海に浮かぶ神山の常山というイメージか。

（一六）玄門――陰門をさす。『老子』第一章に「玄の又た玄、衆妙の門」とみえる。房中術の用語は『老子』の言いまわしをかりることが多いとおもわれる（拙稿「『老子』と房中術」、『人文学論集』第九集、一九九一、参照）。『洞玄子』は玉門、『玉房秘訣』は女門。

（一七）交筋――後文に「玄門中の交脈」とされる。おそらく陰核をさす。筋の交わるところという意味。猪飼祥夫「房中術」（『中国医学史稿』一一、鍼灸OSAKA Vol. Ⅱ No. 3、一九九五）も「クリトリス」と訳す。

（一八）上欱精神――「欱」は「歙」のあやまりと解した。「歙精神」で精気を歙《す》う意味と解した。「精神」は本文八で「精神入りて臧（藏）さる」、『十問』本文四－三で「精神泉益」と、「精気」の意味で使用されている。【宋】も「精神は天の精気を謂う」とする。【宋】はまた「欱」は『説文解字』で「啜」、段玉裁の注は「欱と吸とは義近し」とする。【馬】は「欱」は「合」だとする。

（一九）久視――ながいき。久しく視つづけること。『老子』五九章に「長生久視の道」とある。河上公の注によれば「久視」は「久活」で久しく生き続けるの意味。

（二〇）牟存――「牟」は、ひとしい。

（二一）交脈――交筋に同じ。陰核だろう。脈の交わるところという意味。

（二二）體――「體」は「體」に通ず。

（二三）樂養――「養」も、たのしむ。馬は「癢」に通じるとし、「悦」の意だとする。『天下至道談』本文二十五参照。

（二四）説澤――「説」は「悦」、「澤」は「懌」に通じる。よろこび。

（二五）雖欲勿爲――女性が欲しても施してはいけない、と解した。【馬】は男性が「欲」すと解し、『黄帝内経素問』上古天真論に「其の精を竭《つ》くさんと欲す」をひく。「勿爲」は【馬】にしたがい、『十問』本文五－二にいう「瀉す勿かれ（射精してはいけない）」と同様の意味と解した。

（二六）作相呴相抱――息をはきかけあったり、だきあったりする。「呴」は息をはく。「呴」は『荘子』刻意篇に「吹呴呼吸」とみえる。

（二七）以次戲道――「次」は「恣《ほしいまま》」と解した。「戲道」は前戲の方法。

【口語訳】

およそまさに陰陽を合わせようとするその方法は、まず手を握り、腕のそとがわに出で肘のあたりをなで、腋にいたり、竃綱《そうこう》（鎖骨の上）にのぼり、領郷《りょうきょう》（首筋）にいたり、承《じょう》（拯）匡《きょう》（頭）をなで、頭のまわりをくりかえしめぐり、缺盆《けつぼん》（鎖骨のへこんだところ）をくだり、醴津《れいしん》（乳首の渡し場）を船出《ふなで》して、勃海（へそをふくめての腹部）の難所をしのぎきり、常山（恥丘）にのぼり、玄門（陰門）にはいり、交筋《こうきん》（ひなさき）を御《ぎょ》し、（女性の）精気をのぼらせて吸えば、長生きして天地と寿命をひとしくすることができる。交筋というのは、玄門中の脈が交わる箇所である。これを（指先に）操《と》り、愛撫すれば、（女性の）体をみな快感と悦楽にひたらせる。（女性が）欲しいといっても（精を）施してはいけない。息を吹きかけあい、抱きあって、前戯のかぎりをつくすのである。

二(一)

戲道、一曰氣上面埶(二)、徐呴(三)。二曰乳堅鼻汗、徐抱。三曰舌溥(四)而滑、徐屯(五)。四曰下汐股濕(六)、徐操。五曰嗌乾咽唾、徐撼、此胃五欲之徵。徵備乃上、上揕(七)而勿內、以致其氣。氣至深內而上撅(八)之、以抒(九)其熱、因復下反之、毋使其氣歇(一〇)、而女乃大竭。然後熱十動(一一)、接十莭(一二)、雜十脩(一三)。接刑已沒(一四)、遂氣宗門(一五)、乃觀八動(一六)、聽五音(一七)、察十已之徵(一八)。

戲道、一に曰く、氣上り面埶《あつ》（熱）ければ徐《おもむ》ろに呴《は》く。二に曰く、乳堅く鼻に汗すれば、徐ろに抱《いだ》く。三に曰く、舌に溥《つゆおおく》して滑らかなれば、徐ろに屯《たむろ》さす。四に曰く、下汐《しもしおみ》ちて股濕《またしめ》れば、徐ろに操《と》る。五に曰く、嗌《のど》乾き唾を咽《の》まば、徐ろに撼《うご》かす。此れを五欲の徵と胃（謂）う。五欲の徵備われば乃ち上《のぼ》る。上《うえ》に揕《さ》して內《い》るること勿く、以て其の氣を致す。氣至れば深く內れて上に之れを撅《うご》かし、以て其の熱を抒《のぞ》き、因りて復た下《した》に之れを反《かえ》し、其の氣をして歇《つ》きしむる毋くんば、女乃ち大いに竭《つ》く。然る後に十動を熱（執《と》）り、十莭を接し、十脩を雜《まじ》う。刑《かたち》（形）を接し已《お》沒《わ》らんとするに、氣を宗門に遂《と》げ、乃ち八動を觀、五音を聽き、十已の徵を察す。

【注釈】

（一）――『天下至道談』本文十九とほぼ同じ。『玉房秘訣』（『医心方』巻二十八、五徵所引）とも重複する。

（二）埶――「埶」は「熱」に同じ。

（三）呴――「呴」は、いきをはく。

（四）溥――つゆのおおいさま。ここは唾液がおおいさま。『詩経』鄭風、野有蔓艸に「零露溥兮」とあり、『詩集伝』は「露多き貌」とする。字形（貼りつける）は「溥《たん》」と解した。【周世栄】・『馬王堆出土医書字形分類索引』・【馬】はいずれも字形を「溥《ふ》」とする。大きい、ひろいの意味。『天下至道談』本文十九は「薄」につくり、【馬】は「薄《うすい》」に通ずると解す。しかし字形は本来、「漙《たん》」ではないか。「搏」(『雑療方』九)・「榑」(『十問』四－十)・「膊」(『足臂十一脈灸経』十三)の右側の「尃」の字形は「専」と区別がつかず、字形上は「漙《たん》」「溥《ふ》」の区別はつかない。文意より「漙《たん》」と解した。

(五)屯――たむろさせる。守らせる。戦闘の準備をさせると解した。『天下至道談』本文十九は「舌薄而滑、徐傅(舌薄くして滑らかなれば、徐むろに傅《つ》く)」。

(六)下汐股濕――下半身がぬれてくる。汐は夕におこるしお。『天下至道談』本文十九は「下夕股濕」。和語の「汐吹《しおふき》」は「女陰の一称。〈貝〉の類語で吐露の比喩からの名である」(『陰名語彙』一四七頁)とされている。

(七)上揕――「揕」は、刺す。上向きに刺すと解した。本文五の十脩に「一に曰く、之れを上にし…」とみえる。

(八)撅――「撅」は、うごかす。はねあがる。

(九)抒――のぞく。とりのぞく。

(一〇)竭――つきる。きわまる。

(一一)熱十動――下文の「十莭を接し、十脩を雑《まじ》う」とのバランスから、「熱」は「執」のあやまりと解した。十動を執る。十動は本文三参照。

(一二)接十莭――「莭」は「節」に同じ。十節は本文四参照。

(一三)雑十脩――十脩は本文五参照。

(一四)接刑已没――「已」も「没」も、おわる、と解した。『天下至道談』本文十五は「椄(接)刑(形)以昏」につくり、そこでは「刑(形《かたち》)を椄(接《せっ》)するに昏を以ってすれば」と解した。『天下至道談』では、このあと「汗走るに及ばず」とつづく。夜に交われば汗がでないという意味である。単純に比較すれば「已没」と「以昏」が対応し、おきかえて読めないこともないが、文脈が異なると解した。本来、同じ文字が異なる文脈で使用され、意味も変化したのだろう。

(一五)遂氣宗門――不詳。「気を宗門に遂ぐ」と訓み、宗門を陰門と解した。『天下至道談』本文十五は「遂氣血門」。宋は気血を陰部に流注させる意味とする。

(一六)観八動――本文六および『天下至道談』本文十六参照。

（一七）聴五音——本文七および『天下至道談』本文十七参照。
（一八）察十已之徵——本文八および『天下至道談』本文二十一参照。

【口語訳】

前戯の道は、一に曰く、（女性が）上気して顔が熱くなれば、おもむろに息をはき（心をおちつける）。二に曰く、乳首が堅くなり、鼻に汗をかいてくれば、おもむろに抱《いだ》く。三に曰く、（女性の）舌に唾《つば》がおおくなり滑らかになれば、おもむろに（玉茎）をひかえさせる。四に曰く、（女性の）下《しも》がぬれて股がしめってくれば、おもむろに（玉茎を手に）とる。（女性の）のどがかわき、唾をのみこむようになれば、おもむろに（玉茎を）ゆりうごかす。これを五欲の徵《きざし》という。五欲の徵があらわれれば、（女性の上に）上《のぼ》る。（玉茎を）上向きにさしいれて（深くは）いれずに、（女性の精）気をいたらせる。気が至れば、深くさしいれて上向きに玉茎をうごかして、熱がたまるのをとりのぞき、こんどはまた下向きに玉茎をかえし、氣が尽きないようにさせれば、女はすなわち大いにきわまる。そののち十動を執りおこない、十節のやり方で接し、十脩を雑《まじ》える。交接していよいよおわろうとするときに、（男性の精）気を陰門に遂《と》げ、そして八動を観、五音を聴き、十已の徵を観察する。

三（一）

●十動、始十、次廿、卅、卌、五（十）、卒、卋、仐、卆（二）、百出入而毋決（三）。一動毋決、耳目葱明、再而音聲（四）（章）、三而皮革光、四而脊脅强、五而尻脾方（五）、六而水道行（六）、七而至堅以强（七）、八而奏理光（八）、九而通神明（九）、十而爲身常（一〇）、此胃（一一）十動。

十動、始めは十、次は廿《にじゅう》、卅《さんじゅう》、卌《しじゅう》、五十、卒、卋、仐、卆、百たび出入して決する毋かれ。一動して決する毋くんば、耳目葱（聰）明、再びして音聲〔章《あきら》〕かなり、三たびして皮革光りあり、四たびして脊脅強く、五たびして尻脾（髀）方なり、六たびして水道行《めぐ》り、七たびして至堅以て強く、八たびして奏理光あり、九たびして神明に通じ、十たびして身常《とこしえ》と爲る。此れ十動と胃（謂）う。

【注釈】

（一）――『十問』本文三－三・『天下至道談』本文三に同様の文がある。

（二）五十、卒、卋、仐、卆――「五」は「五十」と解し、卒、卋、仐、卆はすべて合文。

（三）毋決――「決」は精を泄《も》らす意味。本来、堤防を切って水を流すこと。『漢書』溝洫志の注に、師古曰く、「決は分かち泄らすなり」。【馬】は「決」は「瀉」に通ずるとして「瀉」にかえる。

（四）再而音聲――『天下至道談』本文三は「再而音聲章」。『十問』本文三－三は「音氣高陽」。【宋】【馬】は「章」をおぎなう。

（五）脾――ももの肉。

（六）水道――体内の水の通り道。『天下至道談』本文三の注釈（三）参照。

（七）至堅――玉茎の状態をいう。

（八）奏理――「腠理」に同じ。肌のきめ。
（九）神明――かみ。ここでは房中術によって神仙の境地に通ずる。
（一〇）身常――肉体がとこしえとなる。房中術によって不死の肉体を得る。
（一一）胃――「謂」に同じ。

【口語訳】

十動、始めは一〇、次は二〇、三〇、四〇、五〇、六〇、七〇、八〇、九〇、百たび（玉茎を）出し入れさせても決《ほとばしら》せてはいけない。一たび動いて決《も》らすことがなければ、耳がよく聞こえ、目がよく見えるようになる。再びして（もらさねば）声がよくあがる。三たびして（もらさねば）、皮膚に光沢がでてくる。四たびして（もらさねば）、背骨や脇腹が強くなる。五たびして（もらさねば）尻や股《もも》の肉に張りがでてくる。六たびして（もらさねば）水の道が行《めぐ》る。七たびして（もらさねば）玉茎は）これ以上ないほど堅くそして強くなる。八たびして（もらさねば）肌のきめが光りかがやいてくる。九たびして（もらさねば）神明に通じる。十たびして（もらさねば）身は永遠のものとなる。これを十動という。

四（一）

●十茆（二）、一曰虎游（三）、二曰蟬柎（四）、三曰斥蠖（五）、四曰囷桷（六）、五曰蝗磔（七）、六曰爰據（八）、七曰瞻諸（九）、八曰兔鶩（一〇）、九曰青令（一一）、十曰魚嘬（一二）。

十茆（節）、一に曰く虎游、二に曰く蟬柎（付）、三に曰く斥（尺）蠖、四に曰く囷（麕）桷、五に曰く蝗磔、六に曰く爰（猨）據、七に曰く瞻（詹）諸、八に曰く兔鶩、九に曰く青（蜻）令（蛉）、十に曰く魚嘬。

【注釈】

（一）――ここは交接の態位をとく。動物や虫・魚の姿形を理想とすることは、『導引図』などと共通する考えかたであろう。ただし導引は一人の姿形で、ここは男女あわさっての態位となる。

（二）十茆――「茆」は「節」。『天下至道談』本文十二は十埶としてほぼ同じ。『養生方』本文九十二は六種。『玄女経』（『医心方』巻二十八、九法第十二所引）は九種。『洞玄子』（『医心方』巻二十八、卅法第十三所引）は三〇種。

（三）虎游――虎があそびめぐる、またはおよぐようす。『天下至道談』は「虎流」。『玄女経』は「虎歩」とし、「女をして俯《うつむ》き伏せ、尻を仰《たか》くし、首を伏せしむ。男、其の後《しりえ》に跪《ひざまづ》き、其の腹を抱《いだ》く。乃ち玉茎を内《い》れて、其の中極を刺し、務めて深密ならしむ。…」という。『洞玄子』は「白虎騰、女をして面を伏せて跪膝《ひざまづ》かしむ。男、女の後《しりえ》に跪《ひざまづ》き、両手もて女の腰を抱き、玉茎を子宮の中に内《い》る」。

（四）蟬柎――蟬が木にとまるようす。「柎」は「付」の意味と解した。『天下至道談』は「蟬付」。【馬】は「柎」を「伏」にかえ、蟬がうつぶせになったようすとする。『玄女経』は「蟬附」とし、「女をして伏臥し、其の身を直伸せしむ。男、其の後に伏し、深く玉茎を内れ、小《すこし》く其の尻を挙げ、以て其の赤珠を扣《たた》き、六九の数を行う」という。『洞玄子』は「玄蟬附、女をして伏臥して足を展《の》ばさしむ。男、股の内に居りて、其の足を屈《ま》げ、両手もて女の項《うなじ》を抱き、後より玉茎を以て玉門の中に入《い》る」。

（五）斥蠖――尺取虫がはうようす。「斥」は「尺」と解した。『天下至道談』は「尺扜（蠖）」。

（六）困桷――不詳。「困」は「麕《のろ》」と解した。「桷」は、たるき、えだ。「困桷」で、のろしかの角だろう。『天下至道談』は「困㚘」で、のろがかがむと解した。【馬】は「麕踣」とする。のろがたおれる。

（七）蝗磔――いなごのはりつけと解した。百舌によるはやにえのたぐいをいうのだろう。『天下至道談』は「黄（蝗）柘（磔）」。【馬】は「磔」は「蹶」として、いなごがたおれるさま、と解す。

（八）爰據――さるがよりかかる。「爰」は「猨」で猿。「據」は、よる。よりかかる。すがる。『養生方』も「爰據」。『天下至道談』は「爰居」で、さるがうずくまる。『玄女経』は「猿搏」。前掲『医心方』七九頁解説は「サルが木の枝を担ぐ状」という。「第三を猿搏《えんぱく》と曰う。女をして偃臥せしめ、男、其の股を担《にな》い、膝還《ま》た胸を過ぎ、尻と背と倶に挙ぐ。乃ち玉茎を内《い》れ、其の臭鼠《しゅうそ》を刺す…」とみえる。【馬】は「據」を「踞」にかえ、「猿踞」とするがしたがわない。

（九）瞻諸――「瞻」は「詹」。ひきがえる。『天下至道談』も「瞻諸」。『養生方』は「蟾者」。月にすむとされる。月を欠けさせることと関連。あとの兔とは対になっているようだ。

（一〇）兔鶩――うさぎがはねる。「鶩」は、はせる。はしる。兔は月にすむとされる。多産のため月をみちさせることと関連。漢代の瓦当に、兎と瞻（詹）諸のえがかれたものがある（『新編秦漢瓦当図録』三秦出版社）。『玄女経』に「兔《と》吮毫《いんごう》」とみえる。これはうさぎが毫毛（細い毛）を吮《す》うさま。

（一一）青令――とんぼ。「青」は「蜻」、「令」は「蛉」。『天下至道談』は「青霊」。『養生方』は「青□」。

（一二）魚嘬――魚が口をぱくぱくさせて食らうようす。「嘬」は、一口に食らいつくす。むさぼる。『養生方』は「魚㬉」。『天下至道談』は「魚族」で、さかながむらがる。『玄女経』は「魚接鱗」、魚が鱗をすりあわす。『洞玄子』は「魚比目」。

【口語訳】

十節、一を虎游《とらがめぐる》といい、二を蟬付《せみがとまる》といい、三を尺蠖《しゃくとりむし》といい、四を麕桷《のろのつの》といい、五を蝗磔《いなごのはやにえ》といい、六を猨據《さるがよりかかる》といい、七を詹諸《ひきがえる》といい、八を兔鶩《うさぎがはねる》といい、九を蜻蛉《とんぼ》といい、十を魚嘬《さかながぱくぱくさせる》という。

五(一)

●十脩(二)、一曰上之(三)、二曰下之、三曰左之、四曰右之、五曰疾之、六曰徐之、七曰希之(四)、八曰數之、九曰淺之、十曰深之。

十脩、一に曰く之れを上にし、二に曰く之れを下にし、三に曰く之れを左にし、四に曰く之れを右にし、五に曰く之れを疾《と》くし、六に曰く之れを徐ろにし、七に曰く之れを希《かす》かにし、八に曰く之れを數《しばしば》し、九に曰く之れを淺くし、十に曰く之れを深くす。

【注釈】

（一）――ここは女性のなかにあっての玉茎の動きをいう。上下・左右・深浅をつき、緩急速度の変化をつけつつ行なう。

（二）十脩――『天下至道談』本文十四では「八道」として八種。『天下至道談』本文十三には「十脩」とみえるが、「致気・定味・治節・労実・必時・通才・微動・待盈・斉生・息刑」で内容が全く異なる。『養生方』本文九十六は六種。

（三）上之――「之」は「玉茎」をさす。以下、同じ。「上」は上向きに。以下、同様。

（四）希之――「希」は、かすか。まれ。八の「数《しばしば》」に対す。

【口語訳】

十脩は、一にこれを上につき、二にこれを下につき、三にこれを左につき、四にこれを右につき、五にこれをすばやくつき、六にこれをゆっくりとつき、七にこれをそろりとつき、八にこれを何度もつき、九にこれを浅くつき、十にこれを深くつきいれる。

六

●八動(一)、一曰接手(二)、二曰信村(三)、三曰直踵(四)、四曰側句(五)、五曰上句(六)、六曰交股(七)、七曰平甬(八)、〔八曰〕振動(九)。夫接手者、欲腹之傅也。信村者、欲上之擵(一〇)且距(一一)也。直踵者、深不及也。側句者、旁欲擵也。上句者、欲下擵也。交股者、(一二)夾大過也。平甬者、欲淺也。振動者、欲人(一三)久持之(一四)也。

八動、一に曰く、手を接《つな》ぐ。二に曰く、村《ひじ》（肘）を信《の》（伸）ばす。三に曰く、踵《きびす》を直くす。四に曰く、側《かたわら》に句《ま》ぐ。五に曰く、上に句《ま》ぐ。六に曰く、股を交《まじ》う。七に曰く、平《たいら》にして甬《おど》（踊）る。〔八に曰く〕、振るい動く。夫れ手を接ぐは、腹を之れ傅《つ》けんと欲するなり。村《ひじ》（肘）を信《の》（伸）ばすは、上を之れ擵《こす》（摩）り且つ距《あ》（拒）てんと欲するなり。踵を直くするは、深《ふか》きこと及ばざればなり。側に句ぐるは、旁《かたわら》を擵（摩）らんと欲するなり。上に句ぐるは、下を擵（摩）らんと欲するなり。股を交うるは、夾《は》むること大《はなは》だ過ぎんとするなり。平らにして甬《おど》（踊）るは、淺からんと欲するなり。振るい動かすは、人の久しく之れを持せんことを欲するなり。

【注釈】

（一）八動――交接時の女性の八種の動きとその意味について説く。『天下至道談』本文十六・本文十八（八観）、『素女経』（『医心方』巻二八、十動第九所引）に同様の文がある。『養生方』本文九十六は残欠だが一部重複。

（二）接手――女性が男性の背中に手をまわして両手をつなぐ。

（三）信村――ひじをのばす。「信」は伸ばす。「村」は「肘」。

（四）直踵――かかとをまっすぐにさせる。【宋】は「あしを伸ばす」と解す。

（五）側句――体を横向きにまげる。「句」は、まがる。『天下至道談』は「厠枸」。
（六）上句――脚を上にあげて体を折り曲げる。『天下至道談』は「上㮒」
（七）交股――ふとももを、だきあった男性の体の上で交叉させる。【龍】【宋】は「男女の大腿、相交わる」。
（八）平甬――体を平らに横たえ、踊り上がる。「甬」はおどる。
（九）八曰振動――「八曰」の位置は一文字分欠けている。文字が書かれていた形跡があり、「以」にみえるが、写真版のため、判然としない。文脈からは当然「八曰」が入るべきところ。【宋】【馬】は「八曰」を補う。「振動」は、からだをぶるぶるふるえさせる。
（一〇）揻――こする。「揻」は「摩」の俗字。
（一一）距――【宋】は「拒」に通じるとし、「抵触（ふれる・あてる）」と解す。【宋】にしたがう。
（一二）夾――はさむ。はめる。いれこむ。【宋】【馬】は「剌」に通じるとする。
（一三）人――相手の男性と解した。【宋】は「入」ではないかとするが、したがわない。
（一四）久持之――ひさしく持ちこたえる。すぐには射精しないこと。

【口語訳】

（交接時に女性が示す）八種の動きは、一に、両手をだきあった男性の背にまわして接《つな》ぐ。二に、両肘をまっすぐに伸ばす。三に、踵をまっすぐにして両脚を伸ばす。四に、横向きに「くの字」になる。五に、脚を上におりまげる。六に、ふとももを、だきあった男性の体の上で交叉させる。七に、体があおむきに横たわったまま、せりあがる。〔八に〕、体をぶるぶる振るわせる。だきあった男性の背に手をまわし両手を接ぐのは、腹をぴったりとくっつけたいからだ。肘をのばすのは、（陰門の）上をこすって（陰核に）あててほしいからだ。踵をまっすぐにして足をのばすのは、深さが及ばないのだ。横向きに身体をおりまげるのは、（陰門の）旁《かたわら》をこすってほしいのだ。からだを上にえびのようにまげるのは、下をこすってほしいからだ。ふとももを男性の体の上で交叉させるのは、ふかく刺し入れてほしいのだ。あおむけに、せりあがるのは、浅くしてほしいのだ。身体をぶるぶるとふるわせるのは、相手に久しく持ちこたえてほしいからだ。

七（一）

瘛（二）息者、內急也、橞（三）息、至美也。絫濺（四）者、玉莢（五）入而養（六）乃始也。瘖（七）者、鹽（八）甘（九）甚也。齧（一〇）者、身振動、欲人之久也。（一一）

瘛《くるし》げに息する者は、內《い》るること急なればなり。橞《あえ》（喘）ぎ息する者は、至って美なればなり。絫《しき》（累）りに濺《むせびな》く者は、玉莢《ぎょくきょう》入りて養《たのし》み乃ち始まればなり。瘖《は》（吙）く者は、鹽《とろ》（艶）け甘《あま》きこと甚しければなり。齧む者は、身振動す、人の久しからんことを欲すればなり。

【注釈】

（一）――『天下至道談』本文二十五と一部重複する。

（二）瘛――くるしげに、と意読した。「瘌」に同じ。病む。【馬】は「制」に通じるとして、「止まる」と解す。

（三）橞――あえぐ。「橞」は「喘」に通ず。

（四）絫濺――しきりにむせびなく、と解した。「絫」は「累」に同じ。かさねる。「濺」は『馬王堆出土医書字形分類索引』に音不明字。『天下至道談』は「哀」につくる。【馬】は「哀」にかえる。『玉房秘訣』は「累念」。

（五）玉莢――玉茎のこと。「莢」は、さや。豆をつつむ殻。【宋】【馬】は「策」とする。

（六）養――やしなう。たのしむ。満足する。【馬】は「痒」にかえる。

（七）瘖――交接時に吐く火のようにあつい息。「瘖」は『馬王堆出土医書字形分類索引』に音不明字。【宋】【馬】は「吙」とする。いきを吐く。

（八）鹽――とろける。「鹽」は【宋】にしたがい「艶」に通じると解した。とろける。羨み慕う。【馬】は「銜」につくる。

（九）甘――甘しとする。楽しむ。

（一〇）齧——かむ。『天下至道談』は「齘」につくる。はぎしりする。

（一一）欲人之久也——相手の男性に長くつづけてほしい。本文六は「欲人久持之也」、『天下至道談』は「置已而久」。

【口語訳】

瘛《くるし》げに息をする者は、急に（玉茎を）入れたからである。喘《あえ》ぎつつ息をする者は、きわめてよいからだ。しきりにむせびなく者は、玉茎が挿入されてたのしみが始まったからである。火のようにあつい息をはく者は、からだがとろけるようによくなることがはなはだしいからである。齧みつく者は、身体を振るえ動かす。それは相手に長持ちしてほしいからである。

八（一）

●十已之徵、一已（二）而清涼（三）出、再已而臭如燔骨（四）、三已而澡（五）、四已而膏（六）、五已而薌（七）、六已而滑（八）、七已而遲（九）、八已而脂（一〇）、九已而膠（一一）、十已而綊（一二）、綊已復滑、清涼復出、是胃大卒。大卒之徵、鼻汗脣白、手足皆作（一三）、尻不傅席（一四）、起而去、成死爲薄（一五）。當此之時、中極（一六）氣張、精神入臧（一七）、乃生神明。

十已の徵、一《ひと》たび已《おわ》りて清涼（涼）出づ。再び已りて臭うこと骨を燔《や》くが如し。三たび已りて澡《なまぐさ》（臊）し。四たび已りて膏《あぶらい》づ。五たび已りて薌《かお》る。六たび已りて滑らか。七たび已りて遲《おそ》し。八たび已りて脂《あぶらい》づ。九たび已りて膠《ねばっ》く。十たび已りて綊《あぶらい》（腴）づ。綊（腴）づること已りて復た滑らかにして、清涼（涼）復た出づ。是れ大いに卒《おわ》ると胃（謂）う。大いに卒るの徵《きざし》は、鼻に汗して脣《くちびる》白く、手足皆作《おこ》り、尻、席《しとね》に傅《つ》かず。起ちて去るに、死を成さば薄《そこなう》と爲す。此の時に當たり、中極《ちゅうきょく》に氣張り、精神入りて臧（藏）され、乃ち神明を生ず。

【注釈】

（一）――【馬】にしたがい本文八と本文九を入れ替えた。『天下至道談』本文二十一・二十三に同様の文がある。

（二）已――おわる。女性が高潮に達することと解した。【馬】は完成。

（三）清涼――「涼」は「涼」。【宋】は「交合の第一回目で清涼な快感が出現する」と解す。

（四）臭如燔骨――骨をやいたようなにおいがする。

（五）澡――なまぐさい、と解した。このままだと、あらう。身をきよめる。『天下至道談』は「𧑌」につくる。【宋】【馬】は「燥」に通じるとし、【宋】は「交合の時に発するこげたようなにおい」と解す。また【宋】はあるいは「臊」ではないかとする。これだと豚や犬のあぶら、なまぐさい、という意味。次の四が「膏」なので、この解にしたがう。

（六）膏――あぶら。ぶたのあぶら。

（七）薌――かおる。穀類のかおり。

（八）滑――なめらか。ぬるぬるする。

（九）遲――おそい。のろい。ねばつく。「滑」の反対と解した。『天下至道談』は「懘」で、つかれる、きわまる。「懘」は「滞」に通ず。「遅滞」の意。【宋】は「膠着持久」。とどこおる、ねばつくと解した。

（一〇）脂――ねっとりとしたあぶらがでる。【宋】は「陰部から分泌した膏よりもさらにねっとりとした脂状のもの」。【馬】は「凝結した脂肪の感じ」。

（一一）膠――にかわ、くっつく。『天下至道談』は、「黎」、のり、くつのり。履《くつ》をつくるときの糊。

（一二）絏――あぶらと解した。「絏」は音・意味不明。【宋】は「絏」は「弱」とし、気力が衰えるという。【馬】は「腴」に通じるとする。「腴」は、あぶら、はらわた、あぶらぎった肉。

（一三）作――おこる。発作、痙攣の意と解した。【馬】はうごく。

（一四）尻不傅席――尻が、しとねから浮きあがる。「席」は、しきもの。この場合は、房室のしとね。「傅」は、つく、くっつく。

（一五）成死爲薄――玉茎がなえてしまうと害がある。「死」は玉茎がなえてしまうこと。『洞玄子』（『医心方』巻二十八、臨御所引）に「死して返る可からず。必ず生きて返る可し。如《も》し死して出づれば大いに男を損なう」とある。これは『天下至道談』本文九の「怒して之れを舎《さ》る（怒張したまま女性から離れる）」も同じ。

（一六）中極――任脈の穴。臍下四寸にある。『黄帝内経素問』骨空論に「任脈は中極の下より起こる」とされる。会陰・曲骨・中極とつづき、陰部の上部に位置する。なお『玄女経』（『医心方』巻二十八、九法所引）には「其の中極を刺し…」とみえる。そこでは女陰として使われている。

（一七）精神入臧、乃生神明――精神は精気、神気の意味。女性の精気をとりいれると神明を生ずる。女性が達するときに精気が生じ、怒張したままの玉茎を通じてそれをとりいれるという発想なのだろう。深尾濾人『支那養生訓』（成光館書店、一九三三、三六頁）「不随意筋を随意筋にする」によれば、コップに入れた水を自由に出し入れすることができるラマ僧や中国人の話が記されている。後世、陽物によって精気を吸いあげる修行が行われ、実際にそれに類することが可能になったものもいたようである。

【口語訳】

十の（女性が）達するあかしは、一《ひと》たび達すると清涼な気がでる。再び達すると骨をやいたようなにおいがする。三たび達するとなまぐさいにおいがする。四たび達するとて膏《あぶら》がでてくる。五たび達するとよい薌《かおり》がする。六たび達すると（玉茎が）滑らかとなり、七たび達するとねっとりとし、八たび達すると脂《あぶら》がでてくる。九たび達するとねばつく。十たび達すると腴《あぶら》がでる。腴《あぶら》がでることがつきて、ふたたび（あそこがぬれてきて）滑らかとなり、清涼な気がでる。これを大いに卒《おわ》るという。大いに卒る徵《きざし》は、鼻に汗をかき、唇は白くなり、手足はみなおこりがおこったようにひきつり、尻はしとねから浮きあがったままになる。女体からはなれるときに、玉茎が死んだように萎えてしまえば、かえって害をなす。この時にあたって、中極《ちゅうきょく》の穴《けつ》に気をみたすようにすれば、（女性の）精気は吸入されて収蔵され、神明が生ずるようになる。

九

昏者、男之精將。早者、女之精責。吾精以養女精、前脈皆動、皮膚氣血皆作、故能發閉通塞、中府受輸而盈。

昏《くれ》は男の精將《さか》ん。早《あさ》は、女の精責《つ》（積）む。吾が精以て女の精を養う。前脈皆な動き、皮膚の氣血皆作《おこ》る。故に能く閉を發し塞《ふさがり》を通じ、中府《ちゅうふ》輸を受けて盈《み》つ。

【注釈】

（一）昏――暮れ。夕暮れ。ここは男の精を日暮に、女の精を早朝に結びつけている。

（二）將――さかん。壯。『詩経』小雅、北山の伝に「将は壮《さか》んなり」とある。

（三）早――あした。朝。早朝。『詩経』召南、小星、夙夜在公の鄭箋に「或るときは早《あさ》、或るときは夜」とみえる。

（四）責――「責」は「積」に同じ。つむ。

（五）吾精以養女精――男の精で女の精をやしなうことができる。精はエッセンスで男女ともに精があるが、ここは男の精で女の精をやしなえるとする。本文八では、男は女の精を吸入している。『合陰陽方』は男女を陰陽（男が陽、女が陰）とみなすが、その関係は補完的である。

（六）前脈――前は、前陰部。前陰部の脈。

（七）皮膚氣血皆作――皮膚の気や血がみなおこる。「作」はおこる。

（八）發閉通塞――つまりを通じさせる。閉塞をひらき通ず。

（九）中府――体内の臓腑と解した。

（一〇）受輸而盈——気の補充を受けて盈《み》たされる。「輸」は、いたす、おくる。輸送の意味。

※【肆】および『長沙馬王堆漢墓帛書集成』陸は、九のあとに八を置く。【馬】は八の【按語】で、「この【原文八】（即ち【肆】第一二九簡～一三三簡）は、そこではつぎの一条（【原文九】即ち第一二七簡～一二八簡）の後にある。いま原簡の出土位置排列図（【肆】一五二頁、附図三）に拠れば、第一二七簡～一二八簡の位置は全篇の末尾であるもっとも外側にある。かつ、本書に記すところの内容の順序（本書【原文二】の最後の八句を参照）とぴったりあう。そこで並べなおして、もとの形にもどす」という。それにしたがった。

【口語訳】

夕暮は男の精気がさかんになる。早朝は女の精気が蓄積される。吾が精によって女の精を養う。陰部の脈が脈打って、皮膚の気血がみなさかんにおこる。だからこそよく閉塞をひらきつうじさせ、体内の臓腑は気をおくられてみたされるのである。

十問（一）

一―一（二）

●黄帝（三）問於（於）天師（四）曰、萬勿何得而行。草木何得而長。日月何得而明。天師曰、壐察天之請（五）、陰陽爲正、萬勿失之而不𢇍、得之而贏。食陰椞（六）陽、稽於神明。

●黄帝、天師に問いて曰く、「萬勿（物）、何をか得て行《めぐ》り、草木、何をか得て長く、日月、何をか得て明らかならん」と。天師曰く、「壐《なんじ》（爾）、天地の請（精）を察するや。陰陽正《もと》と爲す。萬勿（物）之れを失えば而《すなわ》ち𢇍（繼）がず。之れを得れば而ち贏《さか》ん。陰を食し陽に椞《のっと》（擬）れば、神明に稽《いた》らん。

【注釈】

（一）――『十問』。書名は仮の名。竹簡には書名はなく、馬王堆漢墓帛書整理小組が命名した。黄帝問於天師・黄帝問於大成・黄帝問於曹熬・黄帝問於容成・堯問於舜・王子巧父問彭祖・帝盤庚問於耇老・禹問於師癸・文執見斉威王、威王問道焉・王期見、秦昭王問道焉と、あわせて十の話が記される。いずれも皇帝や王などが師に問う形式、そのことにより、『十問』と命名されたのだろう。房中術によって長生をはかるという内容だが、「精気」という概念を中心として呼吸や服食とあわせて説かれている。『合陰陽方』や『天下至道談』が具体的な房中技術を描写することが多いのに比べ、『十問』は理論にわたることが多い。

（二）一――一、二…は便宜上の見出し。ここは天師が黄帝に神気を食する方法を説く。まず天地つまりこの世界のすべてが陰陽二気の調和を原理とすることを説く。万物はこの陰陽の理にしたがっておれば順調に生育できるという。この原則が人に適用される。男は陽で女は陰。陽である男は陰の気が不足しがちである。ゆえに女性から陰の気をとりいれようとする。その具体的な方法が房中術である。ここでは交接によって生じた神風を吸い、玄尊を飲み、全身に精気をめぐらすことによって、神明に通じることができるという。

（三）黄帝――伝説上の上古の皇帝。『易経』繫辞伝に、包犧（伏犧《ふっき》）・神農・黄帝・堯・舜という順で歴史が記される。ふつう黄帝は堯舜より古い帝王とされるが、文献にあらわれるのはむしろ新しい。黄帝と皇帝は同音。『漢書』芸文志には、道家、陰陽、小説、天文、暦譜、五行、雑占、医経、経方、房中、神僊など、さまざまな分野に黄帝の名を冠した書物がある。房中家には『黄帝三王養陽方』という黄帝の名のついた書がみえる。『十問』で黄帝の名がみえるのも、そういった流れのもとにある。

（四）天師――天師の語は『荘子』雑篇、徐无鬼篇にみえる。黄帝が大隗《たいかい》（大道という意味の神）に会うために出かけたところ、道にまよい、馬を牧《か》う童子にであった。童子は、太陽の車に乗って、果てしない地に遊ぶことを説き、また天下をおさめることは馬を害するものを去ることと同じだ、とおしえた。それをきいた黄帝は童子に再拝稽首して天師と呼んだ、という話。やはり黄帝と天師の話である。晋の郭象は『荘子』に注して天師を「夫の天然を師とす」と解すが、『十問』にみえる天師も天地の原理である陰陽にのっとることを説いている。ただし徐无鬼篇は漢代の作ともされる。また『黄帝内経素問』上古天真論にも黄帝と天師の問答がみえる。そこでは天師は岐伯のこと。黄帝が、上古の人は百歳をこえても衰えないのに、今の人は五十歳で衰えるのはなぜか、と問うたところ、天師（岐伯）は、上古の人が道を知っているのは陰陽にのっとっているからだ…とこたえた。やはり陰陽の原理を説く。

（五）壐察天地之請――「壐《なんじ》（爾）、天地の請（精）を察するや」と訓読した。【馬】は疑問文として、【麥】は肯定文として解す。なお、【肆】の「釈文」は、「壐（壐の基本字）」であり、【田野】は「壐」であるが、写真版は「壐」であるため、【肆】にしたがう。請は【馬】【麥】とも「情」と解するが、「精」と解した。四－二注釈（一）を参照。

（六）擬――のっとる。なぞらう、と解した。

【口語訳】

黄帝が天師にたずねていった。「万物は何によって運行し、草木は何によって成長し、日月は何によって明るくかがやくのか」と。天師がこたえていった。「君は天地の精を推しはかられたことがございましょうか。陰陽が根本でございます。万物はこれを失えばほろび、これを手にいれるとさかんとなります。陰をとりいれ、陽にのっとれば、神明の境地にいたることができます。

一－二

食陰之道、虚而五臧、廣而三咎。（一）若弗能出楃食之貴、（二）靜而神風、（三）距而兩持。（四）參築而毋遂、神風乃生、五聲乃對。（五）

陰を食するの道は、而《なんじ》の五臧（臟）を虚《むな》しくし、而《なんじ》の三咎を廣くせよ。若《も》し楃食《あくしょく》の貴きを出《い》だす能わざれば、而《なんじ》の神風を靜め、而《なんじ》の両持（峙）を距《と》じよ。參築して遂ぐる毋くんば、神風乃ち生じ、五聲乃ち對さん。

【注釈】

（一）三咎——不詳。【馬】の一説に「三焦」。【宋】も「三焦」ではないかという。ここでは五臓に対応する身体の部位で、広くなりうる箇所とされている。「三焦」は六腑の一、水穀の通路。『難経』によれば、上焦は胃の上部、中焦は胃の中部、下焦は膀胱の上部にあるとされる。「三焦」の語は『史記』扁鵲伝、『黄帝内経素問』霊蘭秘典論、『難経』等にみえる。【馬】は「楃食」を穀食と理解するため、水穀に関連し、それなりに通ずる。もし三咎が三焦だとすれば、三咎が三焦説の嚆矢となるのかも知れない。その際、「咎」がどのような意味をもつかは不明。ここは三咎をひろげて「陰の気を入れる」と解釈した。

（二）若弗能出楃食之貴——不詳。もし楃食の貴きを出《い》だす能わざれば、と訓読した。楃食の貴は「帷幄《いあく》、つまり房中で食する貴い気、すなわち女性の出す陰気」と解した。【馬】は「若弗能出、楃（穀）食之貴」と句読。「楃食」を「穀食」に、「若」を「順」に読む。「人的正氣（穀氣）是非常寶貴的、故應當在體內流通順達、而不能使其排出體外（人の正気（穀気）はとても貴重なものなので、体内で流通順達させ、体外に排出させてはいけない）」と、穀物の気は大切なので、外に出してはいけないと解釈。【宋】は「若弗能出楃。食之貴靜而神風」と句読を切る。楃を「帷幄」ととり、「如果食陰所得之精氣不逸出而全部保存在体内…（もし陰を食して手にいれた精気を外に出さず、すべて体内に保存すれば…）」と解釈する。ただし写真版をみても「食」の前で句読をあらわす記号⌊《ちゅ》はない。また解釈と句読にずれがあり、原文をどう読んでいるのかわかりづらい。

（三）神風――不詳。神気・精気と解した。【宋】にしたがう。「風」は体内を流れるものだろう。【馬】は「風」を「豊」にかえるがしたがわない。ここは二箇所にみえ、前半は「男性の心の動揺」と解し、後半は「神気・精気のうねり」と解した。

（四）兩棏――不詳。両耳と解した。「棏」は集韻で「紙」。「峙」も「紙」。耳なら「距」は「閉じる」と訳しうる。【麥】は「峙」を「棏」。【馬】は「棏」を「持」の意にとる。【馬】は「服食陰氣者、應當堅持閉精而不泄、從而相互對持（陰気を服食する者は、堅く精を閉じてもらさず、相互に対持すべし）」と訳す。しかし、そう訳すにはどのように訓読するのだろう。【宋】は「只有男方精氣旺盛、交合之時始可與女方持久對峙（男性の精気が旺盛であるので、交合の時は始め女性とゆっくりと対峙する）」ととる。これもそう訳すにはどう訓読するのか不明。

（五）五聲――交合の際、女性があげる五種類の声。【馬】は『天下至道談』一七の五音（喉息・喘息・累哀・吙及齧）ととる。【馬】にしたがう。同箇所参照。

【口語訳】

陰を食べるやりかたは、まず君の五臓をからっぽにし、君の三咎（三焦？）を広げて（陰の気がはいりやすいようになさって）ください。もし帷幄《いあく》（房中）で食する貴い気（すなわち女性の陰気）を取り出すことが、お出来にならなければ、君の神風をお静めになり、君の両峙（両耳？）をお閉じになってください。（そうやって女性と交わり）三たび突いて（男性が）いかなければ、神風（神気・精気のうねり）が生じ、（女性の）五声が応じてくるでしょう。

一－三

翕（一）毋過五。致之口、枚之心、四輔所貴、玄尊（二）乃至。飲（三）毋過五。口必甘味（四）、至之五臧、刑乃極退（五）。

翕《す》うこと五を過ぐる毋かれ。之れを口に致し、之れを心に枚《おさ》むるは、四輔の貴ぶ所にして、玄尊乃ち至らん。飲むこと五を過ぐる毋かれ。口必ず味（味）を甘くし、之れを五臧（臟）に至さば、刑《かたち》（形）乃ち極《すみ》やかに退《やす》らがん。

【注釈】

（一）翕――ここは女性の口から陰気（前節の神風）を吸うことと解した。【馬】は「吸」に書き換える。後世には口や鼻から吸うことだけでなく、陰茎から直接、津液を吸いあげる方法も説かれた。明、洪基『摂生種子秘剖』六字訣は「吸とは、我が玉茎を以て他の津液を吸う」という。そこでは鼻で気脈を吸い、玉茎で陰精を吸う、と上下から吸うとされる。【宋】は「縮陰根而行深呼吸（陰根を縮《すぼ》めて深呼吸を行う）」と、その意味で解釈する。『合陰陽方』本文八注（一七）参照。

（二）玄尊――陰気のエッセンスの水。明水。ここでは女性の陰部からでる津液と解した。『呂氏春秋』適音の「玄尊」の高誘注に「玄尊は明水なり」とある。尊は樽、酒器。明水は『礼記』郊特牲に「玄酒明水」とあり、注に「陰鑒（鑒は鏡。凹面鏡）を以て月に取る所の水なり」とある。『淮南子』天文訓とその注によれば、陽燧（凹面鏡）で光りをあつめ太陽から火をとり、陰燧（これも凹面鏡だが皿のように夜露がたまる）で月から水（夜露）をとった。明水はその水をさし、月（陰の象徴）のエッセンスといえる。玄尊はその明水だが、ここでは女陰を容器ととらえ、陰である女性からとるエッセンスを示しているようだ。しかし【宋】【馬】ともに口中の津液、唾液という。『千金要方』房中補益や『玉房指要』（『医心方』養陽所引）では「玉漿」が唾液とされ、それを吸う例がある。唾液は「人の精氣の化する所」（『本草綱目』口津唾）でもある。だが玄尊が唾液かどうかはわからない。『合陰陽方』本文一の「玄門」は女陰を指し、『老子』第六章の「玄牝の門」もそう解する例がある。「玄」は女性の陰部の形容ではないか。「陰液の滑らかなるは精已《すで》に洩れしなり」（『医心方』十動）、「女、快くなり精液流出すること泉の如し」（『医心方』九法）と、女性のその部分から流れ出すものも「精液」と呼ばれる。これは陰の精の液《エッセンス》であろう。『医心方』巻二八解説（二一二頁）で太田典礼は「『女の精』なる用語には、女もオルガズムに際して、男の射精と同じように射精がある、という考え方に立っているらしい」と述べる。「玄尊」は唾液ではなく、女性の陰部より流れ出す液と解した。なお本文四に「陰水」があらわれるが、そこでは勃起した陽根にそそぎかけるとされている。

（三）飲――飲む。玄尊（女性の陰部より流れ出る陰のエッセンスをふくんだ津液）をのむ。『玉房秘訣』（『医心方』和志所引）には、「其の溢るる精を扣《あつ》採め、液を丁口《くち》に取れば、精氣還化し、髓腦に塡滿《み》つ」（『医心方』巻第二八房内、至文堂、訓読、飯田吉郎、一九六七の訓読を参照）と、女性の陰部からあふれる液を口にすることが説かれる。ここはその意味で解した。【宋】【馬】は唾液を飲むと解す。

（四）口必曰味――「口は必ず甘味を感じる」と解した。【馬】に従い、「昧」は「味」の誤りととった。七問、本文七－二に「含亓五味」とみえる。五味の一に「甘」がある。ただし写真版によると「甘」の字形は「曰」と殆ど区別がない。しかも『十問』でも写真版二九（本文四－三）のもの（甘露）、八八（九－五）のもの（甘心）は中が点に近く、ここの字体とは異なっている。ここの字体に近いものは『五十二病方』に多い（江村治樹編『馬王堆出土医書字形分類索引』参照）。また「昧」は「味」と解したが、『十問』には「昧」が四箇所みえ、すべて「口」である。「昧」は馬王堆医書全体でもここの一箇所のみ。「昧」は「むさぼる」と読める。「甘」ではなく「曰」、味ではなく「昧」ととれば、「飲むこと五を過ぐる毋かれ。口必ず昧《むさ》ぼると曰わん」と読める。

（五）刑乃極退――肉体はすみやかにやすらぐ、と解した。「刑」は「形」。「極」は「亟」で、すみやか。「退」はやすらぐ。【麥】の「肉体は速やかに安らぐでしょう」にしたがう。ただし【麥】は文脈の切り方が異なる。【宋】は「身体就会迅快地発生変化（体は迅速に変化をおこす）」。【馬】も【宋】に同じ。

【口語訳】

女性が五声をあげるようになっても、（陰の気を）吸うことは五回をこえてはなりません。これを口にし、これを心臓におさめることは、四体が貴ぶところでございます。（また）陰部から津液がわいてきますが、（津液を）飲むことは五回をすぎてはいけません。口が必ず甘みを感じるようになり、これが五蔵に達すれば、身体はすみやかにやすらぎます。

一－四

搏而肌膚(一)、及夫髪末、毛脁(二)乃遂、陰水(三)乃至、淺坡陽炥(四)、堅蹇不死(五)、飮食賔體(六)、此胃復奇之方(七)、通聆（於）神明。

天師之食神氣之道。

而《なんじ》の肌膚に搏《いた》らせ、夫《か》の髪（髪）の末に及ばしむれば、毛脁（脈）乃ち遂ぐ。陰水乃ち至り、坡《か》（彼）の陽炥（怫）に淺《そそ》（濺）がば、堅蹇して死せず、飮食、體《からだ》（體）に賔す。此れを復奇の方と胃（謂）い、神明に通ず、と。天師の神氣を食するの道なり。

【注釈】

（一）搏而肌膚――とりいれた陰の精気を而《なんじ》の肌膚に搏《いた》（薄）らせると解した。【麥】は搏。訳は「搏すれば」。【馬】は「搏」。もと「搏」に作る。聚めるの意とする。「精氣を将《もっ》て集聚して全身各部の肌肉と皮膚とに在らしむ」。【宋】は「薄」。逼迫。「逼迫精氣運行而充實肌理皮膚（精気の運りをうながして肌を充実させる）」。「薄」は「いたる」（『文選』潘岳賦の李善注）と訓《よ》んだが、「止まる」（『楚辞』九章）とも訓める。本文十四は「榑精」。【馬】は「団」と解釈する。【麥】三一三頁は「搏精（精気を練る）」という。ここの原文は「榑精」。

（二）毛脁――「脁」は「脈」。【宋】にしたがい、皮毛と百脈と解した。「肺朝百脈、輸精于皮毛。毛脈合精、行氣于府（肺は百脈を朝せしめ、精を皮毛に輸す。毛脈精を合し、氣を府に行《めぐ》らす）」（『黄帝内経素問』経脈別論）とみえる。

（三）陰水――女性の陰部からあふれてくる津液と解した。『医心方』十動にいう「陰液」。【宋】は「精液或陰液、卽男女陰器内分泌物（精液或いは陰液、即ち男女の陰器内の分泌物）」とし、男女両方を含むと解す。【馬】は「女性外陰部の分泌液」。

（四）陽炥――「炥」は「怫」。「勃」と解した。

（五）堅蹇不死――勃起した陽物が堅く強《こわ》ばったまま萎えない。「死」は陽物が萎えることと解した。

（六）飲食賔體——「體」は「體」。飲食（した精気）が体内にとどまると解した。「賔」は賓。【麥】は「實（みたす）」。【馬】は「賓」。『馬王堆出土医書字形分類索引』も「賓」。賓（とどまる）と解した。

（七）復奇——すばらしい状態にたちかえると解した。「奇」には「ことなる＝なみでない・すぐれる」の意味があり、復奇は「奇の状態に復すこと。【馬】は「異常の病態を恢復（或いは損を補償）」と解釈、【宋】も「補償精氣亐損的方法（失われた精気を補う方法）」とする。

【口語訳】

（精気）を君の肌膚にとどめ、髪の毛の末端にまでゆきわたらせると、皮毛や血脈にまで浸透し、陰水がみちてきます。それをかの勃起した陽物にそそぎかけると、堅く強《こわ》ばり衰えず、飲食（した陰の精気）が体内にとどまります。これを復奇（すばらしい状態にたちかえる）の方といい、神明に通じることができます」と。天師の神気を食する道である。

二一一(一)

●黄帝問扵(於)大成(二)曰、民何失而䫉色麄鋰(三)、黑而蒼。民何得而奏理靡曼、鮮白有光。大成合曰、君欲練色鮮白、則察觀尺汙(四)。尺汙之食、方通扵(於)陰陽(五)、食蒼則蒼、食黃則黃。唯君所食、以變五色。

●黄帝、大成に問いて曰く、「民何をか失いて䫉(顔)色麄(麤)鋰(貍)、黒くして蒼きや。民何をか得て奏(腠)理靡曼、鮮白にして光り有るや」と。

大成合(答)えて曰く、「君、色を練り鮮白ならんと欲すれば、則ち尺汙(蠖)を察観せよ。尺汙(蠖)の食、方《まさ》に陰陽に通ず。蒼を食らえば則ち蒼し。黄を食らえば則ち黄。唯だ君の食らう所のみ、以て五色に變ず。

【注釈】

(一)——二問は食べ物と精力の関係を述べる。尺取虫が青いものを食べると身体が青くなるように、精力のつくものを食べれば陰萎が恢復するという。

(二)大成——不詳。人名。前漢、劉向編『新序』雑事に「禹、大成執に学ぶ」とみえる。他に『荘子』山木篇に「昔、吾れ之れを大成の人に聞けり」とみえ、唐、成玄英の疏は「大成の人は、即ち老子なり」という。この場合、固有名詞ではない。大成という語は『詩経』小雅、車攻、『易経』井、『春秋左氏伝』僖公十五年、『老子』四五章、『礼記』学記などにみえる。

(三)麄鋰——「麄(麤)」は「粗」、鋰(貍)は野猫または、たぬき。ここでは「理」に通ず。この場合、肌理が、がさがさ。きめがあらい。

(四)尺汙——尺蠖《しゃくとりむし》。『晏子』不合経術者に「尺蠖は黄を食らいて身黄、蒼を食らいて身蒼し」。『説苑』君道に「其れ尺蠖は黄を食らわば則ち其の身黄、蒼を食らわば則ち其の身蒼し」とみえる。なお【馬】は蚈とするが写真版は「汙」。「蚈」は、げじげじ。

(五)…尺汙。尺汙之食、方通扵陰陽——「…尺汙(蠖)の食、方に陰陽に通ず」と訓んだ。【宋】【馬】は「尺蚈之食方、通于陰陽」「尺蚜の食方（食らうの方）は、陰陽に通ず」と読んでいる。「方」を「法」ととる。しかし木簡には区切りを示す符号「﹂（ちゅ）」が「方」の前につけられる。それに従って句読をつけた。【麥】もそこで句読。また原文には「尺」と「汙」の右下にそれぞれ小さい「＝」（重文記号、二の字点、二の字送り）がつけられている。「尺汙」を繰り返すことを示す記号だが、【宋】【馬】はそれを無視して読んでいない。本文では、凡例にしたがって、この「＝」を文字に改めた。

【口語訳】

黄帝が大成にたずねた。「民は何を失って顔色が悪くなり、どす黒くて蒼くなるのか。民は何を得て肌のきめがつやつやして、ぬけるように白く光りかがやくのか」と。

大成がこたえた。「君が容色をねり、白くかがやく肌になりたいと思われるならば、あのシャクトリムシをよく観察してごらんなさい。シャクトリムシの食事はまさに陰陽に通じています。青いものを食べれば体は青くなり、黄色いものを食べれば体は黄色くなります。君のめしあがられるものだけが、五色に変化します。

二一二

君必食陰以爲當(一)、助以柏實盛良(二)、飲走獸(三)泉英(四)、可以卻老復壯、曼澤有光。

君必ず陰を食して以て當（常）と爲し、助くるに柏實の盛良を以てし、走獸の泉英を飲まば、以て老を卻け壯に復し、曼澤、光り有る可し。

【注釈】

（一）當――【宋】【馬】にしたがい、「當」を「常」と解した。

（二）柏實――柏はコノテガシワ。『神農本草経』の上薬。「久服、令人悅澤美色、耳目聰明、不飢不老、輕身延年」と、色つやがよくなり、不老という効果が記される。

（三）走獸――走る獣。けもの。走獣は飛禽とともにあらわされることが多い。ここは大成の鳥精を食らう方法を説くが、鳥だけでなく獣からも精気を取り入れるのだろう。

（四）走獸泉英――不詳。走獣の乳と解したが精液かもしれない。泉英は『管子』地員の語。英（花）のように美しい泉。馬王堆漢墓帛書整理小組の注は「牛羊の乳を飲む」と解釈。【馬】も「牛乳」と解す。泉英を牛乳とする根拠は不明。『本草綱目』では牛乳などの獣乳を「泉英」とはよばない。ただ羊乳には「精氣を益す」という効果が記される。

【周一謀】は「走獣の精液」かもしれないという（宋書功『中国古代房室養生集要』中国医薬科技出版社、一九九一年、一八頁所引）。その根拠として狗鞭・馬鞭・白馬茎（『神農本草経』で「陰不起」に効果）・牡狗陰茎（『神農本草経』で「陰痿不起」に効果）をあげ、それらを煎じて飲むからだという。ただしこれだと直接、精液を飲むわけではない。ゆえに「走獣の泉英を飲む」という文の訳としては不適当である。

後出、十問にふたたび「食松柏、飲走獣泉英、可以卻老復壮、曼澤有光」とみえる。

【口語訳】

あなたが常に陰の気を食し、それにくわえて柏（コノテガシワ）のよい実をたくさん食べ、さらに獣乳を飲めば、老をしりぞけ壮年にかえり、はだにつやがでて、光りかがやくようになります。

二一三

椄陰將衆、䜌以蜚虫、(一)春肘(二)員駘、(三)興坡鳴雄、鳴雄有精、誠能服此、玉筴(四)復生。

陰に椄（接）すること衆《おお》からんことを將《のぞ》まば、䜌（繼）ぐに蜚（飛）虫、春肘（爵）員駘を以てし、興すに坡（彼）の鳴雄もてせん。鳴雄精有り、誠に能く此れを服さば、玉筴（策）復た生きん。

【注釈】

（一）蜚虫——飛鳥と解した。あるいはワモンゴキブリ。「蜚」は『神農本草経』中薬に「蜚廉」（『本草綱目』は蜚蠊）があり、ゴキブリ。「子無」に効果ありとする。【馬】は「蜚虫」を「飛虫」とし、「鳥」とする。ここは「鳥精を服するの道」なので鳥と解した。「蜚」は「飛」に通じる。「有羽之虫、三百六十、而鳳凰爲之長」（『大戴礼』易本命）で、鳥もまた「虫」。「蜚虫」「飛虫」という用例はみえないが、「蜚禽」で「飛鳥」を意味する。なおここは「蟲《むし》」ではなく「虫」と記される。『雑療方』『胎産書』等でも「虫」と書いて「むし」と読ませている。

（二）春肘——春の雀と解した。「肘」は「爵」のあやまり。「爵」は銅器の杯だが、『説文解字』に「雀の形に象る」とされる。ここは雀だろう。「春雀」は春の交尾期の雀と解した。

（三）員駘——卵と解した。【宋】【馬】は「圓子」ととり卵と訳す。それにしたがう。卵を飲むことは『養生方』麦卵にみえる。雀卵は『名医別録』に「男子の陰、痿《な》えて起たざる」に効果があり、「之れを強くして熱からしめ、精を多くして子有らしむ」とされる。また『本草綱目』巻四八、雀所引の陶弘景は「雀卵、天雄と和し、之れを服さば、莖大にして衰えざらしむ」と記す。李時珍も「今人、雀卵の能く男子の陽、虚なるを益するを知る」といい、明代にも強壮効果があるとされていた。【馬】は八八八頁に一覧表をつくる。

（四）玉筴——玉茎と解した。「筴」は、めどき。のちに箸、かなばしの意味で使用される。「策」に通ず。「策」は、むち、つえの意味。【麥】

は「玉茎」に同じとする。陰茎。

【口語訳】

何度も陰に接したいとおもうならば、飛鳥や春雀の卵をたべ、さらによく鳴く雄鶏をおめしあがりください。よく鳴く雄鶏には精力がございます。これらを食べることができれば、玉茎はよみがえるでしょう。

一一－四

大上（一）執（二）遇（三）、䨲坡玉竇（四）、盛乃從之、員駘送（五）之。若不執遇、置之以麷（六）。誠能服此、可以起死。大成之起死食鳥精之道。

大（太）上、執（勢）に遇わば、坡（彼）の玉竇《ぎょくとう》を䨲《ふさ》（壅）ぎ、盛んなれば乃ち之れに従い、員駘もて之れを送る。若し執（勢）に遇わざれば、之れに置くに麷を以てす。誠に能く此を服さば、以て死を起こす可し」と。大成の死を起こし鳥精を食するの道なり。

【注釈】

（一）大上――天子と解した。ここは黄帝に対する二人称だろう。【宋】は「身體健康狀況居于上等水平者（身体の健康状況が上等の水準にあるもの）」。【馬】は「身体の最も佳い状態」と解釈。

（二）執――【宋】にしたがい「勃起の勢い」と解した。【馬】は去勢の「勢」で外腎（睾丸）とする。【田野】は「執」。

（三）遇――文意より、良い状態になる、と解した。【宋】【馬】は交合と解するが、訓読に無理が生ずるように思われる。

（四）玉竇――玉門、陰道。竇は「孔穴」（『礼記』礼運、大竇の鄭玄注）。

（五）送――【馬】にしたがい、「服用」ととった。

（六）麷――むぎがゆ、または麦こがし。『説文解字』麷は「麦を煮たもの」。【宋】も「鬻麦」で「麦を煮たもの」だが、麦芽、麦粉を鳥の卵にまぜて粥にする、と解す。精力がつくと考えられたのだろう。『周礼』天官、籩人の疏は「熬麦」。これは「いりむぎ」。【馬】も「熬麦」と解す。『養生方』麦卵、本文十七参照。ただし「麦卵」のところでは鶏卵を酒に入れて飲むとされ、なぜか「麦」のことはでてこない。

【口語訳】

君のものに勢いが出てきたならば、かの玉竇《ぎょくとう》をふさぎ、盛んであれば、それをつづけ、さらに春雀の卵をたべます。もし勢いがなくなってくれば、麦がゆ（あるいは麦こがし）をたべます。まことによくこれを服すことがおできになれば、死（んだようになった玉茎）を起ちあがらせることがおできになります」と。

大成の死を起こし鳥精を食するの道である。

三－一

●黄帝問扵（於）曹熬(一)曰、民何失而死。何得而生(二)。曹（熬合曰）(三)、□□□□□(四)而取其精。侍坡合氣、而微動其刑。能動其刑、以致五聲(五)、乃入其精(六)、虚者(七)可使充盈、壮者可使久榮、老者可使長生(八)。

●黄帝、曹熬に問いて曰く、「民、何をか失いて死し、何をか得て生くるや」と。曹（熬、合（答）えて曰く）、「…其の精を取るは、坡（彼）の合氣を侍（待）ちて、微《かす》かに其の刑（形）を動かす。能く其の刑（形）を動かし、以て五聲を致さば、乃ち其の精を入《い》る。虚なる者、充盈せしむ可く、壮なる者、久榮せしむ可く、老なる者、長生せしむ可し。

【注釈】

（一）曹熬――人名。不詳。

（二）死・生――「死生」と解した。【馬】は死生を「隠・顕」「抑止・興奮」とし、前文の「堅蹇不死」と同様の意味ととる。【麦】はふつうに生死と訳す。このあとに長生・長生之稽の語があるため、ふつうに死生と解した。

（三）熬合曰――断簡部分。【宋】【馬】両氏の推定にしたがい、「熬答曰」と解した。

（四）□□□□□――不詳。断簡部分は前後の簡牘から推して八文字程度。「熬答曰」の三文字は推定できるため、のこり五文字程度。【周一謀】は「陰陽之合也」と補う。【馬】は五字欠文。【田野】は▨。

（五）五聲――本文一－二参照。

（六）乃入其精――女性から精気を取り入れると解した。【馬】は「排泄精液（男性が射精する）」ととる。しかし精気をださないことを強調する後文の論理からいえば、ここは「入」を「取り入れる」と解すべきだろう。【麦】も「精気を導入します」と訳す。「精」はエッセンスで、必ずしも男性のもののみを指さず女性にもいう。

（七）虚——精気が空っぽの状態。『黄帝内経素問』調経論の「陰之生虚奈何（陰の虚を生ずるや奈何）」の王注に「虚者謂精氣奪也（虚とは精氣奪わるるを謂うなり）」とみえる。

（八）長生——『荘子』在宥に「无勞汝形、无搖汝精、乃可以長生（汝の形を労する无く、汝の精を揺らす无くんば、乃ち以て長生す可し）」とみえる。そこでは精と長生の関係が説かれている。

【口語訳】

黄帝が曹熬にたずねた。

「民は何を失えば死に、何を手に入れれば生きるのか」と。

曹熬は答えていった。

「…女の精気を取るには、気が合する状態を待って、微《かす》かに男の体（形＝その部分）を動かして、女の五声をいたすことができれば、そこではじめて女の精をとり入れます。そうすれば、虚者は精気がみたされ、壮者は久しく栄んになり、老者は長生させることができます。」

三－二

長生之稽、愼（一）用玉閉（二）、玉閉時辟（三）、神明（四）來積。積必見章、玉閉堅精、必使玉泉（五）毋頃、則百疾弗嬰、故能長生。

長生の稽は愼《つつし》みて用って玉閉せよ。玉閉すれば時《よ》く辟《かた》（壁）く、神明來たりて積む。積めば必ず章らかなるを見、玉閉すれば精を堅くす。必ず玉泉をして頃《かたむ》（傾）くこと毋からしむれば、則ち百疾に嬰《かか》らず、故に能く長生す。

【注釈】

（一）愼――【馬】は文字を「偵」とするが、写真版をみるかぎり明らかに「愼」である。これは「慎」にあたる。

（二）玉閉――玉茎を閉ざして精液を漏らさないことと解した。【宋】は二二頁、注八で「玉莖閉守精液而不瀉（玉莖閉じ精液を守りて瀉《も》らさず）」と解す。これにしたがう。「玉閉じ」と読むべき箇所も多いが、「玉閉」を熟語的に扱った。『天下至道談』一、二は玉閉の道を説く。

（三）辟――不詳。「かたし」と解した。【馬】は「避ける」と解し、「避免泄精（精を泄らすを避け免る）」という。【宋】は「壁」と理解。堅いという。

（四）神明――精神という意味から、ここでは精気をさすと解した。

（五）玉泉――精液の満ちている泉（精嚢？）と解した。玉泉は後世、唾液をさす。『千金方』巻二七、「玉泉、口中唾也（玉泉は口中の唾なり）」等にみえ、中国医学における一種の常識である。しかし、ここの文脈では「精液」と解する方が自然であり、その意味の方が古いのではないかと思われる。なお『黄庭内景経』第三五章の注（梁丘子）に「咽液流下入腎宮、化爲玉精（咽液流下して腎宮に入り、化して玉精と爲る）」とある。唾液が化して精液になるという理解であり、唾液は精液の元である。

【口語訳】

長生の要点は、つつしんで玉茎を閉じて精気をもらさないことにございます。玉茎を閉じれば、かたく精気を守ることができ、精気があつまりふえてきます。精気が満ちてくれれば必ず効果があらわれてきます。玉茎を閉じれば、精気を堅くまもることができます。玉泉（精嚢）を傾けて（精液・精気を流しだして）しまうようなことをしなければ、百病にかからず、長生きできます。

三－三（一）

椄陰之道、必心塞葆、刑氣相葆。故曰、壹至（二）勿星、（三）耳目忩明。再至勿星、音氣高陽、三至勿星、被革有光。四至勿星、脊胡（四）不陽。五至勿星、尻脾能方（五）。六至勿星、百胱通行。七至勿星、冬身失央。八至勿星、可以壽長。九至勿星、通竅（於）神明、曹熬之椄陰治神氣之道。

陰に椄《せっ》（接）するの道は、必ず心、塞《み》たし葆《やす》（保）んじ、刑（形）氣相葆《やす》（保）んず。故に曰く、壹《ひと》たび至りて星《も》（瀉）らす勿くんば、耳目忩（聰）明。再び至りて星《も》（瀉）らす勿くんば、音（意）氣高陽（揚）。三たび至りて星《も》（瀉）らす勿くんば、被（皮）革光有り。四たび至りて星《も》（瀉）らす勿くんば、脊胡陽《そこな》（傷）われず。五たび至りて星《も》（瀉）らす勿くんば、尻脾（髀）能く方《さか》（壯）ん。六たび至りて星《も》（瀉）らす勿くんば、百胱（脈）通行す。七たび至りて星《も》（瀉）らす勿くんば、冬（終）身、央《わざわい》（殃）失《な》（无）し。八たび至りて星《も》（瀉）らす勿くんば、以て壽長《とこしえ》なる可し。九たび至りて星《も》（瀉）らす勿くんば、神明に通ず」と。

曹熬の陰に椄（接）し、神氣を治むるの道なり。

【注釈】

（一）――同様の表現が『天下至道談』『合陰陽方』『医心方』巻二八にある。

（二）至――『天下至道談』では「㠉＝動」。『合陰陽方』『医心方』も同様に「動」。「動」だと訳のニュアンスがかわってくる。

（三）星――もらす。「瀉」。

（四）胡――わきのした。『合陰陽方』二は、「脅＝脇」。【田野】は、「脚」と解すがしたがわない。

（五）方――【馬】は「方」を「壮」と解す。ただし『通仮大字典』（黒竜江人民出版社、一九九三年）、『古漢語通仮字字典』（陝西人民出版社、一九九一年）、許偉建『上古漢語通仮字字典』（海天出版社、一九八九年）にはなし。

【口語訳】

陰に接する道は必ず心をみたして安定させ体と気をともにやすらかにさせておく必要があります。そうすれば、つぎのようにいわれます。一たびきわまって、（精を）もらさなければ、耳目が聡明となります。再びきわまってもらさなければ、意気が高揚します。三たびきわまって、もらさなければ、皮膚がつやつやしてきます。四たびきわまって、もらさなければ、背骨や脇腹がそこなわれなくなります。五たびきわまって、もらさなければ、尻や股の肉が充実してきます。六たびきわまって、もらさなければ、百脈が通じます。七たびきわまって、もらさなければ、終身、殃《わざわい》がありません。八たびきわまって、もらさなければ、寿命は長《とこしえ》になります。九たびきわまって、もらさなければ、神明に通ずることができます」と。

曹熬の陰に接し、神気を治める道である。

四－一

〔●〕黄帝問於〈於〉容成曰、民始蒲淳溜刑、何得而生。溜刑成體、何失而死。何臾之人也、有惡有好、有夭有壽。欲聞民氣贏屈施張之故。容成合曰、君若欲壽、則順察天地之道。天氣月盡月盈、故能長生。地氣歲有寒暑、險易相取、故地久而不腐。

〔●〕黄帝、容成に問いて曰く、

「民始めて淳《あつ》きを蒲《あた》〈賦〉えられ、刑《かたち》〈形〉を溜《とど》〈留〉め、何をか得て生くるや。刑〈形〉を溜〈留〉め、體〈體〉を成し、何をか失いて死するや。何れの臾《よ》〈世〉の人や、惡有り好有り。夭有り壽有り。民の氣贏屈し、施〈弛〉張するの故を聞かんと欲す」と。

容成合〈答〉えて曰く、

「君、若し壽を欲さば、則ち天地の道を順察せよ。天氣は月盡き月盈つ。故に能く長生す。地氣は歳に寒暑有り、險易《けんい》相い取る。故に地久しくして腐らず。

【注釈】

（一）容成――『漢書』芸文志には房中八家の筆頭に『容成陰道』二十六巻が著録される。房中家の説明には「房中は情性の極、至道の際、是《ここ》を以て聖王は外樂を制し、以て内情を禁じ、之れが節文を爲る。傳に曰く、『先王の樂しみを作《な》すや、百事を節する所以なり』と。樂しみて節有らば、則ち和平壽考。迷う者、顧みざるに及び、以て疾を生じて性命を隕《お》とす」とみえる。聖王の楽しみには節度があり、そのことによって長寿を得るという説明は、ここの容成公と黄帝の問答にもあてはまる。『容成陰道』は現在は亡佚しているが、『十問』の内容と通ずるところがあったかもしれない。

『後漢書』方術伝では「冷壽光、年、百五六十歳なる可きに、容成公の御婦人の術を行う」と、冷寿光なる人物が容成公の婦人を御する法、つまりは房中術を行ったと述べられる。後漢においても容成公は房中術の実践者として名声を得ていたことが知られる。

『列仙伝』では「容成公なる者は、自ら黄帝の師と稱し、周の穆王に見ゆ。能く補導の事を善くし、精を玄牝に取る。其の要は神を谷《やしな》いて死せず、生を守り氣を養う者なり。髪白くして黒に更《か》わり、歯落ちて更《あら》めて生ず。事は老子と同じ。亦た云う、老子の師なりと」とみえる。ここでも黄帝の師とされる。しかし「玄牝」や「谷神」は『老子』の語であり、「事は老子と同じ」「老子の師なり」と、むしろ老子とのかかわりが強調されている。老子もまた房中術と関連が深い（拙稿「老子と房中術」『人文学論集』第九集、一九九一、参照）。なお『列仙伝』は前漢の劉向撰とされているが、実際には後漢あたりの作ではないかとされている（平木康平・大形徹、「『列仙伝』総説、三『列仙伝』の成立について」『鑑賞中国の古典九　抱朴子・列仙伝』、角川書店、一九八八、参照）。

　黄帝とのかかわりは『列子』湯問篇にも「黄帝と容成子は空峒の上に居る」とみえる。

『漢書』芸文志陰陽家にも『容成子』一四篇がみえる。「陰陽家者流は蓋し羲和《ぎか》の官に出《い》づ。昊天を敬順し、日月星辰を歴象《れきしょう》し、敬《つつし》みて民に時を授く。此れその長ずる所なり」とある。『十問』の容成公の文章にも天地の道、天気、地気、月の満ち欠けなどがみえる。これらを陰陽で解釈することも可能であろう。陰陽は男女でもある。陰陽観念と房中術は容易に結びつく。

『淮南子』脩務訓には、「容成、暦を作る」とみえる。この話も同一の脈絡としてとらえうる。さきにみた陰陽家の説明にみえた「歴象」は暦と象器《しょうき》である。象器は天体測量の器具であり、「歴象」で天体を観測する意味となる。「歴象」は「暦象」とも記される。『十問』の容成公は「天地の道を順察」する。暦をつくったことと無関係ではないだろう。

（二）溜刑——『胎産書』本文二に「一月名曰留刑」とみえる。「留刑」は「留形」で、形を留める。形をなす。【馬】は「流形」と理解。鋳造時、鋳型に金属を流し込み形をつくる意ととる。

（三）天氣月盡月盈、故能長生——天の気は、月は欠け、また満ちることをくりかえしています。ゆえに（天の気にしたがえば）長生きできます。月の満ち欠けという循環し繰り返すものは永遠につづく。ゆえに長生とむすびつけられる。

（四）地氣歳有寒暑、險易相取、故地久而不腐——地の気は、一年には寒暑があり、きびしい季節とおだやかな季節が交替し、くり返されます。ゆえに地は長久で不朽のものとなります。天の気と同様に循環するものは永遠という考え。

【口語訳】

黄帝が容成にたずねていった。「民が始めて生命をあたえられ、形をなしたとき、一体、何を得て生きるのか。また形をなし、肉体を作りあげた時、一体、何を失って死ぬのか。いずれの世の人にも、病むものがおり、健康なものがいる。わかじにするものもいれば、長寿のものもいる。民が元気であったり、弱ったり、気がゆるんだり、張りきったりするわけを聞きたい」と。

容成はこたえていった。「君が長寿をお望みになられるなら、天地の法則を観察してそれにしたがってください。天の気は、月は欠け、また満ちることをくりかえしています。ゆえに（天の気にしたがえば）長生きできます。地の気は、一年には寒暑があり、きびしい季節とおだやかな季節が交替し、くりかえされます。ゆえに地は長久で不朽のものとなります。

四—二

君必察天地之請(一)、而行之以身(二)。有徵(三)可智閒(四)。雖聖人非其所能、唯道者智之。天地之至精、生扵（於）无徵、長扵（於）无刑(五)、成扵（於）无體。得者壽長、失者夭死。

君必ず天地の請（精）を察し、之れを行《めぐ》らすに身を以てせよ。徵有るは閒《かん》に智《し》（知）る可し。聖人と雖も其の能くする所に非ず。唯だ道ある者のみ之れを智（知）る。天地の至精は、无（無）徵に生じ、无（無）刑（形）に長じ、无（無）體（體）に成る。得る者は壽長く、失う者は夭死す。

【注釈】

（一）天地之請——「天地之精」と解した。「請」を【麥】【馬】【宋】はともに「情」ととる。一問にすでに「天之請」という句があるが、そこも「情」とされている。『易』大荘に「正大、而天地之情可見矣」、『礼記』祭義に「昔者聖人建陰陽天地之情」とあり、「天地之情」の句がみえる。「請」を「情」ととる例は『古漢語通仮字典』五四六頁「請」にも多数示されている。しかし『帛書老子』甲本・乙本ともに「中有請（精）呧。其請（精）甚眞（第二一章）」とみえる。河上公注や王弼注本は「請」ではなく「精」であるため、ここの「請」は明らかに「精」の意味である。また四問では、すぐあとに「天地之至精」とあらわれる。文脈上からも「精」であろう。かりに「情」であっても「情」は「精」に通じ（『上古漢語通仮字典』九三頁）、「精」の意味で理解しうる。「天地之精」は『莊子』在宥に「吾欲取天地之精、以佐五穀、以養民人」とみえる。

ただし高明撰『帛書老子校注』（中華書局、一九九六年）、三三〇頁は、河上公注や王弼注本等の『老子』第二一章「其中有精、其精甚眞」の「精」自体があやまりで、本来、「情」でなければならないと主張する。その根拠は帛書の「請」を「情」と解することによる。高明の説にはしたがえないが、参考としてあげる。徐志鈞撰『老子帛書校注（修訂本）』（鳳凰出版社、二〇一三年）

は「精」と解釈する。

（二）而行之以身――身のあとを句点にしたのは、木簡のその部分に句読を示す記号「乚《ちゅ》」がつけられているため。【馬】【宋】【麥】はいずれも読点とする。

（三）有徴――「有徴」は後文の「無徴」と対応する。すなわち、天地之精→有徴、天地之至精→無徴。天地之至精の方がより高い境地を示すのだろう。

（四）有徴可智閒――徴《きざし》のあるものは（天地の）間に知ることができます。【馬】【宋】は「閒」を後ろにつけ「閒雖聖人、非其所能、唯道者智之」と句読を切る。【馬】は「閒」を「中間」。【宋】は「近」ととり、現今、近時と解する。「さきごろ」「ちかごろ」と読むのだろう。【麥】は【周世栄】の釈文にしたがって「聞」と読む。句読は「有徴可智聞、雖聖人非其所能」。写真版をみれば「聞」ではなく「間」だろう。ただし句読はこの方が自然なように思われる。

『老子』第五章に「天地之間、其猶橐籥乎、虚而不屈、動而愈出」とみえる。ここは「天地之間」の「間」ではないか。四問では天地之請、天地之至精と、「天地」の語が多くあらわれている。また「精」の語は『老子』を多分に意識した言いまわしである。ここも『老子』にいう「天地の間」と理解した。

（五）无形と无體――無形と無体。『老子』第四一章に「大象無形」、『淮南子』精神訓に「其動無形、其靜無體」とみえる。

【口語訳】

君は必ず天地の精を察し、それを身にめぐらせてください。徴《きざし》のあるものは（天地の）間に知ることができます。（けれどもそれは）聖人であってもよくするものではありません。ただ道を得た者だけが知るのです。天地の至精は、徴のないところに生じ、形のないところに長じ、体《たい》のないところにできあがります。これを得た者は長寿となり、これを失う者は夭死《わかじに》します。

四－三

故善治氣槫精者、以无徵爲積、精神(一)泉(二)益、翕甘潞(三)以爲積、飲榣泉(四)靈尊(五)以爲經、去惡好俗、神乃溜刑(六)。

故に善く氣を治め精を槫《あつ》（摶）むる者は、无（無）徵を以て積むと爲し、精神、泉に益《あふ》（溢）れ、甘潞（露）を翕《す》（吸）いて以て積むと爲し、榣（瑤）泉・靈尊を飲みて以て經と爲し、惡しきを去り、俗を好《よ》くすれば、神乃ち刑（形）に溜《とど》まる。

【注釈】

（一）精神――ここでの「精神」は「精気」にちかいだろう。

（二）泉――三問の玉泉か。

（三）甘潞――天・天地の精《エッセンス》が甘露。「潞」は「露」。『戦国策』楚策に「仰ぎては甘露を承けて之れを飲む」とみえる。『老子』第三二章には「天地相合し、以て甘露を降《くだ》す」。『引書』に「露の清きを逆《むか》え、天の精を受く」とみえる。天地の精《エッセンス》が甘露という発想で、それを飲めば長生できると考えたようだ。『漢書』郊祀志には「承露仙人掌」がみえる。蘇林によれば「仙人、手掌を以て盤を擎《ささ》げ、甘露を承く」という。顔師古所引の『三輔故事』には武帝の時代に承露盤があったことが記される。「建章宮の承露盤、高さ二十丈、大なること七囲、銅を以て之れを爲《つく》り、上に仙人掌有り、露を承け、玉屑に和して之れを飲む」とみえる。二〇丈は約四六メートル。七囲は七人で抱《かか》えこむ大きさ。巨大な手と掌の上に露を承ける銅盤をおいて露をあつめた。二〇丈の高さにしたのは、できるだけ天に近づこうとしたからだろう。金属の表面は結露しやすい。これだけの大きさだとかなりの量の露が集ったと想像される。武帝は甘露を飲めば仙人になれると考えたのだろう。

（四）榣泉――美しい泉。晋、庾闡の「游仙詩」に「下りて瑤泉に挹《く》む」とみえる。「瑤池」であれば『列子』周穆王、『史記』大宛伝賛、『穆天子伝』等に多数。瑤池は崑崙山や西王母と結びつけられることが多い。

（五）靈尊――尊は酒器。

（六）溜刑――本文十二注（二）参照。「溜」は留と解した。「刑」は「形」。本文十二では「形をなす」と訳したが、ここでは「体内に留まる」と解した。【馬】は「刑」を「行」とし、「流行」と解する。それだと「流れめぐる」の意味。したがわない。

【口語訳】

ゆえによく気を治め精をあつめる者は、無徴の間に精気をたくわえれば、精神（精気）は泉（玉泉）から溢《あふ》れます。また甘露を吸って精気をたくわえ、瑶泉・霊尊を飲むことを常となされば、悪しきを去り、習いを良くし、神（精気）は体内に留まります。

四－四

翕氣之道、必致之末(一)、精生而不厥。尙(二)下皆精、塞温(三)安生。息必探而久(四)、新氣易守(五)。宿氣(六)爲老、新氣爲壽(七)。善治氣者、使宿氣夜散、新氣朝冣、以衜(八)九徼、而實六府(九)。

氣を翕（吸）うの道は、必ず之れを末に致さば、精生じて厥（缺）けず、尙（上）下皆な精ありて、塞《かん》（寒）温、安《いずく》にか生ぜん。息、必ず探《ふか》（深）くして久しくすれば、新氣守り易し。宿氣、老を爲し、新氣、壽を爲す。善く氣を治むる者は、宿氣をして夜に散じ、新氣を朝に冣《あつ》（聚）め、以て九徼（竅）に衜《とお》（徹）して、六府に實《み》たさしむ。

【注釈】

（一）末――末端。四肢。気を体の末端にまでめぐらせれば体中に精気が充実して疾病が生じない。

（二）尙――「上」に通じる。

（三）塞温――「塞」は「寒」と解した。「寒温」は寒すぎたり温かすぎたりで体が不調となること。寒温による疾病。

（四）息必探而久――ふかくてゆったりとした呼吸が肝要だととく。

（五）守――【馬】は『玉篇』の「守、収也」を引き「収」と解す。しかし「守」のままでも十分、理解できる。

（六）宿氣――体にたまった旧《ふる》い気。故気。

（七）息必探而久、新氣易守。宿氣爲老、新氣爲壽。――「探」は「深」と解した。【馬】は「息必探而久、新氣易守、宿氣爲老。新氣爲壽。」と句読をうつ。ここは「宿氣爲老」と「新氣爲壽」の二句が対句的に表現されており、【馬】にはしたがわない。なお【馬】は「爲」を使役ととる。

（八）九徼――体にある九つの穴。「徼」は「竅」。竅は穴。目（二）・耳（二）・鼻（二）・口（一）、陰部（大、小）が二。

（九）六府——六腑。府は「腑」。『呂氏春秋』達鬱に「九竅五藏六腑」とみえる。達鬱には「精氣は其れ行《めぐ》らんと欲するなり」とみえ、ここに近い。六府には次の三種の説がある。一．咽喉・胃・大腸・小腸・胆・膀胱（『太平御覧』人事部、形体所引『韓詩外伝』）。二．胆・大腸・小腸・胃・膀胱・三焦（『黄帝内経素問』金匱真言論）。三．大小腸・膀胱・三焦（『荘子』斉物論、百骸所引『経典釈文』）。六府の内容は五臓（心・腎・肺・肝・脾）との関連で考察すべきだろう。ここでは新気を六府にみたさなければいけないという。

【口語訳】

吸気の道は、吸った気を体のすみずみまで行きわたらせれば、精気が生じて欠けることがありません。上から下まで、みな精気にみちれば、寒温の悪気がどこに生ずるというのでしょう。いつも深く長く息をすれば、新気は保ちやすくなります。宿気は人を老いさせ、新気は長寿をもたらします。上手に気を治める者は、宿気を夜に散じ、新気を朝にあつめ、それを体の九つの竅《あな》にとおして六府にみたさせるのです。

四－五（一）

食氣有禁、春辟濁陽、夏辟湯風、秋辟霜霿、冬辟凌陰（二）、必去四咎（三）、乃棎（四）息以爲壽。

氣を食らうに禁有り。春、濁陽を辟（避）け、夏、湯風を辟（避）け、秋、霜霿（霧）を辟（避）け、冬、凌陰を辟（避）く。必ず四咎を去り、乃ち息を棎（深）くすれば、以て壽と爲る。

【注釈】

（一）――気を食らうことに関する禁忌をとく。『却穀食気』に同様の表現がみえる。そこでは春夏秋冬に去らねばならない気の名も「濁陽・湯風・霜霧・凌陰」で、ここと同じ。

（二）春辟濁陽、夏辟湯風、秋辟霜霿、冬辟凌陰――春秋は濁った気である「濁陽」「霜霧」を避ける。「霿」は「霧」。夏は熱過ぎる気である「湯風」を避ける。湯は「熱水」（『説文解字』）の意。冬は冷た過ぎる気である「凌陰」を避ける。凌は「冰凛」（『爾雅』釈言）、また「凌陰」で「冰室」（『詩経』豳風、七月の毛伝）の意。

（三）四咎――四つのわざわい。咎は、とが。わざわい。濁陽、湯風、霜霿（霧）、凌陰。

（四）棎――【田野】は「㴱（深）」に作るが、写真版は明らかに「棎」である。「深」に意に解した。

【口語訳】

気を食らうには禁忌がございます。春には濁陽をさけ、夏には湯風をさけ、秋には霜霧をさけ、冬には凌陰をさけます。ぜひ四つの災厄をもたらす気を去ったのちに、深く息をなさってください。そうすれば長寿となれます。

四－六

朝息之志（一）、亓出也湷（二）合於（於）天、亓入也楑坡閨（三）誧（四）、如臧於（於）淵、則陳氣日盡、而新氣日盈（五）、則刑有云光（六）。以精爲充、故能久長。

朝息の志は、亓《そ》（其）の出づるや天に合するを湷《つと》め、亓（其）の入るや坡《か》（彼）の閨誧（滿）を楑《はか》（揆）り、淵に臧（藏）するが如くすれば、則ち陳氣日に盡きて、新氣日に盈ち、則ち刑（形）、云（雲）光有り。精、充つると爲すを以ての故に能く久しく長し。

【注釈】

（一）志――こころざす方向ということで、目安と訳した。【馬】は「治」によみかえ、「原則」と解する。

（二）湷――【田野】は「霧」と解す。直前にこの文字を「霧」と解しているので、それにならったのだろう。【肆】は「務」と解す。【馬】も同様。文脈から「務」と解した。

（三）閨――【肆】は「小門」と解す。【馬】は、「閏」ととり、「潤」と解す。写真版は「閨」。

（四）誧――【田野】は「誧」に作るが、写真版では「誧」にみえる。【馬】は「誧」に作り、「滿」と解す。この箇所を【肆】は、「深吸氣、以肺部充滿爲度」と解す。

（五）陳氣日盡、而新氣日盈――ふるい気は日ごとに尽き、新しい気が日ごとにみちる。陳はふるい。ふるい気をはきだして、新しい気をみたすことによって長生きできるという発想（拙著『不老不死』、講談社現代新書、一九九二年、一九二頁、吐故納新、参照）。

（六）云光――【馬】にしたがい「云」を「雲」と解した。ここは新気をとりいれ精気が充実して、体からかがやく気が雲のようにたちのぼるようすをいうのだろう。鮑照の「征北世子誕育上表」に「雲光麗輝」とみえる。

【口語訳】

朝に息をするめやすは、吐く息は天の気と一つになるようにつとめ、吸う息は胸にいっぱいになるようにはかり、深い淵にたくわえるようにすることです。そうすれば陳《ふる》い気は日ごとに尽き、新しい気は日ごとに盈ち、体から雲気があらわれ光かがやいてきます。精気がみちあふれてくるからこそ長生きできるのです。

四－七

晝息之志、虖吸祕(一)微、耳目蔥明(二)、陰陰(三)孷氣(四)、中不薈(五)腐、故身无苛央(六)。

晝息の志は、虖（呼）吸祕《かなら》（必）ず微《かす》かなれば、耳目蔥（聰）明。陰陰《ひそ》かに氣を孷《おさ》（釐）むれば、中《うち》薈腐《わいふ》せず。故に身に苛（疴）央（殃）无（無）し。

【注釈】

（一）祕――【田野】は「秘」と解す。【肆】【馬】は「必」と解す。「必」と解した。

（二）蔥明――「聰（聡）明」に同じ。

（三）陰陰――微と対応させて「ひそかに」と解した。【馬】は深蔵。【田野】は「陰陽」ととるが誤り。

（四）孷氣――「治気」と解した。「孷」は双生児の意味で、そのままでは通じない。「孷」は「釐」に通じる。『書経』堯典、允釐百工の伝に「釐、治」とある。ここは「治」と解した。「治気」は「治氣養生」（『荀子』修身）等、用例多数。なお【馬】は「喜」と解し、『春秋繁露』陽尊陰卑の「喜氣爲暖而當春」を例としてあげる。

（五）薈――薈は、しげる。『説文解字』に「艸多きの皃」とある。ここは文脈から、微や陰と反対の意味として解した。【馬】は「潰」に通じるとする。

（六）苛央――苛殃。やまいとわざわい。『呂氏春秋』審時に「身無苛殃」とみえ、注に「苛、病。殃、咎」とみえる。「央」は「殃」。わざわい。とが。『黄帝内経素問』生気通天論に「精神乃央」とあり、高士宗の注に「央作殃」とみえる。【馬】は「苛」を「疴」とする。『説文解字』七下に「病」とみえる。

【口語訳】

昼に息をする目安。かすかに呼吸するようにすれば、耳はよくきこえ、目はよくみえるようになります。ひそかに気を治めると、体内に気があつまりすぎて腐ることはありません。故に身に病や咎《とが》がないのです。

四－八

莫(一)息之志、深息長徐、使耳勿聞、且以安侵云(二)。云柏(三)安刑、故能長生。

莫（暮）息の志は、息を深くし、長く徐《おもむ》ろにし、耳をして聞こゆる勿からしむれば、且《まさ》に以て云（魂）を安んじ侵《い》（寝）ねしめんとせん。云（魂）柏（魄）刑（形）に安んずるが故に能く長生す。

【注釈】

（一）莫――暮に同じ。

（二）云云――原文は「云＝（重文記号）」。【宋】【馬】ともに前の「云」は衍字、後ろの「云」は魂とする。【馬】によれば、本文の句読は、「暮息之志、深息長徐、使耳勿聞、且以安侵。云（衍字）。云柏安刑、故能長生。」となる。たしかにこの方がよみやすい。しかし、わざわざ重文記号をつけ、繰り返しを指定している部分を衍字として片付けてしまうことには首肯できない。重文記号については『雑禁方』の「雌＝（重文記号）」「雄＝（重文記号）」の項を参照。

（三）柏――「柏」は「魄」。夢をみると魂魄は身体を離れる。悪夢にうなされると魂魄が離れ死亡することもあり、「薨」とよばれる。「薨」の文字の上半分は「夢」と同形。『雑禁方』本文七には「悪薨多ければ、牀下を塗《きよ》むること方、七尺」と、悪夢をはらうことが記される。古代、魂が肉体を離れ戻れなくなることが「死」と考えられた。悪夢を見ず、魂魄が肉体を離れることなく、安眠熟睡できることが長生につながる。【田野】は、「柏」の文字の下に「相」の文字を入れ、「云云柏相安刑」とするが、写真版では「相」は無い。

【口語訳】

暮に息をする日安。深い息を長くおもむろにし、何も耳に聞こえないようにさせれば、魂を安らかに眠らせることができます。魂魄が身体におちついているがために長生きできるのです。

四－九

夜半之息也、覺牾毋變侵刑、探余去執、六府皆發、以長爲極。將欲壽神、必以奏理息。

（一）　　　（二）　　　（三）　　　（四）

夜半の息や、覺牾《めざ》（寤）むれば、侵（寢）刑（形）を變ずる毋く、探《ふか》（深）く余《おもむ》（徐）ろに執《しつ》を去らば、六府皆な發《ひら》き、長を以て極と爲す。神を壽ならんと將欲《しょうよく》すれば、必ず奏（腠）理を以て息せよ。

【注釈】

（一）覺牾——「覚」はめざめる。「牾」は「寤」。「寤」もさめる。また、昼間見たことを夢見る。さきの魂魄の話から考えて、悪夢から覚めることだろう。

（二）執——「執」は悪鬼に執らえられることと解した。執に心の「慹《しつ》」は「おそれ、うごかないさま」。夢は本来、悪鬼がひきおこす悪夢。ここは金縛りや夢魘の状態から脱しようとすることだろう。『諸病源候論』卒魘候に「卒魘とは屈なり。夢裏に鬼邪の魘屈する所と爲るを謂う。人臥して悟《さ》めざるは、皆な是れ魂魄外遊し、他邪の執らえ錄する所と爲る…」とある。夢の中で魂魄が悪鬼に連れさられることを記す。ここに「悟＝寤《さ》める」と「執」がみえる。また同書には「臟腑虛《きょ》、神守ること弱し、故に鬼氣之れを病ましむるを得るなり」（婦人雑病諸候、九十五、与鬼交通候）・「其れ臟虛なる者は夢を喜《この》む。婦人夢に鬼と交わるも、亦た腑臟の氣弱く、神守ること虛衰なるに由る。故に虛に乘じ、夢に因り鬼と交通するなり」（婦人雑病諸候、九十六、夢与鬼交通候）と、夢と臟腑と鬼の関係が説かれる。臟腑の（精）気が弱ければ、鬼気につけ込まれるという。あとの六府（腑）とも関連。【馬】は「執」を「勢」とみて、「呼吸は深く長くゆっくりと力をいれずに」と訳すがしたがわない。【田野】も「勢」と解す。

（三）神——神魂、精神。

（四）腠理——はだのきめ。『呂氏春秋』季春紀第三、先己に「其の新を用い、其の陳《ふる》きを棄つれば、腠理遂に通じ、精氣日に新た、邪氣盡く去り、其の天年に及ぶ。此れを之れ眞人と謂う」。奏（＝腠）理が通じることにより精気が充実して邪気が去る。『呂氏春秋』では「邪気」と「気」で理解されているが、それは「邪鬼」「悪鬼」とも表現される（拙稿「鬼系の病因論」、『大阪府立大学紀要』人文・社会科学四三巻、一九九五、「気系の病因論」、『人文学論集』第一三集、一九九五、参照）。

【口語訳】

夜半の息は、（うなされる）悪夢から目覚めれば、寝ている姿勢をかえないで、深くおもむろに息をして（自らの魂魄が悪鬼に）執らえられていく状況をのがれれば、六腑をみな発《ひら》いて（精気をとりいれます）。長くゆったりした息が理想です。神魂を長寿にしようと思われるならば、必ず腠理《はだのきめ》で息をされますように。

四－十

治氣之精、（一）出死入生、（二）驩欣咪㝅、（三）以此充刑、此胃榑精。

氣の精を治むるは、出でて死し、入りて生く。驩《よろ》（歡）欣《こ》びて、㝅を咪（味）わい、此を以て刑（形）を充たす。此を精を榑《あつ》（摶）むと胃（謂）う。

【注釈】

（一）治氣之精――「氣の精を治む」と解した。『管子』内業篇に「精也者、氣之精者也（精なる者とは、氣の精なる者なり）」と「氣之精」という句がみえる。それにより、「治氣の精」ではなく「氣の精を治むるは」と訓読した。【馬】は「精」を「精要」と要旨の意味に解し、「治氣の精」と訓む。「精」は四問を理解するためのキーワードである。これまでに「天地之至精」「善治氣摶精者」「精神泉益」「精生而不缺」「上下皆精」「以精爲充」と「精」が頻出し、すぐあとにも「此謂摶精」とあらわれる。ここのみ「要旨」と解するのは疑問。【馬】にはしたがわない。

（二）出死入生――「（精が）出でて死し、（精が）入りて生く」と解した。『老子』五〇章に「出生入死」と「生」と「死」が入れかわった表現がみえる。河上公注は「出でて生き、入りて死す」と訓む。すなわち「『出でて生き』とは、情欲出でて内に无く、魂定まり魄靜かなるを謂う。故に生くるなり。『入りて死す』とは、情欲、胸臆に入り、精神勞惑するを謂う。故に死す」とみえる。河上公注の解釈では、「情欲」が外に出てしまえば長生きできるが、胸の中に入ると精神が疲れはてて死んでしまう、とされる。四問では『老子』五〇章の句形をかりて、「生」と「死」を入れかえ、「出死入生」としているようだ。「（精が）出でて死し、（精が）入りて生く」と訓むのだろう。

なお『老子』の王弼注は「生地《せいち》を出でて、死地に入る」と解し、五〇章は「生を出でて死に入る」と訓読されている。【馬】は「死」

を陳気、「生」を新気と解し、「死を出だし、生を入る」とする。

(三)驩欣味轂――「歡欣《よろこ》びて、轂を味わう」と訓み、よろこんで穀物を味わうと解した。【麥】は「味」と解す。【馬】は「咮」とし、「美」と解す。轂は、はぐくむ、やしなうだが、【馬】は「穀」と解す。【宋】は「善」と解し、「歓欣喜悦」という。【馬】は「呼吸を整えると同時に自らの気持ちを楽しませ、あわせて栄養価の高いおいしい食物を食べる」。あとに「酒食」のことがみえるので穀物と解し、「穀を味わう」と訓んだ。【田野】は「敦」とするが、写真版を見ると「轂」である。

【口語訳】

気の精を治めるというのは、(精が)出でて死し、(精が)入りて生きるのです。よろこんで穀物を味わい、それで身体をみたします。これを精をあつめるといいます。

四－十一

治氣有經、務在積精、精盈必寫、精出必補。補寫(一)之時、扵臥爲之、酒食五味、以志治氣(二)。目明耳葸、被革有光、百脁充盈、陰乃□(三)生、繇使(四)則可以久立、可以遠行、故能壽長。

治氣に經有り。務め精を積むに在り。精盈つれば必ず寫（瀉）す。精出せば必ず補す。補寫（瀉）の時、臥に扵（於）て之れを爲す。酒食五味、以て治氣に志さば、目は明に耳は葸（聡）に、被（皮）革光り有り、百脁（脈）充盈、陰乃ち…生く。繇使すれば則ち以て久しく立つ可く、以て遠く行く可し。故に能く壽長し」。

【注釈】

（一）補寫――「寫」は「瀉」。「瀉」は精を出すこと。「補」は精をおぎなうこと。『天下至道談』本文二に「精贏《み》つれば必ず舍《す》て、精缺くれば必ず補う」とみえる。

（二）以志治氣――「以て治氣に志《こころざ》す」と訓んだ。【馬】は「志」を意志ととり、「養生する者は、本人の意志を用て呼吸吐納をコントロールする」という。「志を以て氣を治む」と訓むのだろう。それだと酒食とは無関係となる。【宋】は「志」を「資」と読み替え、「音近くし訛す」という。これだと「以て治氣に志（＝資）す」と訓むのだろう。

（三）□――文字がほとんど消え写真版では判別不能。【馬】は「复（＝復）」で「復た生く」とよむ。【宋】は「得」で「生くるを得」と推定。

（四）繇使――夫役に服すること。またその人。『史記』項羽本紀に「異時故繇使屯戍、過秦中」。『漢書』蓋寛饒伝に「公卿貴戚及び郡国の吏、繇使して長安に至るに、皆な恐懼して敢えて禁を犯す莫し」とみえる。繇役に同じ。後文の「久しく立つ可く、以て遠く行く可し」は、繇使のときのことと解した。【馬】は「繇」を「由」、「使」を「是」に読みかえて「由是」と理解する。ただし「使」を「是」に読みかえる例は『古漢語通仮字典』『通仮大字典』『上古漢語通仮字字典』のいずれにもみえない。【馬】にはしたがわない。ここは「繇使」のままで十分に意味が通じる。【田野】は「繇（由）使」とするが、したがわない。

※裘錫圭主編、湖南省博物館、復旦大學出土文獻與古文字研究中心編纂『長沙馬王堆漢墓簡帛集成』陸、中華書局、二〇一四年の『十問』四「黃帝問於容成曰…」は本文の後半が大きく異なる。同書一四五頁の注釈三〇は「裘錫圭（1992 : 526）の説に従い、三九簡の後ろは五二簡から五九簡までの八簡に続ける」と述べる。「五二簡から五九簡までの八簡」は、六「王子巧父問彭祖曰」にあったものである。また同書では四「黃帝問於容成曰…」の最後の部分、「□使則可以久立、可以遠行、故能壽長」を六「王子巧父問彭祖曰」の末尾に入れている。要するに本文の一部を入れかえているのである。四「黃帝問於容成曰…」にあった四〇簡「酒食五味、以志治氣、目明耳葸、被革　有光、百脁充盈、陰乃□生」の部分は、八「禹問於師癸曰」の、後ろから二つめの簡として入れられている。「比較表」を参照。

【口語訳】

治気に原則がございます。その務めは精を積むことにございます。精がみちあふれれば必ず瀉（外に出）さねばなりません。精を出せば必ず補なわねばなりません。補瀉の時は、臥床《ふしど》でこれを行います。酒食五味を治気にむかわせれば、目はよくみえ、耳はよくきこえ、肌はつやつやと光り、百脈は精気でみちあふれ、陰部は生き（かえります）。徭役にかりだされても、ずっと立ちつづけることができ、遠くに行くこともできます。ゆえに長寿となることができるのです。

五－一(一)

●堯問聆（於）舜曰、天下孰最貴。舜曰、生最貴。堯曰、治生奈何。舜曰、審夫陰陽。堯曰、人有九繳(二)十二節(三)、皆設而居、何故而陰(四)與人具生而先身去。舜曰、飲食弗以、謀慮弗使、諱亓名而匿亓體、亓使甚多、而無寬禮(五)、故興(六)（與）身俱生而先身死。

堯、舜に問いて曰く、「天下孰《いず》れか最も貴し」と。

舜曰く、「生、最も貴し」と。

堯曰く、「生を治むること奈何」と。

舜曰く、「夫の陰陽を審らかにせよ」と。

堯曰く、「人に九繳（竅）、十二節、皆設けて居る有り。何故《なにゆえ》にして陰、人と具《とも》（俱）に生まれて身に先んじて去るや」と。

舜曰く、「飲食以《もち》いず、謀慮、使わず、亓（其）の名を諱みて亓（其）の體を匿し、亓（其）の使うこと甚だ多くして寬禮無し。故に身と俱《とも》に生まれて身に先んじて死す」と。


【注釈】

（一）――『雜禁方』巻末佚文本文一に同様の文あり。

（二）九繳――本文四－四の注（八）参照。

（三）十二節――『黃帝内経素問』生気通天論に「天地の間、六合の内、其の氣、九州。九竅、五臟、十二節、皆な天氣に通ず」。唐、王冰注に「十二節は十二氣なり。天の十二節氣、人の十二經脈にして、外、之れに應ず」とみえる。

（四）陰――陰器。隠し所。ここは男性の部分をさす。
（五）寛禮――「いたわったり、節度をもって使う」と訳した。【馬】は「寛」を「愛惜（寛容・寛大また愛護）」、「礼」を「控制（事を行なうの法）」。【宋】は「節制と約束」。『雜禁方』巻末佚文本文一は「至多暴事而無禮」で「寛」の文字はない。
（六）興―與の誤りと解した。

【口語訳】

堯が舜にたずねていった。「天下でもっとも貴いものは何であろう」。

舜がこたえた。「生が最も貴いものです」。

堯。「生を治めるにはどうすればよいだろうか」。

舜。「かの陰陽を審らかにされることです」。

堯。「人には九竅、十二節がそなわっている。なぜ陰（隠し所）だけが、人とともに生まれながら、他の部分より先におとろえてしまうのか」。

舜。「それは陰（隠し所）のためになる飲食をとらず、そのためをおもわず、その名をはばかっていわず、その部分を人目にふれないようにしながら、それを使うこと、はなはだ多く、いたわったり、節度をもって使ったりしないからです。だから身とともに生まれながら、身に先んじて死んでしまうのです」。

五－二

堯曰、治之奈何。舜曰、必愛而喜之、教而謀之、飲而食之、使其題䪼(一)堅强而緩事(二)之、必𥂕(三)之而勿予、必樂矣而勿寫、材(四)將積、氣將褚(五)、行年百歳、賢岭（於）往者。舜之椄陰治氣之道。

堯曰く、「之れを治むること奈何」と。

舜曰く、「必ず愛《いつく》しみて之れを喜ばせ、教えて之れを謀り、飲ませて之れに食らわせ、其の題䪼をして堅強にして緩やかに之れを事《つか》わしむ。必ず之れに𥂕《すす》らしむるも予《あた》うる勿かれ、必ず樂しみて寫（瀉）する勿かれ。材將に積まんとし、氣將に褚《たくわ》（蓄）えんとすれば、行年百歳、往者より賢《まさ》れり」と。

舜の陰に椄（接）し氣を治むるの道なり。

【注釈】

（一）題䪼――「そそりたったもの」と訳した。「題」は、【宋】は「額・頭」とし、「題䪼」を男子生殖器官、亀頭と解す。【馬】は前陰。「䪼」は高。高峰。【田野】は「禎」につくる。

（二）事――つかう。【馬】は「使用」と訳す。「事」には「使う」という訓がある。

（三）𥂕――「すする」と解した。【馬】は「塩」ととり、「銜《くわえる》」に通じるとする。龍一吟『中国性学集成』（八龍出版、一九九一、一四五頁）は「𥂕は啖食《くら》う。隠語。ここは性生活をさす」という。

（四）材――「財《たから》となりうる精気」と解した。【馬】は「資質能力」とするが、訳は「人体内の精力がしだいに増加する」と「精力」の意味でとらえる。【宋】も「材は應に精為るべし」という。意味は「精」であろう。材は財に通ずるため、ここは「財《たから》となりうる精気」と解した。

（五）材將積、氣將褚——「材将に積まんとし、気将に畜《たくわ》えんとせん」は互文。

【口語訳】

堯。「どのようにして治めればよいのだろう」。

舜。「陰器を愛《いつく》しんで喜ばせ、教えさとしてそのための謀り、そのためによいものを飲み食いさせ、そのそりたったものを堅く強くさせ、ゆったりとそれを使います。それに（女性の陰部を）すすらせても決して（精気）をあたえてはなりません。楽しんでも決して（精気）を瀉してはいけません。そうすれば財《たから》である精気は蓄積されていき、百歳となっても、以前よりもさらに、すばらしい状態となれます」。

舜の陰に接して気を治める道である。

六－一

●王子巧父(一)問於彭祖(二)曰、人氣何是爲精虖(三)（乎）。彭祖合曰、人氣莫如竣(四)精。竣氣宛閉(五)、百脉生疾。竣氣不成(六)、不能繁生、故壽盡在竣。竣之葆愛、兼予成跂(七)。

●王子巧（喬）父、彭祖に問いて曰く、
「人の氣、何をか是れ精と爲すや」と。

彭祖合（答）えて曰く、

「人の氣、竣《さい》（朘）精に如くもの莫し。竣（朘）氣宛《むすぼ》れ閉づれば、百脉疾を生ず。竣（朘）氣成らざれば、繁生する能わず、故に壽、盡く竣（朘）に在り。竣（朘）を之れ葆《たも》（保）ち愛《お》しまば、兼ねて成跂（佐）を予《あた》えん。


【注釈】

(一) 王子巧父――【馬】は王子喬父とする。父は敬称。『楚辞』遠游や『淮南子』斉俗訓にみえる。「王子喬」に関しては、拙稿「松喬考―赤松子と王子喬の伝説について―」（『大阪府立大学紀要』人文社会科学、第四〇巻、一九九二年、のちに補筆して『古代学研究』一三七、古代学研究会、一九九七年に転載）を参照。

(二) 彭祖――彭祖。長寿者として著名。『荘子』逍遥遊篇に「彭祖は乃ち今、久しきを以て特《ひと》り聞こゆ」とみえる。そこでは年令は記されない。『列仙伝』巻上には「彭祖、諱は鏗、帝、顓項の玄孫、殷の末世に至り、年已《すで》に七百余歳にして衰えず…専ら補導の術を善くす」とみえる。ここには彭祖の出自がしるされ、あわせて年が七百歳をこえること、補導の術（房中術）をよくすることなどが説かれている。後世、房中術の代表的な存在となり、『玉房秘訣』などにその名が多出する。坂出祥伸「彭祖伝説と『彭祖経』」（『道教と養生思想』ぺりかん社、一九九二年所収）参照。

（三）人氣何是爲精虖――「精」は「清」に通ず。清らかで純粋かつ根源的なもと。
（四）竣――赤ん坊の陰茎。「朘」「峻」に同じ。河上公注『老子』玄符五五章に「含徳の厚きは、赤子に比す。…未だ牝牡の合するを知らずして峻作《た》つは、精の至りなり…」とみえる。河上公注は「赤子は未だ男女の合會を知らずして陰作ちて怒るは、精氣多きの致す所に由るなり」という。『経典釈文』は「…河上作峻。子和反。本一作朘」という。ここは赤子が精気をたくわえるが決してそれを放出しない状態を理想とする。朘・峻は発音多数。「さい」「せ」「すい」「さ」「ざ」。
（五）宛閉――鬱屈して閉じると解した。「宛」は、むすぼれる。つもる。あつまる。「鬱」に通ず。【肆】【田野】は「苑」とし、【馬】は「鬱」に読みかえる。
（六）不成――「成らざれば」と訓み、【馬】にしたがい「盛んでなければ」と訳した。『爾雅』釈言に「成、盛也」とある。【宋】は「成熟」。
（七）成䟫――『馬王堆出土医書字形分類索引』他にしたがい「䟫」を「佐」と解した。

【口語訳】

王子巧父が彭祖にたずねていった。「人の気のうちでいったい何を精（純粋で根源的なもの）とすればよいのでしょうか」と。

彭祖がこたえていった。「人の気は朘《さい》精よりすぐれたものはありません。朘気が鬱屈して閉ざされれば、百脈に疾《やまい》が生じます。朘気が盛んでなければ、子孫をふやすことができません。ゆえに寿命のことは、ことごとく朘にかかわります。朘を大切にたもてば、かねて身を助けることができます。

六－二

是故道者（一）發明（二）唾（三）手、循辟、靡腹、從陰從陽、必先吐陳、乃翕竣氣、與竣通息、與竣飲食。飲食完竣、如養赤子。赤子驕悍（四）數起、惟愼勿出入、以脩美浬（五）。軲白內成（六）、何病之有。

是の故に道ある者は發明《よあけ》に手に唾《つば》し、辟（臂）に循い、腹を靡《な》（摩）で、陰に従い陽に従い、必ず先に陳《ふる》きを吐き、乃ち竣（朘）氣を翕い、竣（朘）と通息し、竣（朘）と飲食す。竣（朘）を完くするは、赤子を養うが如くす。赤子は驕悍《きょうかん》にして數しば起つも、愼しみて出入する勿く、以て美浬を脩む。軲（個）白（博）內に成らば、何れの病か之れ有らん。

【注釈】

（一）道者──道を得た者と解した。本文九－四・九－五・九－六にみえる。

（二）發明──夜明けと解した。【麥】にしたがう。九－四に「夫れ雞は陽獸なり。發明（【馬】は「明」を「鳴」にかえる）に聲葱（聰）」とあり、『說苑』弁物に「晨鳴を發明と曰う」とある。【馬】は動詞ととり「闡明」とし、「提出了…方法」と解す。【宋】も「導引の術を発明した」。

（三）唾──唾《つば》と解した。「唾」は『本草綱目』口津唾に「腋下狐氣」に「自己の唾を用《もっ》て腋下を擦《す》ること數過…」と、腋の下ではあるが身体に塗ることが記される。「唾手」「唾掌」は比喩として使われることが多いが、本来、実際にしていたものだろう。『捜神記』巻一六、宋定伯に鬼が唾をおそれることをしるすが、悪霊ばらいに唾をもちいる。呪文とともに唾を吐きかけることが多い。『五十二病方』には六箇所、『雑療方』に一箇所、「唾」がみえる。唾を咽みくだすことも、本来、体内の悪霊をはらうことかも知れない。『合陰陽方』『天下至道談』にもみえる。

【馬】【宋】ともに「垂」とし、「手を垂らす」とする。七－二の「一曰垂枝、直脊、橈尻」に「垂枝（肢）」とあることを根拠とする。

しかし手を垂らしたままでは「臂（肩のつけねからひじまで、にのうで、あるいは肩から手首）」はこすれない。ここは本文のまま「唾」を手のひらにつけ腕や腹をこすると解した。【麥】も「唾」と解す。

（四）驕悍――驕は、たかぶる。つよい。さかん。悍は、いさましい。たけだけしい。驕悍は性格を示す語だが、ここは赤子の陰茎が勃起するようすをいう。

（五）美湮――美しい肌のきめ。

（六）軲白內成――精が固く白く凝集する意味にとった。十－二に「五臧詁博」とみえる。【龍】は一四二頁で、「固は凝固、薄は迫、附。固薄内成は精気が体内で凝聚することをさす」という。【馬】は、「軲」は「固」で堅、「白」は博で広、大。「內」は内臓。「成」は良好。「内臓が良好で堅固にして健壮」という。【麥】は「固く白い臓器」とする。

【口語訳】

このゆえに道をえた者は、夜明けに手に唾し、二の腕をこすり、腹をなで、陰に従い陽に従い、必ず先に陳《ふる》い気を吐きだし、竣気を吸い、竣と息を通じ、竣に飲食をあたえます。飲食させ、竣を完くすることは、赤ん坊を養うようにします。赤ん坊はたかぶって数しば陰茎が起ちますが、慎しんで出し入れすることはありません。ゆえに美しい肌のきめになります。精が固く白く体の内に凝集すれば、どのような病にかかることがありましょうか。

六－三

坡生有央、必亓陰精屚泄、百脉宛(一)廢。喜怒不時、不明大道、生氣去之。俗人芒生、乃恃巫醫(二)、行年未卒、刑必夭貍(三)、頌事(四)白殺(五)、亦傷悲𢦏（哉）。

坡（彼）の生に央《わざわい》（殃）有るは、必ず亓（其）の陰精屚《ろう》（漏）泄《せつ》し、百脉（脈）宛廢すればなり。喜怒時ならず、大道を明らかにせざれば、生氣之れを去る。俗人生に芒《くら》（茫）く、乃ち巫醫を恃み、行年未だ五十ならずして、刑（形）必ず夭貍（埋）し、頌事白《おのずか》（自）ら殺《おとろ》う。亦た傷《いた》（傷）み悲しからんや。

【注釈】

（一）宛――本文六－一注（五）参照。

（二）巫醫――巫と医。ともに医療に従事した。『論語』子路篇に「人而無恒、不可以作巫醫」とみえる。鄭玄の注は「巫醫を作《な》す可からず」。朱子の注は「巫醫と作《な》す可からず」。『史記』扁鵲列伝には「巫を信じて醫を信ぜざるは、六不治なり」とみえ、医と巫を区別する。ここでは巫と医を同列に扱って巫医とみているようだ。拙稿「『山海経』の「山経」にみえる薬物と治療」（『中国古代養生思想の総合的研究』所収、平河出版社、一九八八年）参照。

（三）夭貍――わかじにと埋葬。

（四）頌事――「よろこばしいこと」と解した。【麥】はあるいは房事かという。【馬】は「頌」は「庸」に通ずるとし、さらに「庸」を「常」とよむ。【宋】は「頌」を訴訟の「訟」ととり、「疾病の痛苦の状を訴え説くも、奈何ともすることができず自殺する」とする。

（五）白殺――【麥】にしたがい「自づと衰えます」と解した。「白」は「自」、「殺」は減殺の意味にとった。【宋】【馬】はともに「自殺」と読み、死ぬ意味と解すが、したがわない。

【口語訳】

生命にわざわいをもたらすのは、その陰の精気が漏れており、百脈がふさがっているからです。喜んだり怒ったりして感情が不安定で、大道を明らかにすることができなければ、生気は去ってしまいます。俗人は生をやしなうことにくらく、（あやしげな）巫醫にたよったりします。五十にもならないうちに身体（男性の陰部）はまったく死んだも同然、楽しい房事もおとろえてままなりません。なんともいたましく悲しいことではありませんか。

六－四

死生安在、徹士(一)製(二)之、實下(三)閉精、氣不屚泄。心製死生、孰爲之敗。愼守勿失、長生纍迣。纍迣安樂長壽、長壽生㳄（於）蓄積(四)。

死生安《いずく》にか在り。徹士之れを製（制）し、下《しも》を實たし精を閉づれば、氣、漏泄せず。心、死生を製（制）すれば、孰か之れが敗を爲さんや。愼みて守り失う勿くんば、長生して迣（世）を纍《かさ》ねん。迣（世）を纍ぬれば安樂長壽ならん、長壽は蓄積に生ず。

【注釈】

（一）徹士――通達の士。

（二）製――制。

（三）下――【宋】は「下身をして充実させる」。【馬】は「身体下部。下焦に相当する」という。下焦は三焦の一つで『黄帝内経素問』や『史記』扁鵲伝にみえる。【馬】は本文一－二の三咎も三焦と解するが疑問。

（四）蓄積――長寿は「精」の蓄積によって得られる。『老子』五九章の「嗇《しょく》（おしむこと）」「重ねて徳を積む」などに通ずる考え方であろう。

【口語訳】

死生の差は一体どこにあるのでしょう。（養生に）通達した士はこれを制し、精を下半身にみたし、精を閉ざして出さないので気は漏れいづることはありません。心が死生を統御できれば、一体、誰が早死にするでしょう。慎みて精を守り長寿は精の蓄積より生みだされるのです。精を失うことがなければ、幾世も長生できましょう。幾世も長生できれば安楽長寿となりましょう。

六－五

坡生之多、尙察於（於）天、下播於（於）地、能者必神、故能刑解。(一) 明大道者、亓行陵雲、上自麇榣、(二) 水溜能遠、龔登能高、疾不力倦、

坡（彼）の生の多なるもの、尙（上）は天を察し、下は地に播《し》き、能くする者は必ず神あり、故に能く刑（形）解す。大道を明らかにする者は、亓（其）れ行きて雲を陵《しの》ぎ、上ること自《おのずか》ら麇榣、水溜（流）れ能く遠く、龔（龍）登り能く高く、疾くして力《つと》め倦《う》まず、

【注釈】

（一）刑解――「刑」は「形」。精神（魂）が肉体から脱けでることと解した。『莊子』田子方篇にみえる。また『史記』封禅書に「宋毋忌、正伯僑、充尙、羡門高、最後は皆な燕人。方僊道を爲し、形解銷化し、鬼神の事に依る」とみえる。ここに服虔が「尸解なり」と注釈したため、形解は尸解とされることが多い。後世の尸解は、一旦、死亡したあと尸解仙となるものである。「尸」は死体だが、「形」は生きた肉体だろう。形解の「解」は「脱」で、精神（魂）が形（肉体）から脱けでることではないか。形解については拙著『不老不死』（講談社現代新書、一九九二年、六五～六八頁）参照。

（二）麇榣――不詳。（崑崙山の）瑶池と解した。「榣」は本文四－三に「榣泉」とみえる。瑶池に同じ。「麇」は、【宋】は「麋」とし、「群」に通じ、それが「瓊」に通じるとする。「瓊榣」は美しい佩玉だが、【宋】は仙境と解す。【馬】は「麋」と読み、「美」に通じるとする。ただし『通仮大字典』には「麋」を「美」とする例はない。

【口語訳】

かの生の力にみちあふれている者は、上っては天を察し、下っては地をひろくあきらかにできます。これをよくしうる者は必ず神明に通じ、ゆえに（神魂は）肉体をぬけだすことができるのです。大道を明らかにする者は、行きては雲を凌《しの》ぎ、上はおのずから（崑崙山の）瑶池にまでたどりつけます。それはまるで水が遠くまで流れゆき、龍が高くまで登りゆけるかのようです。（ゆくことは）矢のようにはやくて力づよく倦みつかれることもありません。

六―六

▨巫成招（一）□□不死。巫成招以四時爲輔、天地爲經。巫成招與陰陽皆生、陰陽不死（二）。巫成招興相視、有道之士亦如此。

…巫成招□□死せず。巫成招四時を以て輔と爲し、天地もて經と爲す。巫成招、陰陽と皆《とも》に生く。陰陽死せず。巫成招興《とも》（與）に相い視《なぞら》え、有道の士も亦た此の如し。

【注釈】

（一）巫成招――不詳。巫咸招あるいは務成昭か。『荘子』天運には「巫咸袑」がみえる。『経典釈文』は「巫咸」だともいう。巫咸は『山海経』大荒西経や『呂氏春秋』審分覧第五、勿躬にみえる有名な巫。『山海経』海内西経は巫彭、巫抵、巫陽、巫履、巫凡、巫相が不死の薬をもつことを記す。ここには巫咸はみえない。しかし大荒西経には巫咸、巫即、巫朌、巫彭、巫姑、巫真、巫礼、巫抵、巫謝、巫羅の十巫が百薬をもつことが記され、そこには巫咸もいる。『山海経』には不死の話がいくつか記される。ここも巫であってもおかしくはない。

【肆】【宋】は務成昭とする。【馬】も「巫」は「務」に通じるとする。務成昭は『荀子』大略篇にみえる「舜、務成昭に学ぶ」。『新序』雑事五は「務成跗」。『漢書』芸文志・房中に『務成子陰道』三六巻がある。また『抱朴子』明本では務成が王喬や彭祖と並んで真人とされる。【麥】は不詳としながら注にあげるのは巫咸。【馬】は両説をあげるが、文字は務成昭に置き換える。務成昭と巫咸招は発音や字形が近い。務成昭自体、本来、巫咸あたりから転じたものかもしれない。

（二）陰陽不死――陰陽は不死。陰陽のような抽象的概念を「不死」とするのは興味深い。ここでは四時や天地と並べられているが、本来、陰陽は日月など具体的なものと関連しているのだろう。沈んではまた昇る太陽や月の永遠の繰りかえしを不死とみたのではないか。

陰陽が不死と規定され、房中術など陰陽（男女）にかかわることすべてに演繹されていく。

※前掲『長沙馬王堆漢墓簡帛集成』陸、『十問』六「王子巧父問於彭祖曰」は本文がかなり短くなっている。それは三〇二頁の※に述べたように「五二簡から五九簡までの八簡」が、四「黄帝問於容成曰…」に組み込まれたからである。具体的には「出入、以脩美浬…有道之士亦如此」の一九四文字および不明文字の部分が移動し、ここから消されているのである。同書一四七頁の注釈五は「裘錫圭（1992：526）の説に従い、五一簡の下は四一簡につながる」とする。この部分は逆に四「黄帝問於容成曰…」から六「王子巧父問於彭祖曰」に移動しているのである。また「四一簡の最初の文字の元の釈文は「繇」に作っているが、裘錫圭は、それを疑わしいとする」と述べ、この字は「亟」ではないかという説を紹介している。ちなみに同書の原文では「繇」の部分は□とされている。なお写真版をみるかぎり「繇」の旁の「系」ははっきりと読み取れ、少なくとも「亟」にはみえない。

【口語訳】

…務成昭□□は不死です。務成昭は四時をもって輔弼となし、天地をもって法度としています。務成昭は陰陽とともに生きています。陰陽は不死です。だからこそ務成昭は陰陽にのっとり、有道の士もまた同じく陰陽にのっとります。

七－一

●帝盤庚（一）問於（於）耈老（二）曰、聞子椄陰以爲强、翕天之精、以爲壽長、吾將何處而道可行。耈老合曰、君必貴夫與身倶生而先身老者、弱者使之强、短者使長、（三）貧者使多量。（四）

●帝盤庚、耈老《こうろう》に問いて曰く、「聞く、子、陰に椄（接）して以て强と爲り、天の精を吸い、以て壽長しと爲すと。吾れ將に何れに處りて道行う可きや」と。耈老合（答）えて曰く、「君必ず夫の身と倶に生まれて身に先んじて老ゆる者を貴べ。弱き者は之れをして强からしめ、短き者は長からしめ、貧《すく》なき者は量を多からしむ。

【注釈】

（一）盤庚――殷第一七代の王。国号を殷と改めた。『書経』に盤庚篇があり、『漢書』芸文志・房中に『湯盤庚陰道』二〇巻がある。

（二）耈老――「耈」は、老人の顔の黒ずんだしみ。『爾雅』釈詁に「耈は壽なり」。『逸周書』皇門の注に「耈老は賢人なり」とある。耈老は、顔に黒ずんだしみができるほど長生きの老人。ここは長老の賢者をさす。

（三）短者使長――元気がなくて短いままなら長くさせると解した。【馬】は「短」を陰萎とする。【馬】にしたがう。【宋】は「短」を短命、「長」を長寿。

（四）貧者使多量――少ないようなら量を多くさせます、と訳した。貧は多量に対して少ないの意味だろう。精液が少ないことと解した。【馬】は特に訳さず、この三句は陰部衰退の機能を恢復させることという。【肆】【田野】は「量」を「糧」とする。【宋】も「量」を「糧」とみて「貧窮な人にも十分な栄養をあたえる」とするがしたがわない。

【口語訳】

帝盤庚が耇老にたずねていった。

「わたしはつぎのように聞いている。『先生は陰に接することでかえって強くなり、天の精を吸って長寿となる』と。わたしはどのようにすれば、その道を行うことができるのだろうか」と。

耇老はこたえていった。

「陛下には身体とともに生まれながら、身体よりも先に老いぼれてしまう彼《か》のものを貴んでください。弱い場合は強くさせ、元気がなく短いままなら長くさせ、（精が）少ないようなら量を多くさせます。

七－二（一）

亓事壹虛壹實、治之有節。一曰垂枝、直脊、撓尻。二曰疏股、動陰、緍州。（二）三曰合疌、毋聽、翕氣以充腦。（三）四曰含亓五味、飮夫泉英。（四）五曰羣精皆上、翕亓大明。（五）至五而止、精神日抬。耆老妾陰食神氣之道。

亓（其）の事、壹虛壹實、之れを治むるに節有り。一に曰く、『枝（肢）を垂らし、脊を直《ただ》し、尻を撓《たわ》む』と。二に曰く、『股を疏《ひら》き、陰を動かし、州を緍（縮）む』と。三に曰く、『疌（睫）を合わせ、聽く毋く、氣を翕いて以て腦（脳）を充たす』と。四に曰く、『亓（其）の五味を含み、夫の泉英を飮む』と。五に曰く、『羣精皆な上り、其の大明を翕う』と。五に至りて止むれば、精神日に抬《やわ》（怡）らぐ」と。耆老の陰に妾（接）し神氣を食らうの道なり。

【注釈】

（一）――『天下至道談』本文九に同様の文あり。同箇所参照。

（二）州――肛門と解した。『五十二病方』二十九方に「人州」とあり、肛門とされる。「醜」に同じ。『天下至道談』本文九では「周」。交接中に肛門をすぼめることにより、玉茎から陰の精気を吸いあげようとすることであろう。

（三）翕氣以充腦――陰気を吸って脳をみたす。道教の還精補脳につながる考え方であろう。

（四）含亓五味、飮夫泉英――（女性の泉英の）五味を含み、女性の泉英を飲む、と解した。泉英は花のように美しい泉（『管子』地員）。走獣の泉英として本文二－二・十－一にみえる。そこでは牛などの乳と解した。ここは唾液あるいは陰液また女性の乳汁。明、洪基『摂政総要』三、回躬御女篇には「第一上峰、始め女子の口中の津液を采り之れを咽む。第二中峰、女の乳汁を采り之れを呑む。第三下峰、氣を閉じて呑み、身、龜の狀の如くし、急ぎて下部を縮め、其の紅鉛を采り毫間從り崑崙の頂（脳のこと）に運り上らせ、四肢に散ずれば、老を返らせ童に還り、諸疾生ぜず」とみえる。そこには唾液・乳汁・陰液を採取することが説かれる。【宋は泉英を舌下の津液（唾液）とし、それを飲むとする。「口に津液を含み、自ら酸、苦、甘、辛、鹹の五味倶に備わるを覚ゆ。然る後ち咽みて津液を下す」という。【馬】は五味を栄養のある食べ物とし、泉英を牛乳ととる。しかしここは「陰に椄（接）し神氣を食らうの道」で順をおって交接のことが説かれる。その最中に牛乳を飲むのは不自然に思われる。なお女性の乳汁であれば授乳できる時期は限られている。

（五）翕亓大明――「その月精のような陰気を吸う」と解した。【馬】は『却穀食気』の「正陽の気」だという。大明には「太陽の気」（『礼記』礼器）、「月の気」（『文選』海賦）の意味がある。【宋】は「全身諸陽の氣を収斂す」と「陽気」ととる。しかし、ここは「陰に接する」という文脈上からみて「陰気」ではないか。「明」は窓から月光がさしこむ字形で、本来、月と関連する。後世の例だが『文選』では大明を月の気とみる。ここは「その月精のような陰気を吸います」と訳した。

なお、前掲『摂政総要』一六、六字延生訣は「吸」について「上は鼻を以て其の氣脈を吸い、下は玉茎を以て其の陰精を吸う」と、上下から陰の気や精を吸うことがしるされる。

【口語訳】

その事は、虚と實をくみあわせ、陰気の摂取にはやり方があります。（交合の時には）一に『四肢をだらりとさせ、背骨をまっすぐにし、尻をたわめます』。二に『股をひらき、陰部を動かし、肛門をすぼめます』。三に『睫《まつげ》をあわせて目を閉じ、なにも聴かないようにし、（女性から陰）気を吸って脳をみたします』。四に『（女性の）五味の泉英（唾液か陰液か乳汁）をあじわって飲みます』。五に『さまざまな精気がたちのぼってきますが、その月精のような陰気を吸います』と。そのことを五たびくりかえしてやめれば、精神は日に日にやわらいできます」と。これが耇老の陰に接して神気を食らう道である。

八―一

●禹(一)問於（於）師癸(二)曰、明耳目之智、以治天下、上均湛地、下因江水、至會稽(三)之山、處水十年矣。今四枝不用、家大紊、治之奈何。師癸合曰、凡治正(四)之紀、必自身始。血氣宜行而不行、此胃款(五)央。六極(六)之宗也。此氣血之續也、筋胱之族也、不可廢忘也。

●禹、師癸に問いて曰く、耳目の智を明らかにし、以て天下を治め、上は湛（沈）地を均しくし、下は江水を因らしめ、會稽の山に至り、水に處ること十年。今、四枝（肢）用いず、家、大いに紊（亂）る。之れを治むること奈何」と。師癸合（答）えて曰く、「凡そ治正の紀は、必ず身自《よ》り始まる。血氣宜しく行《めぐ》るべくして行らず。此れ款央（殃）と胃（謂）う。六極の宗なり。此れ氣血の續《つ》ぐや、筋胱（脈）の族（聚）まれるや、廢《や》め忘る可からざるなり。

【注釈】

（一）禹――堯・舜につかえ洪水を治めた人。舜から国を譲られ夏王朝を開いた。

（二）師癸――人名。不詳。【馬】は「人名、但し未だ伝世古籍中に見えず」。【宋】は「師癸は即ち天師癸。師は官名。癸は人名」という。天癸は男子の精通、女子の月経をあらわす言葉。『黄帝内経素問』上古天真論に、「女子は…二七、十四歳で天の癸《はか》った時がおとずれ、任脈が通じ、太衝脈が盛んとなり、月の事は時を以て下る、それゆえに子ができるのである。丈夫は…二八、十六歳で腎氣が盛んとなり、天の癸《はか》った時がおとずれる。精氣はみちあふれ、陰陽が和し、それゆえに子ができる」とみえる。「癸」は「度《はか》る」で、「天癸」は天のはかった時というほどの意味。精通、月経のおとずれる時期をあらわす語を、人名としたのではないか。

（三）會稽――地名。『史記』夏本紀に「帝禹巡狩し、會稽に至りて崩ず」とあり、禹が崩じた場所とされている。

（四）治正――治政と解した。【肆】【宋】【田野】にしたがい「正」を「政」とみた。修身・斉家・治国・平天下の感覚ではないか。ただし修身は道徳的ではなく肉体として。【馬】は「治正之紀」を「正確地処理方法（正確に処理する方法）」とする。

（五）款――気血がふさがる意味。『説文』に「塞」。

（六）六極――『書経』洪範に「一曰凶短折。二曰疾。三曰憂。四曰貧。五曰悪。六曰弱」の六極があるが、ここは文脈からみて六つすべてが病の方が良い。『千金要方』巻一九には「一曰氣極。二曰血極。三曰筋極。四曰骨極。五曰髓極。六曰精極」の六極がある。【馬】はほかにも多数紹介。

【口語訳】

禹が師癸にたずねていった。「聡明のかぎりをつくして、天下を治め、上は水をかぶった地をならし、下は江水の流れを通し、会稽の山にゆき、洪水に対処すること一〇年。今、わたしの四肢はいうことをきかず、家は大いに乱れています。どのようにすれば、これをうまく治めることができるでしょうか」と。師癸がこたえていった。「およそ治政の綱紀は、必ずおのれの身から始まります。血気がめぐらねばならないのにめぐらないこと、これを款殃（塞がる病）といいます。六つのひどい病のみなもとです。気血が間断なくめぐりゆくこと、筋脈が複雑に寄りあつまっていることは、とどめたり忘れたりすることのできないものです。

八－二(一)

於䐉(二)也施(三)、於味(四)也移。道之以志(五)、動之以事(六)。非味也无以充亓中而長其節(七)。非志也无以智其中𧆞興〈與〉實。非事也无以動其四支而移去其疾。

䐉（腦）に於けるや施し、味に於けるや移す。之れに道（導）くに志を以てし、之れを動かすに事を以てす。味に非ざれば以て亓（其）の中を充たして其の節を長くする无（無）し。志に非ざれば以て其の中の𧆞（虚）と實とを知る无（無）し。事に非ざれば以て其の四支（肢）を動かして其の疾病を移去せしむる无（無）し。

【注釈】

（一）――ここの部分は精神と肉体のことを述べているようだ。志により体内の虚実を知り、味（栄養）により肉体を充実させ疾病をおいはらう、というのが大意だろう。

（二）䐉――脳と解した。七－二にも同じ文字がみえる。

（三）施――「ほどこす」と解した。【馬】は「弛」に通じるとし、「頭脳を軽松《かる》く愉快にさせる」と解す。

（四）味――味覚、五味、食物。ここは栄養と訳した。

（五）志――かんがえ。知恵。

（六）於䐉也施、於味也移。道之以志、動之以事――「於䐉也施、道之以志。於味也移、動之以事」の意味で解した。施と導、移と動は、ほぼ同じ意味。「事」は、力役、労働。仕事と訳した。

（七）非味也无…――味に非ざれば…する無し、と読んだ。「也」は「また」と読めそうだが、この時代にはまだそう読む用例がない。【馬】は「也」の後に読点をいれる。「節」は関節ととり背丈と訳した。【馬】は関節あるいは経脈（十二節）。

【口語訳】

脳には施し、味（栄養）は（体内にめぐり）移らせます。（脳に）導くには志により、（味を体内にめぐり）動かすには事（体をうごかす仕事）によります。味（栄養）でなければ体内を充実させ節（背丈）を高くすることはできません。志でなければ体内の虚と実とを知ることはできません。事（体をうごかす仕事）でなければ四肢を動かして疾病をおいはらうことはできません。

八－三

故覺侵引陰(一)、此胃練筋。既信有詘、此胃練骨。動用(二)必當、精故泉出。行此道也、何泄(三)不物(四)。禹扵是飲湩(五)以安后姚(六)、家乃復寧。師癸治神氣之道也。

故に侵（寝）より覺めて陰を引く。此れを筋を練ると胃（謂）う。既に信（伸）ばし有（又）た詘（屈）す。此を骨を練ると胃（謂）う。動用必ず當たる。精故に泉出す。此の道を行うや、何れの泄（世）にも物《し》なず。禹、是に扵（於）いて湩を飲み、以て后姚を安んじ、家乃ち復た寧し。師癸、神氣を治むるの道なり。

【注釈】

（一）引陰――不詳。陰部をすぼめて気を引き入れることと解した。「気を陰部に引く」。【馬】は「下腹部を収縮させて外陰部を牽引しようとする運動」。【龍】は「陰嚢を収縮させる」。

（二）動用――動きとはたらきと解した。

（三）泄――「世《よ》」と解した。【馬】は「身」ととり「有任何人（どんな人でも）」と訳す。

（四）何泄不物――不詳。やや不自然だが「何《いず》れの世にも物《し》なず」と訓読した。「物」は物故の物で死ぬこと。殁に同じ。不物で死なないことと解した。他の注釈者は、いずれも「何れの世にか物たらざらん」と反語に読む。「不物」で、かわったもの。『周礼』秋官、野盧氏ほかに「不物者」とみえる。【馬】は「どのような人であっても法度にあわないことがあろうか」と解す。【龍】は「物」を「忽」ととり、「尽」と解す。「尽」は「尽世」で天寿を尽くすで、「どうして天年を終えないことがあろう」と訳す。

（五）湩――乳。牛・羊・馬などの乳。『説文解字』に「湩は乳汁なり」。『穆天子伝』四に「牛羊の湩を具う」とみえる。

（六）后姚――禹の皇后、姚氏。禹の皇后については、『呉越春秋』越王無余外伝に「女嬌」。『大戴礼記』帝系に「女憍」。『路史』夏禹紀に「后趫」。『漢書』古今人表に「女趫」。『帝王世紀』に「女媧」と諸書により記述が異なる。【馬】は「姚」と通じるとする。【宋】は「姚」に美の意味があることから、「後宮の姫妾美女」という。

※前掲『長沙馬王堆漢墓簡帛集成』陸、『十問』八「禹問於師癸曰」の後ろから二つめの簡の部分に「黄帝問於容成曰…」にあった四〇簡「酒食五味、以志治氣、目明耳悳、被革有光、百胱充盈、陰乃□生」の部分が組み込まれている。同書一四八頁の注釈七は「裘錫圭（1992 : 526）は七二簡の下に四〇簡がつながるべきだと指摘している」とし、その説にしたがうべきだとする。三〇二・三一八頁の※を参照。裘錫圭氏の説によれば、四「黄帝問於容成曰」、六「王子巧父問於彭祖曰」、八「禹問於師癸曰」の文章が混乱していたことになる。裘錫圭「馬王堆医書釈読瑣議」（『湖南中医学院学報』一九八七年第四期）、裘錫圭『古文字論集』（中華書局、一九九二年）、裘錫圭『裘錫圭学術文集』簡牘帛書巻（復旦大学出版社、二〇一二年）を参照。

【口語訳】

ゆえに目覚めてより陰部をすぼめて引きます。これを筋を練るといいます。四肢を屈《ま》げたり伸ばしたりします。これを骨を練るといいます。その動きやはたらきは当を得ています。ゆえに精は泉のようにわき出てきます。この道を行えば、何世にもわたって死ぬことがありません」と。禹はそこで牛羊などの乳汁を飲み、それによって后《きさき》の姚氏を安んじたので、家はまた安寧となった。師癸の神気を治める道である。

九－一

●文執（一）見齊威王（二）。威王問道焉、曰、寡人聞子夫夫（三）之博於道也。寡人已宗廟之祠（四）、不叚其聽、欲聞道之要者。二、三言而止。文執合曰、臣爲道三百篇、而（五）臥最爲首。

●文執《ぶんし》（摯）、齊の威王に見《まみ》ゆ。

威王、道を問いて曰く、「寡（寡）人、子夫夫《ふふ》の道に博きを聞く。寡（寡）人、宗廟の祠を已《お》わるも、其の聽に叚（暇）あらず。道の要なる者を聞かんと欲するも、二、三言にして止《や》めよ」と。

文執（摯）合《こた》（答）えて曰く、「臣、道を爲《おさ》むること三百篇、而して臥、最も首と爲す。

【注釈】

（一）文執――宋の医者。文摯として『呂氏春秋』仲冬紀、至忠にみえる。そこでは斉の湣王をわざと怒らせて病をなおすという治療法をもちいる。その結果、文摯は鼎で煮られるが、三日三晩、顔色もかえなかった。文摯はさらに王を挑発し、「わしを殺そうと思うならば、どうして鼎をくつがえして、陰陽の気を絶たないのか」と話し、ついに王は鼎をくつがえさせ、文摯を殺した、という話がみえる。そこでは「陰陽之気」ということばが使われている。『論衡』道虚にも同じ話が引かれる。『列子』仲尼篇の東晋の張湛の注には、「文摯は六國の時の人、嘗て齊の威王に醫たり。或いは云う、春秋の時の宋國の良醫なり。嘗て齊の文王を治して、文王を怒らしめて病ゆ」とみえる。

（二）齊威王――田斉氏。在位、前三五六～三一九年。斉を天下の強国とした君主。

（三）子夫夫――「夫夫」は、丈夫、大夫の意味。ここは「大夫」と解した。『莊子』田子方篇に「夫夫」とみえ、釈文に「夫夫は大夫なり」とみえる。【田野】は「大夫」と読みかえる。

（四）寡人已宗廟之祠――「已」を「やむ、おえる」という動詞に訓んだ。

（五）臥――睡眠。

【口語訳】

文摯は斉の威王におめどおりした。

威王が道をたずねていった。

「余《よ》は、先生は道を博く知るものであると聞いておる。余は宗廟のまつりごとは終えたが、くわしくお話をおうかがいする余裕がない。道の肝要なるもので二、三言にして説きうるものを聞きたいぞよ」と。

文摯がお答えしていった。

「臣《わたくし》は道をおさめること三百篇でございますが、そのうちで睡眠がもっとも大切でございます。

九－二

威王曰、子澤之、臥時食何氏有。文執合曰、淳酒、毒韮(一)。威王曰、子之長韮(二)何耶。文執合曰、后稷(三)半輮(四)、草千歳者唯韮、故因而命之。亓受天氣也蚤、亓受地氣也葆。故辟聶(五)轗胠(六)者、食之恒張、目不察者、食之恒明。耳不聞者、食之恒葱。春三月食之、苛疾(七)不昌、筋骨益強、此胃百草之王。

威王曰く、「子、之れを澤《の》（繹）べよ。臥する時食らうは何か氏（是）れ有るや」と。

文執（摯）、合（答）えて曰く、「淳酒、毒韮」と。

威王曰く、「子の韮《にら》を長《まさ》れりとするは何ぞや」と。

文執（摯）合（答）えて曰く、后稷《こうしょく》半（播）輮《ゆう》し、草、千歳なる者は唯だ韮のみ。故に因りて之れに命《な》づく。亓（其）の天氣を受くるや蚤《はや》（早）く、亓（其）の地氣を受くるや葆《あ》（飽）く。故に辟聶轗胠なる者、之れを食らわば恒に張り、目察せざる者は、之れを食らわば恒に明。耳聞こえざる者は、之れを食らわば恒に葱（聰）。春三月之れを食らわば、苛（疴）疾昌《さか》んならず、筋骨ますます強し、此れを百草の王と胃（謂）う。

【注釈】

（一）毒韮――【馬】は毒を「宿」とみる。【宋】は『説文解字』をひき「厚」、根が密生すると解す。『周礼』の天官、医師、毒薬の注に「毒薬は薬の辛苦なる者」とある。この場合、つよいという意味。淳酒と毒韮は対応している。厚い、つよいという意味から、「においのつよい」と訳した。

（二）韮――韮《きゅう》と久《きゅう》の発音の類似から、長久の意味をこめて韮と命名されたという説明。『説文解字』韮に、「韮、菜名。一たび種《う》えて久しき者なり、故に之れを韭と謂う」とある。『本草綱目』巻二六に「之れを長生韭と謂う。言うこころは剪りて復た生じ、久しくして乏しからざるなり」とみえる。刈り込んでも根がのこるため、長きにわたって収穫できる。

（三）后稷——太古。農事を担当した官。周の祖、棄が、舜の時代に后稷の官となった。

（四）耰——すき。種をまいて土をかぶせる。

（五）辟聶——「ものにおびえる」と解した。「聶」はおそれる。『黄帝内経素問』調経論に「虚なる者は聶辟す、氣足らざればなり」とある。王注は「聶は皺を懾《おそ》るるを謂う。辟は辟迭を謂う」とする。【宋】は「身体が虚の人は皮膚がたるんで皺が多く、またおびえやすい」。【馬】は「陰気が虚であるためにおこる、驚きや恐怖のために心臓の動悸がひどくなる症状」とし、王注の「聶」が「皺」という説は解を得ずとして否定。しかし、「之れを食らえば恒に張る」の張るは皺をのばす意味ともとれる。【田野】は辟（避）聶（懾）とする。

（六）𢣷胠——「おどろき、おびえる」と解した。「𢣷」は『方言』に「憚」とする。おどろく。おそれる。「胠」は「怯」で、おびえる。おじける。

（七）苛疾——ひどい病。【馬】【宋】ともに疾病。

【口語訳】

威王がたずねた。

「先生、お教えください。臥する時に食べるものには何があるのじゃ」と。

文摯がこたえた。

「芳醇な酒やにおいのつよい韭《にら》でございます」と。

威王がいった。

「先生が韭をとうとばれるのは、どうしてじゃ」と。

文摯がこたえた。

「周の始祖で農官の后稷が、種をまき土をかけてより、草で千歳の寿命をたもつのは、ただ韭だけなのです。ゆえに久しいという意味をこめて同音の韭《きゅう》と名づけたのです。韭は早春に天の気を受け、またたっぷりと地の気を受けます。ゆえに皮膚がたるみ、ものにおびえたりするものは、これを食べれば心身ともにいつも張りがでてきます。目がよくみえないものは、これを食べればいつでも目がはっきりとみえます。耳がよく聞こえないものは、これを食べればいつでも耳がはっきりときこえます。春三月にこれを食べれば、ひどい病が起こらず、筋骨がますます強くなります。これを百草の王といいます」と。

九－三

威王曰、善。子之長酒何耶。文颿合曰、酒者五穀之精氣也。亓人中也散溜[一]、亓人[二]理[三]也徹而周、不胥[四]臥而九[五]理、故以爲百藥繇[六]。

威王曰く、「善し。子の酒を長《まさ》れりとするは何ぞや」と。文颿（摯）合（答）えて曰く、「酒は五穀の精氣なり。亓（其）の中に人《い》（入）るや散じ溜《なが》（流）れ、亓（其）の理に人《い》（入）るや徹《とお》りて周り、臥を胥《ま》（須）たずして理に九《あつ》まる。故に以て百藥の繇《よう》と爲す。

【注釈】

（一）溜――流。**【田野】**は「𦡆」の字とするが、「溜」にしか見えない。

（二）人――「入」と解した。「人」と「入」は字形がよく似ており、区別しがたい。「人」と読める文字も「入」と理解すべき箇所が多い。以下同様の例は注釈を省く。

（三）理――腠理。はだのきめ。

（四）胥――まつ。「須」に同じ。

（五）九――あつまる。「鳩《あつまる》」に同じ。『荘子』天下篇「九雜天下之川」の釈文に「九、本作鳩」。馬は「究」と解す。

（六）繇――したがう。『説文解字』に「繇、隨從なり」。また「由」に通ず。「由」は「用《はたらき》」。

【口語訳】

威王がいった。

「結構じゃ。それでは先生が酒をすぐれているとされるのはどうしてじゃ」と。

文摯が答えた。

「酒は五穀の精気です。それが身体の中に入ると散じて流れ、それが腠理に入るとしみこんで体内をめぐります。臥（睡眠）をまたないで腠理にあつまります。ゆえに百薬にもちいられるのです」と。

九－四

威王曰、善。然有不如子言者。夫春鴃寫(一)人、人以韭者、何其不與酒而恒與卵(二)耶。文執合曰、亦可、夫雞者、陽獸(三)也。發明(四)聲〓、信頭張羽者也。復陰三月(五)與韭俱徹、故道者食之。

威王曰く、「善し。然れども子の言の如《ごと》からざる者有り。夫れ春に鴃寫（瀉）するの人、人《い》（入）るるに韭を以てするは、何ぞ其れ酒と與《とも》にせずして恒に卵と與にするや」と。

文執（摯）合（答）えて曰く、「亦た可なり、夫れ雞は、陽獸なり。發明《よあけ》に聲〓（葱＝聡）く、頭を信（伸）ばし、羽を張る者なり。陰に復するの三月、韭と與に徹る。故に道ある者之れを食らう」と。

【注釈】

（一）鴃寫——鴃。下痢のことと解した。『馬王堆出土医書字形分類索引』は音不明とする。【馬】はそそぐ。瀉は下痢。

（二）卵——威王は卵のことを言ったが文摯は鶏のことを答えた。鶏が卵をうむからだろう。ここは卵をうまない雄鶏のことをのべる。陽獣との関連からそうなるのだろう。

（三）陽獸——にわとりは夜明けに太陽がのぼって鳴く。そのため「陽」とされたのであろう。後漢、応劭の『風俗通』巻八、雄雞、『荊楚歳時記』正月、画雞に陰陽と関連して雞の話がみえる。

（四）發明——よあけ。「發」は明らか。あさ。本文六－二にみえる。ここは「陽」と「夜明け」が関連するのだろう。また夜明けに鳴くこと。『説苑』弁物に「晨鳴、曰發明」とある。【馬】は「明」を「鳴」におきかえるが、それだと夜明けの意味がなくなり、陽とは結びつかない。

（五）復陰三月——「陰にかえる三か月」と解した。さきに「春」とみえ、三月は春の三か月（正月・二月・三月）ととった。『後漢書』章帝本紀、顔師古注に「冬至、陰之復、夏至、陽之復」とある。ここは陰の多い時期に陽のものを食べて補うという発想だろう。

ただし後世の「一陽来復」の考えからみれば春の三か月はむしろ陰が減っていく時期である。

【口語訳】

威王がいった。

「結構じゃ。だが先生の言葉に当てはまらないものがある。春に下痢をわずらうものは韮をたべてなおす。そのときどうして酒とともにせず、つねに卵とあわせてたべるのか」と。

文摯が答えていった。

「それもまたよろしいでしょう。かの鶏は陽獣です。夜明けに鳴く声はよくとおり、頭を伸ばして、羽を張るものです。陰にかえる三か月は、韮と一緒に食べると、その薬効は腠理にまで達します。ゆえに道をたもつ者はこれを食べるのでございます」と。

九－五

威王曰、善。子之長臥何耶。文執合曰、夫臥非徒生民之事也。舉梟、雁、鵠、蕭相[一]、蚖檀[二]、魚、蟞、耎動之徒、[三]胥食而生者也、食者胥臥而成者也。夫臥使食靡宵[四]、散藥以流刑者也。辟臥於食、如火於金、故一昔不臥、百日不復。食不化、必如扽鞫[五]、是生甘心[六]密墨[七]、𥺝湯[八]劓惑[九]、故道者敬臥。

威王曰く、

「善し。子の臥を長《まさ》れりとするは何ぞや」と。

文執（摯）合（答）えて曰く、

「夫れ臥は徒《た》だ生民《せいみん》の事のみに非ざるなり。梟《かも》、雁《かり》、鵠《くぐい》、蕭《しゅく》（鷫）相《そう》（鷞）、蚖檀《うなぎ》（蟺）、魚、蟞《すっぽん》（鼈）、耎《ぜん》（蝡）動《どう》の徒を舉げて、食を胥《ま》ちて生くる者なり。食は臥を胥《ま》ちて成る者なり。夫れ臥は食をして靡宵（消）し、藥を散じて以て刑（形）に流さしむる者なり。辟《たと》（譬）えば臥の食に於けるは、火の金に於けるが如し。故に一昔（夕）臥せざれば、百日復さず。食化せざること、必ず鞫《まり》（鞠）を扽《つつ》（純）むが如し。是れ甘心、密墨（默）、𥺝湯（傷）、劓（閉）惑（塞）を生ず。故に道ある者は臥を敬《つつ》しむ」と。

【注釈】

（一）蕭相——一．神鳥。鳳凰の属。二．雁の属。水鳥の意味があるが、ここは雁の属と解した。鷫鷞。『三才図会』に図あり。【田野】は「相」を「鷞」と解す。

（二）蚖檀——鰻《うなぎ》と解した。『老子』五〇章の注に「夫れ蚖蟺は淵を以て淺きと爲して穴を其の中に鑿つ」とあり、鰻だとされる。【馬】は、二字で、みみず、あるいは蚖は蜥蜴の種類、または蝮。「蟺」は「蟮」。蚯蚓、蟬、土蜂の三種だとする。【宋】は蛇・蟬と訳す。

（三）胥――「まつ」と訓んだ。「食を胥《ま》ちて生くる者なり。食は臥を胥《ま》ちて成る者なり」。【馬】は「みな」と訓み、「胥《み》な食らいて生くる者なり」と解す。しかし「食者胥臥而成者也」の箇所は「みな」よりも、「まつ」の方がよい。

（四）使食靡宵――「宵」は「消」。「靡消」で消化と解した。「靡」に、砕く、散らす、滅らす、つぶすなどの意味。【宋】の「使食物（磨爛）消化」にしたがった。【馬】は靡を「糜」とし、「粥」、「消」は消化とするが、それだと訓読が不自然となる。

（五）如扽鞫――「まりをつつむがごとし」。食べ物が未消化な状態をたとえる。「扽」は「純」に通じ、つつむ。「鞫」は「鞠」。

（六）甘心――「心に憂いを生じ」と解した。『詩経』伯兮に「甘心疾首」とある。毛伝は、「甘は厭うなり」。鄭箋は「我れ憂思して以て首疾を生ず」とある。ここは憂思の意味でとった。

（七）密墨――ふさぎこむ。『黄帝素問霊枢経』五乱に「氣、心に乱るれば、則ち煩心、密嘿」とみえる。『黄帝内経太素』営衛気行にも同文があり、楊上善の注は「密嘿煩心は言うを欲せず」とみえる。『鍼灸甲乙経』巻六は「密黙」に作り、【馬】はそれにしたがう。なお「甘心密墨」と「煩心密嘿」は語のならびが似る。

（八）⿰米危湯――不詳。「身体がそこなわれ」と訳した。「⿰米危」は『馬王堆出土医書字形分類索引』は音不明。【馬】は「危」とする。「湯」は、【馬】は「傷」とする。

（九）劓惑――不詳。「しびれて立てなくなります」と訳した。【馬】は「閉塞」ととる。【宋】は「痺蹶」とする。痺はリウマチス。蹶はたおれる。

【口語訳】

威王がいった。

「結構じゃ。それでは先生が眠りをすぐれているとするのはなぜじゃ」と。

文摯がこたえていった。

「いったい眠りは、たんに人々の事だけではございません。鳧《かも》、雁《かり》、鵠《くぐい》、鷫鷞《しゅくそう》、蚖蟺《うなぎ》、魚《さかな》、鼈《すっぽん》など、もぞもぞくねくねと動くやからまで、みな食物をとって生きるもので、その食物は眠りをとおしてはじめて身体に取り入れられるのです。

眠りは食物を消化させ、薬を身体中にゆきわたらせます。眠りと食事の関係は、たとえてみれば火がなければ金属が溶けないようなもので、眠りによって食物を消化させるのです。ゆえに一晩、眠らなければ、百日たっても恢復できません。食物は消化せず、鞠《まり》のように丸くなります。その結果、心に憂いを生じ、ふさぎこみ、身体がそこなわれ、しびれて立てなくなります。ゆえに道をえた者は眠りに気をつけます」と。

九－六

威王曰、「善。𡨴人恒善莫飮而連扵（於）夜、苟毋苛虖（乎）」。文執合曰、「毋芳也。辟如鳴獸、蚤臥蚤起、莫臥莫起。天者受明、地者受晦。(一)道者九(二)其事而止(三)。

威王曰く、「善し。𡨴（寡）人恒に善く莫《ぼ》（暮）に飲みて夜を連らぬ。苟しくも苛（疴）毋からんか」と。文執（摯）合（答）えて曰く、「芳《さまた》（妨）ぐる毋きなり。辟（譬）えば鳴（鳥）獣の蚤《はや》（早）く臥さば蚤（早）く起き、莫《おそ》（暮）く臥さば莫（暮）く起きるが如し。天は明を受け、地は晦を受く。道ある者は其の事を九《きわ》（究）めて止《とど》まる。

【注釈】

（一）天者受明、地者受晦――「（けれども）天は光をうけ、地は闇をうけます（本来、昼間はおきているときで、夜はおやすみになるときです）」と解した。晦明は夜と昼。前文をうけ、「しかしながら、昼間はおきているときで、夜は眠るときだ」といっているようだ。「さまたぐるなきなり」と威王の夜更かしを一旦、肯定しながら、それでもやはり自然の摂理にしたがうべきだと婉曲に諫めているようだ。後文に、夜眠っている時に食物の気が体のすみずみにまで行きわたることが述べられる。

（二）九――きわめる。【馬】にしたがい「究」と解した。

（三）止――『老子』三二章に「止《とど》まるを知るは殆《あや》うからざる所以なり」。四四章に「止まるを知れば殆うからず」とみえる。

【口語訳】

威王がいった。

「結構じゃ。だが余はいつも夜に酒を飲むこと連夜にわたる。まことに疾を得ぬのか」と。

文摯がこたえた。

「かまいません。鳥や獣がはやく眠ればはやく起き、おそく眠ればおそく起きるようなものでございます。（けれども）天は光をうけ、地は闇をうけます（本来、昼間はおきているときで、夜はおやすみになるときです）。道をえた者は（その理）を究めて、そこにじっとしているのです」と。

九－七

夫食氣(一)譖入(二)而黟(三)移、夜半而□□□□□氣(四)、致之六極(五)。六極堅精(六)、是以內實外平、痤瘻(七)弗處、廱壹(八)不生、此道之至也。威王曰、善。

夫れ食《し》の氣は譖（潛）入して黟移《いい》し、夜半にして□□□□□氣、之れを六極に致す。六極精を堅くし、是《ここ》を以て內實《うちみ》ち外《そと》平らか、痤瘻處らず、廱（癰）壹（噎）生ぜず、此れ道の至なり」と。

威王曰く、「善し」と。

【注釈】

（一）食氣――めし、穀物の氣。『論語』郷党篇に「肉は多しと雖も食《し》の氣に勝たしめず」。『十問』では、たんに房中の陰陽の気だけでなく、食物の気や呼吸の気（四問）にも言及され、すべて「精」と結びつけられる。

（二）譖入――ここで「入」と解した文字を【馬】は「人」と解し、「潜人」ととる。【宋】は「入」と解釈。字形上は区別困難。

（三）黟――黟《えい・い》。くろい。【馬】は「黙」のあやまりとする。【田野】も「黙」。

（四）夜半而□□□□□氣――断簡。欠字は五文字程度。最初の欠字は文字の一部が残る。文脈からみて「夜半而〔其化而爲精〕氣〔夜半にして其れ化して精気と為る〕」といった内容か。

（五）六極――【宋】の一説に従い、「人体の頭・身及び四肢」と解した。本文八－一にもみえるが、そこでは病名。ここは『荘子』応帝王篇・天運篇の「六極（天の上下四方）」に近いようだ。ここではそれを体内にみたてるようだ。【馬】は「『荘子』一書中に指す所の身体内の上、下、前、後、左、右六種の方位」という。ただし『荘子』では身体内の表現ではなく、また上下前後左右という表現もない。【馬】は四方を前後左右と解すが、四肢ではないか。【宋】は六腑あるいは人体の頭・身及び四肢という。ここでは頸部のできものの例がみえる。頸は頭（上）と身（下）をつなぐものである。なお本文四－九に「六府皆發、以長爲極」と六府（六腑）がみえるが、そこにも「極」とある。

（六）堅精――「精を堅くまもる」と解した。本文三－二に「玉閉堅精」。九問は睡眠の話で房中のことは見えないが、「堅精」という目的は共通する。

（七）痤瘻――「ねぶと」と「瘰癧」。頸部のできもの。「痤」は『山海経』中山経に「痤」。注に「癰痤」。『説文解字』に「小腫」あるいは「族絫《ひぜん》」。「痤疿」（『黄帝内経素問』生気通天論）は、ねぶと。「瘻」は『説文解字』に「頸腫」。瘰癧。頸《くび》にできる腫れ物。

（八）廱壹――「廱」は「癰」で、はれもの。『説文解字』に「癰、腫也」。「壹」は「噎」で、むせぶ。『詩経』王風、黍離に「中心噎《むせ》ぶが如し」。伝は「憂いて息する能わざるなり」。『説文解字』に「飯窒」。喉がつまり息のできない状態。「痤瘻」「癰噎」ともに喉あるいは頸のできもの。ひどくなると呼吸にも影響する。

【口語訳】

かの食物の気は知らずしらずのうちに黙々と体内をめぐり、夜半には（精気となり）、これを六極（頭、身および四肢）にまでゆきわたらせます。六極は精を堅くまもり、内は精気がみち、外はやすらかになります。痤瘻（頸部のできもの）は居《い》座《すわ》らず、癰噎（のどをふさぐはれもの）は生じません。これが道の至りでございます」と。

威王はいった。「結構じゃ」と。

十一

●王期(一)見、秦昭王(二)問道焉。曰、寡人聞客食陰(三)以爲動强、翕氣以爲精明(四)。夏人何處而壽可長。王期合曰、必朝日月而翕其精光(五)。食松柏、飲走獸泉英(六)、可以卻老復莊、曼澤有光。夏三月去火、以日爨亨(七)、則神憙而〓明。

●王期見え、秦の昭王、道を問いて曰く、「寡人聞く、客は『陰を食らいて以て動くこと强と爲し、氣を翕（吸）いて以て精明らかと爲す』と。夏（寡）人何《いず》れに處りて壽長ず可きや」と。王期、合（答）えて曰く、「必ず日月に朝《むか》いて其の精光を翕（吸）い、松柏を食らい、走獸の泉英を飲まば、以て老を卻ぞけ莊（壯）に復し、曼澤光有る可し。夏三月、火を去り、日を以て爨（爨）亨（烹）すれば、則ち神憙（慧）にして〓（聰）ならん。

【注釈】

（一）王期――人名。不詳。

（二）秦、昭王――秦、昭襄王。前三〇六～二五一。

（三）食陰――「陰気を食べる」と解した。【馬】は「地気を服食す」とするが、「地」の話はみえない。本文一－一に「食陰擬陽」。本文二－二に「君必食陰以爲當」とみえる。

（四）精明――精神が明らかと解した。すぐあとに「神慧而葱明」とある。「精」も「神」も「精神」が明らかと解した。

（五）朝日月而翕其精光――「太陽や月に向かって、その精気をふくんだ光を吸う」と解した。「朝」は向かう。後世、『太清導引養生経』（『道蔵』所収）に太陽や月に向かう導引の方法が記される。「月光の精を吸う」「陰精益ます盛ん」という発想。『養生導引法』（明、万暦）にも、太陽にむかう亀の行気法と月に向かう龍の行気法が記される。日月の精華をとりいれるという。

（六）走獸泉英――本文二－二の注（四）参照。

（七）以日㸑亨――「㸑」は「爨」、「亨」は「烹」。「太陽で煮炊きする」。陽燧《ようすい》（凹面鏡）で光をあつめ、煮炊きすることだろう。陽燧は『淮南子』天文訓に「陽燧は日を見れば則ち燃えて火を為す」。高誘の注に「陽燧は金なり。金杯の縁《ふち》無き者を取り、以て日の下に当て、艾《もぐさ》を以て之れを承くれば則ち燃えて火を得るなり」とある。陽燧は一種の凹面鏡で焦点に光りを集め、艾《もぐさ》を発火させる。ここは「火を去る」とあり、艾を用いず、焦点の位置に煮炊きするものをおいたのだろう。同様の原理を利用したものにソーラー・クッカーがある。直径一メートル程度の反射板を用い、太陽光を焦点に集めると、飯を炊くこともできるという（毎日新聞、一九九九・一・一二、朝刊一五面）。なお陰燧《いんすい》で月から水をとった。これは仙人掌とよばれ、漢の武帝の話にみえる。いずれも太陽や月から精気（エッセンス）をとるという発想。

【口語訳】

王期がお目通りし、秦の昭王は道をたずねていった。

「余はつぎのように聞いておる。先生は『陰気を食べて身体の動きが強くなり、気を吸って精神が明らかとなる』と（おっしゃっているようですが）、余はどうやって寿命を長くすればよいのだろう」と。

王期はこたえていった。

「太陽や月に向かって、その精気をふくんだ光を吸い、松柏を食べ、獣乳を飲めば、老をしりぞけて壮年にたちかえり、顔につやがでてひかりかがやいてきます。夏の三か月は、火をつかわず、太陽から熱をとって煮炊きすれば、精神はさとく聡明となります」と。

十－二

椄陰之道、以靜爲强(一)、平心如水。靈路內臧、款以玉筴、心毋怵愓(二)、五音進合(三)、孰短孰長(四)。翕其神䆱(五)、飲夫天將(六)、致之五臧、欲其深臧(七)。龔息以晨(八)、氣刑乃剛、褢□□□、□□近水、精氣淩楗久長(九)。神和內得、云柏皇皇(一〇)、五臧軲博(一一)、玉𠂔重光(一二)、壽參日月、爲天地英」。昭王曰、「善」。

陰に椄（接）するの道は、靜を以て强と爲し、心を平らかにすること水の如くす。靈路（露）內に臧（藏）し、款《たた》くに玉筴（策）を以てし、心怵《おそ》（述）れ愓《うご》（蕩）く毋くんば、五音進み合（答）え、孰れか短にして孰れか長《まさ》らん。其の神䆱（霧）を吸い、夫の天將（漿）を飲み、之れを五臧（藏）に致し、其の深く臧（藏）せんことを欲す。龔（龍）息晨を以てすれば、氣刑（形）乃ち剛、褢…、…水に近し、精氣淩（宏）楗（健）久しく長し。神和《やわ》らぎ內に得られ、云（魂）柏（魄）皇皇、五臧（臟）軲（固）博し、玉𠂔（色）光を重ね、壽、日月に參じ、天地の英と爲る」と。

昭王曰く、「善し」と。

【注釈】

（一）以靜爲强――静であることで逆に強となる。老荘的な逆説。『老子』一六章に「靜を守ること篤くす」とみえる。

（二）怵愓――「怵愓《じゅってき》」と解した。おそれる。『孟子』に「怵愓惻隠の心有り」とみえる。【宋】【馬】は「愓」を「蕩」ととるが、原文の旁は「昜」ではなく「易」。【馬】は「愓」では韻があわないという。

（三）五音――『養生方』の五音。宮・商・角・徵・羽。

（四）孰短孰長――「どうやればまずく、どうやればよくなるか」と訳した。【宋】は「どういった動作をおこなえばよいかがわかる」。

（五）神霺——不詳。「霺」は「霧」。「女性の発する神秘的な霧」と解した。本文四－三の「翕甘露以爲積、飲瑤泉靈尊以爲經」と関連か。【宋】は「神霺は、或いは当に神露と為すべし、天の精気を指す。此は交合の時、当に深呼を行いて以て天の精気を吸うを言う。ここは一種の房中気功導引の動作」とする。「神霧」「天漿」は女性から得るものだろう。

（六）天將——不詳。「將」は「漿」で「こんず」。『本草綱目』に甘露のことを天酒・神漿という。【宋】は「舌下の津液を咽み下す」。

（七）深臧——「臧」は「藏」。『史記』老子列伝に「良賈は深く藏して虚なるが如し」とみえる。

（八）蠪息以晨——「夜明けに龍のように息をすれば」と訳した。『導引図』二七に「蠪登」がある。また『引書』に「蠪興」があり、「龍登（興）は、前に屈み膝伸ぶるの後ち、両手を錯《まじ》え、膝に据えて仰ぐ」とされる。仰いだ時に呼吸するのではないかと思われる。【宋】は「蠪」を『淮南子』氾論訓の「水生蠬蜄」にみえる貝類だとし、二枚貝のように呼吸すると推測。【馬】は『孔子家語』弟子行の「荷天之龍」につけられた王肅の注「龍、和也」等を根拠として「龍息は緩やかな呼吸を指す」と解す。

（九）淩楗——「強く壮《さか》んとなり」と訳した。【宋】は「淩」は「淩」で氷。「楗」は剛木。かたくてつよいとする。【馬】は「淩」を「宏」で大。「楗」を「健」で強とする。

（一〇）皇皇——かがやくこと。煌煌に同じ。

（一一）軲愽——「かたく壮健となり」と訳した。本文六－二の注（六）参照。そこでは名詞。ここは動詞。

（一二）玉𠛱重光——「𠛱」は「色」。玉色は容貌の美しいこと。ここはさらに容貌が美しくなるたとえ。

【口語訳】

「陰に接する方法は、静かにおこなうことで強くなります。心を水のように平静にたもち、霊なる露である精を内に蔵し、玉策（陰茎）で玉門をたたき、おそれ動揺することなければ、（女は）宮・商・角・徴・羽の五音をあげて応じ、どうやればまずく、どうやればよくなるかがわかるのです。そして神霧を吸って、かの天漿を飲み、これを五臓に到らせ、それを深く藏します。夜明けに龍のように息をすれば、気がみなぎり身体が剛強となり、襄…、…水に近くなり、精気は強く壮《さか》んとなり、久しく長つづきします。精神は和らぎ内に満足し、魂魄は煌々とかがやき、五臓はかたく壮健となり、玉のような容貌はいっそう輝きを増し、壽命は日月にならび、天地の精華となるのです」と。

昭王はいった。
「すばらしい」と。

あとがき

一九九八年に林克先生から馬王堆出土文献の訳注を担当しないかというお話があり、日本中国学会が一〇月に早稲田大学で開かれるので、そのときに分担を決めましょう、ということになった。ところが私が所用で遅刻したため、私には選ぶ権利はなく、ただ一つ残されていた房中術関係の本書の担当となった。

房中術は神仙になるための重要な技法の一つである。そもそも私は神仙思想を研究しており、それまでに房中術に関わる文章をいくつか書いていたため、訳注を契機に考察を深める機会を与えられたことは、とてもありがたいことであった。

訳注は半年ばかりで完成したのだが、さまざまな事情によって、出版までに、おそろしく時間がかかってしまった。初校が出るまでに八年かかった。その間、二〇〇四年に文物出版社から新しい釈文のついた写真版、湖南省考古文物研究所編『長沙馬王堆二、三号漢墓（第一巻）田野考古発掘報告』が出版された。これは写真と釈文のみで何の注釈もない。けれども当初、底本とした同じく文物出版社から一九八五年に発行された『馬王堆漢墓帛書〔肆〕』とは、文字の解釈を変えているところが多い。ただし、細かく検討してみると、もとのままの方がよいものも多く、悩ましいこととなった。その間に関連の書籍、論文が陸続と出た。参考文献にはとりあげるようにしたものの、それらの内容を本書に細かく反映させることはできなかった。

校正が出てから、はじめて解説をつけたため、それにも時間を要した。その間、担当の阿部哲氏は帰らぬ人となった。心よりお悔やみ申し上げたい。そのあとを引き継がれた川崎道雄氏には、遅延していた原稿を粘り強く待っていただいた。申し訳ない思いでいっぱいである。

本書は当初、猪飼祥夫氏と共著の予定であった。ところが猪飼氏が多忙をきわめていたため、結果的に大形一人が担当することになった。ただ猪飼氏には多くの資料を提供していただいた。本当にありがたく思っている。

本書は出版までの時間とは相反して、その内容の粗忽さは、まさに汗顔の至りである。多くの誤りを犯していると思われるが、広く江湖の諸賢のご批正を仰ぎたい。

甲午（二〇一四年）二月四日立春　生駒山麓　七八斎にて

大形　徹

参考文献

訳出にあたって以下の書物を参照した。必要なものには簡単に説明を付した。引用が多数にわたるものは略号でしるした。

1　猪飼祥夫「七損八益考」、『東洋史苑』三二号、龍谷大学東洋史学研究会、一九八八年。
2　猪飼祥夫「七損八益考補説」、『新中医』一九九〇・九、広州中医学院、一九九〇年。
3　猪飼祥夫「房中術」、『「道教」の大事典』、新人物往来社、一九九四年。
4　猪飼祥夫「中国医学史稿」一一房中術、『鍼灸OSAKA　Vol　11　No　3』、一九九五年。
房中術のはじまり、馬王堆の房中術の文献、房中書の伝来。
5　石田秀実『中国医学思想史』、東京大学出版会、一九九二年。
辟穀・食気と房中、房中と神僊など。
6　易建純「天下至道談・七損八益」注釈、湖南中医学院、長沙馬王堆研究会編、『長沙馬王堆医書研究専刊（第1輯）』、一九八〇年。
7　江村治樹、高橋庸一郎、大川俊隆編『馬王堆出土医書字形分類索引』、坂出祥伸「中国古代養生思想の総合的研究」研究成果報告書（2）、一九八七年。
8　王貴元『馬王堆帛書漢字構形系統研究』、広西教育出版社、一九九九年。
9　恩賜愛育財団母子愛育会編『日本産育習俗資料集成』、第一法規出版、一九七五年。
10　尾形裕康『日本の胎教』、青葉書房、一九四六年。
11　尾崎正治・平木康平・大形徹『抱朴子・列仙伝』、角川書店、一九八七年。
12　金子裕之『日本の信仰遺跡』、雄山閣、一九九八年。

「都をめぐるまつり」、一、父母の願い、に胞衣壷のことが詳しく記される。
13 加納喜光『中国医学の誕生』、東京大学出版会、一九八七年。
精について説かれる。
14 魏啓鵬他『馬王堆漢墓医書校釈（壹）』「五十二病方」、成都出版社、一九九二年。
15 裘錫圭『古文字論集』中華書局、一九九二年。
16 裘錫圭『裘錫圭学術文集』簡牘帛書巻、復旦大学出版社、二〇一二年。
17 裘錫圭「馬王堆医書釈読瑣議」『湖南中医学院学報』一九八七年第四期。
18 裘錫圭主編、復旦大學出土文献与古文字研究中心等編纂『長沙馬王堆漢墓簡帛集成』陸　中華書局、二〇一四年。
19 許偉建『上古漢語通仮字字典』、海天出版社、一九八九年。
20 饒宗頤・曽憲通『雲夢秦漢日書研究』、中文大学出版社、一九八二年。
21 工藤元男『睡虎地秦簡よりみた秦代の国家と社会』、創文社、一九九八年。
22 工藤元男「禹歩・天罡」、『「道教」の大事典』、新人物往来社、一九九六年。
23 國本恵吉『産育史――お産と子育ての歴史』、盛岡タイムス社、一九九六年。
24 厳善炤著『古代房中術的形成与発展―中国固有「精神」史』［道教研究叢書15］、学生書局、二〇〇七年。
25 江紹原『髪鬚爪』、開明書店、一九二八年。
26 孔祥星『中国銅鏡図典』、文物出版社、一九九二年。
27 高大倫『張家山漢簡《引書》研究』、巴蜀書社、一九九五年。
28 高明『帛書老子校注』、中華書局、一九九六年。
29 （荷）高羅佩著、李零等訳『中国古代房内考―中国古代的性与社会』、商務印書館、二〇〇七年。
30 呉盛東・郭亜東主編『中医日漢双解辞典』、長春出版社、一九九六年。

31 小曽戸洋『中国医学古典と日本』、塙書房、一九九六年。
32 後藤恭子『病と祈りの歳時記』、内藤記念くすり博物館、一九九四年。
33 湖南省考古文物研究所編『長沙馬王堆二、三号漢墓　第一巻　田野考古発掘報告』、文物出版社、二〇〇四年。甲巻『十問』『合陰陽方』乙巻『雑禁方』『天下至道談』の新しい写真版あり。文字を起こし、句読を付すが、注釈はない。前掲『馬王堆漢墓帛書（肆）』とは文字の解釈が異なっているものが多いが、必ずしも当を得ていない。略号【田野】。
34 湖南省博物館『馬王堆漢墓研究』、湖南人民出版社、一九七九年。
35 湖南省博物館・中国科学院考古研究所『長沙馬王堆一号漢墓』上集・下集、文物出版社、一九七三年。
36 坂出祥伸「彭祖伝説と『彭祖経』」『道教と養生思想』所収、ぺりかん社、一九九二年。
37 坂出祥伸「房中術と養生」『「気」と養生』所収、人文書院、一九九三年。
38 佐藤千春『お産の民俗―特にその俗信集』、日本図書刊行会、一九九七年。
39 史常永『馬王堆漢墓医書考釈』、中華医学会出版、一九九三年。
40 周一謀等『馬王堆医学文化』、文匯出版社、一九九四年。このなかで胎産書釈文・十問釈文・合陰陽釈文・雑禁方釈文・天下至道談釈文を参照した。また第七章、馬王堆医書論房室生活に房中関係の専論、第一節、竹簡『十問』与古代房中著作、第二節、竹簡『合陰陽』、第三節、竹簡『天下至道談』論「七損八益」、第四節、馬王堆医書論性機能病的防治、がおさめられる。第六章、馬王堆医書与古代摂生保健、第四節、竹簡『十問』論養生も関連。略号【周一謀】。
41 周一謀『馬王堆漢墓出土房中養生著作釈訳』、海峰出版社、一九九〇年。
42 周一謀『中国古代房事養生学』、中外文化出版公司、一九八九年。
43 周貽謀『馬王堆簡帛与古代房事養生』、岳麓書社、二〇〇六年。
44 周世栄「長沙馬王堆三号漢墓竹簡『養生方』釈文」、湖南中医学院、長沙馬王堆医書研究会編、『長沙馬王堆医書研究専刊』第2輯、一九八一年。
『養生方』とされているが、内容は『十問』『合陰陽』『雑禁方』『天下至道談』。釈文のみ。句読はなく注釈もない。

45 周世栄氏の釈文は初期のものであり、現在では改めるべき箇所も多い。略号【周世栄】。

46 徐志鈞『老子帛書校注［修訂本］』、鳳凰出版社、二〇一四年。

47 白川静『字統』、平凡社、一九八四年。

48 白川静『中国古代の民俗』、講談社、一九八〇年。

49 新村拓『出産と生殖観の歴史』、法政大学出版社、一九九六年。

50 須藤健一・杉島敬志『性の民族志』、人文書院、一九九三年。

宋書功『中国古代房室養生集要』、中国医薬科技出版社、一九九一年。

本訳注と関連して、『十問』全文、『合陰陽』から十動・十節・十修・八動・十巳、『天下至道談』から天下至道談・七損八益をおさめる。房中術の選集であるため、後世の房中書も多くとりあげ、それらとの比較検討のうえでなされた注釈も多く、参考意見として貴重。原文。注釈。現代中国語訳。簡述。略号【宋】。

51 戴山青編『中国歴代璽印集粋』第一〇冊、北京線装書局、一九九七年、

52 高橋鉄編纂『徳川性典大鑑上・下』、日本精神分析学会、日本生活心理学会、一九五三年。

53 丹波康頼『医心方』（影印本）、人民衛生出版社、一九五五年。

『医心方』は平安時代に丹波康頼が隋唐の医書等に基づき編纂したもので、九八四年に円融天皇に献上されたもの。中国でほろびた文献が引用されている。

54 丹波康頼『医心方』（校注本）、華夏出版社、一九九六年。句読および校注あり。

55 丹波康頼、伊沢凡人他編『医心方』影印版、新文豊出版、一九七六年。

巻二八は房中にかかわる。太田典礼が解説をくわえる。一、房中術の根本、二、性交体位、三、方法と性感帯、四、

愛撫、五、接而不洩、六、多接の治療効果、七、性交次数、八、その他の人の注目を引くものとして、第二一求子、第二五断鬼交、第二六薬石、第二七玉茎小、第二八玉門大などについて記される。

56 丹波康頼、馬屋原成男監修、飯田吉郎訓読、石原明解説『医心方』巻第廿八房内、至文堂、一九六七年。宮内庁書陵部蔵本の影印。訓読と解説、体位図。石原明による解題。附録（一）、女子性器の唐代学名。附録（二）丹穴図の女子性器学名対照表（学名同定、石原明）。附録（三）、「医心方」房内所用生薬一覧。漢文と医学の専門家による訳注。参考にすべき意見が多い。

57 丹波康頼、原一平訳『医心方房内記』、知性書院、一九六〇年。訳文のみ。

58 丹波康頼、牧佐知子訳『医心方』筑摩書房。一巻につき一冊ごと配刊されている大冊。ただし注釈は簡単で出典の明示されないことが多い。中国の医書との校勘もない。『医心方』の原文には本来、簡単な訓点がほどこされているが、時に一二点などは省略されていることがある。それに気づかず無理に訓点どおり読もうとして、およそ漢文の訓読になっていない箇所が多々ある。依拠するには要注意の書物。原文、書き下し、訳、注。

59 丹波康頼、吉田隆編『医心方房内』、芳賀書店、一九七九年。

60 張桁・許夢麟主編『通仮大字典』、黒竜江人民出版社、一九九三年。

61 陳建貢、徐敏編『簡牘帛書字典』、上海書画出版社、一九九一年。

62 陳建明主編『馬王堆漢墓研究』、岳麓書社、二〇一三年。

63 陳松長『馬王堆帛書芸術』、上海書店出版、一九九六年。

64 丁光迪編『諸病源候論校注』、人民衛生出版社、一九九二年。

65 滕壬生『楚系簡帛文字編』、湖北教育出版社、一九九五年。

66 永尾龍造『支那民俗誌』、支那民俗誌刊行会、一九四二年。

巻三児童篇、第一二節、産後の処置に関する習俗、一項、胞衣について。
67 中野栄三『陰名語彙』、慶友社、一九九三年。
68 馬王堆漢墓帛書整理小組『馬王堆漢墓帛書（肆）』、文物出版社、一九八三年、写真版。
69 白於藍『簡牘帛書通仮字字典』、福建人民出版社、二〇〇八年。
70 馬継興『馬王堆古医書考釈』、湖南科学出版社、一九九二年。一一五六頁にもおよぶ大冊。馬王堆医学文献の解釈の標準とされてよいであろう。ただし馬継興氏の判断により、難読の文字を読みやすい文字に置き換えたものを原文としてのせるため、原文を引用する場合は注意が必要。注釈には上古音の知識を駆使して文字の異同がしるされるが、そのままでも読めると思われる箇所も多い。ほとんどすべての文字に出典がしるされ実証的であるが、反面、不必要な注釈も多い。現代中国語訳はなく、語釈として部分的に大意がしるされる。通仮字や薬名など各種の対照表、索引などが付されていて便利である。専論もいくつかおさめられる。本訳注に関連するのは『胎産書』考釈・『十問』考釈・『合陰陽』考釈・『雑禁方』考釈・『天下至道談』考釈、専論としては「『却穀食気』及『十問』中的呼吸養生法方」がある。拙訳は馬継興氏の書に依拠することが最も多い。段落の区切りもこれにあわせた。ただ、解釈が異なる場合は、そのつど説明をくわえた。略号【馬】。
71 馬天祥・蕭嘉祉編『古漢語通仮字字典』、陝西人民出版社、一九九一年。
72 原田二郎「養生説における「精」の概念の展開」、坂出祥伸編『中国古代養生思想の総合的研究』、平河出版社、一九八七年所収。
73 樊雄『中国古代房中文化探秘』、広西民族出版社、一九九三年。
74 R・H・ファンフーリック、松平いを子訳『古代中国の性生活』、せりか書房、一九八八年。
75 深尾濾人『支那養生訓』、成光館書店、一九三三年。
76 フレーザー『金枝篇』（一）、永橋卓介訳、岩波文庫、一九五一年。

77　穂積陳重『実名忌避俗研究』、刀江書院、大正一五年。
78　松岡悦子『出産の文化人類学―儀礼と産婆―』、海鳴社、一九九一年。
79　麥谷邦夫「『養生方』訳注」、『新発現中国科学史資料の研究　訳注篇』、京都大学人文科学研究所、一九八五年所収。当時の事情により写真版をみることができず、周世栄氏の釈文に依拠している。句読は麥谷氏のもの。訓読はなく語釈と和訳が付される。『養生方』とされるが、内容は『十問』『合陰陽』『雑禁方』『天下至道談』である。略号【麥】。
80　麥谷邦夫編訳、野間和則、武田時昌、奈良行博、坂内栄夫『養性延命録訓注』、坂出祥伸「中国古代養生思想の総合的研究」研究成果報告書（1）、一九八七年。
御女損益篇に房中のことが説かれる。
81　李建民『馬王堆漢墓帛書「禹蔵埋胞図」箋証』、中央研究院歴史語言研究所集刊、第六五本、第四分、一九九四年。
82　李正光編、『馬王堆漢墓帛書竹簡』、湖南美術出版社、一九八八年。
83　龍一吟『中国古代性学集成』、八龍出版文化服務有限公司出版、一九九一年。
房中術の選集。注釈は簡単だが汲むべき意見も多い。原文。注釈。略号【龍】。
84　劉楽賢『睡虎地秦簡日書研究』「三十五　人字　篇」、文津出版社、一九九四年。
85　劉凝・翟飈訳註『素女経』、中央編訳出版社、二〇〇八年。
86　劉文志『広東民俗大観』、広東旅游社、一九九三年。
87　拙著『不老不死』、講談社現代新書、一九九二年。
第五章、「気」の長寿法、二一九～四六頁まで房中術関連の話。
88　拙稿「『山海経』の「山経」にみえる薬物と治療」、『中国古代養生思想の総合的研究』所収、平河出版社、一九八八年。
89　拙稿「老子と房中術」、『人文学論集』第九集、一九九一年。
90　拙稿「松喬考―赤松子と王子喬の伝説について―」、『大阪府立大学紀要』人文社会科学第四〇巻、一九九二年。の

91　ちに補筆して『古代学研究』一三七（古代学研究会、一九九七年）に転載。
91　拙稿「仙の意味の再検討と道教における仙の位置付け」平成四・五年度科学研究費補助金（一般研究C）研究成果報告書、一九九四年。
92　拙稿「被髪考」、『東方宗教』第八六号、一九九五年。
93　拙稿「鬼系の病因論」、『大阪府立大学紀要』人文社会科学四三巻、一九九五年。
94　拙稿「気系の病因論」、『人文学論集』第一三集、一九九五年。
95　拙稿「二つの病因論―鬼と気をめぐって―」、『日本経絡学会誌』第二三巻第三号、一九九七年。
96　拙稿「房中術の精気と鍼灸の精気」、日本鍼灸史学会「第一三回日本鍼灸史学会大会特別講演発表資料」、二〇〇五年一一月二七日。『日本鍼灸史学会論文集』第二集（未刊）。
97　拙稿「《老子》里的〝精〟与〝房中術〟――関于広成子・大成・容成」、『国際道徳経論壇論文集　和諧世界　以道相通』、宗教文化出版社、二〇〇七年。
98　拙稿「『道徳經』にみえる「精」と房中術――広成子・大成・容成等「成」のつく人物との関わりから」、『人文学論集』第二六集、二〇〇八年。
99　拙稿「馬王堆の胎産書・南方禹蔵・人字図」、『人文学論集』第二七集、二〇〇九年。
100　拙稿「馬王堆房中書の書誌学的考察―十問・合陰陽・天下至道談を中心として―」、『人文学論集』第二八集、二〇一〇年。
101　拙稿「房中術と陰陽」、武田時昌編『陰陽五行のサイエンス　思想編』所収、京都大学人文科学研究所、二〇一一年。

附表　○比較表

本書の発行が遅延しているうちに中華書局の『長沙馬王堆漢墓簡帛集成』全六冊が発行された。本書で扱っている『胎産書』などについても、新しい本文校訂や解釈が示されているところがある。それらの成果を本文や注釈中に取り入れることはできなかった。そのため附表をつくり、隷定された文字に異同のある場合に傍線を付した。

	馬王堆漢墓帛書（肆） 文物出版社一九八五年（略号【肆】）	長沙馬王堆漢墓簡帛集成　陸 中華書局二〇一四年（略号【集成】）	本書	備考
胎産書 （帛書）	・禹問幼頻曰：我欲埴（殖）人産子，何如而有？幼頻合（答）曰：月朔已去汁□，三日中從之，有子。其一日[一]南（男），其二日女殹（也）。故人之産殹（也），入於冥冥，出於冥冥，乃始爲人。一月名曰留（流）刑，食飲必精，酸羹必[二]【熟】，毋食辛星（腥），是謂才貞。二月始膏，毋食辛臊，居處必静，男子勿勞，百節皆病，是胃（謂）[三]始臧（藏）。三月始脂，果隋宵效，當是之時，未有定義（儀），見物而化，是故君公大人，毋使朱（侏）儒[四]，不觀木（沐）候（猴），不食茵（葱）薑，不食兔羹；□欲産男，置弧矢，□雄雉，乘牡馬，觀牡虎；欲産[五]女，佩蠶（簪）耳（珥），呻（紳）朱（珠）子，是謂內象成子。【四月】而水受（授）之，乃始成血，其食稻麥，⿱罒單（鱓）魚□□，【以】[六]清血而明目。五月而火受（授）之，乃始成氣，晏起□沐，厚衣居堂，朝吸天光，辟（避）寒央（殃），【其食稻】[七]麥，其羹	・禹問幼頻曰：我欲埴（殖）人産子，何如而有└？幼頻合（答）曰：月朔已去汁□，三日中從之，有子└。其一日[1]南（男），其二日女殹（也）。故人之産殹（也），入於冥＝（冥冥），出於冥＝（冥冥），乃始爲人。一月名曰留（流）刑，食飲必精，酸羹必[2]（熟），毋食辛星（腥），是謂才（哉）貞。二月始膏，毋食辛臊，居處必静，男子勿勞，百節皆病，是胃（謂）[3]始臧（藏）└。三月始脂，果隋（蓏）・宵（肖）效，當是之時，未有定義（儀），見物而化，是故君公大人，毋使朱（侏）儒[4]，不矔（觀）木（沐）候（猴），不食茵（蔥）薑，不食兔羹；若（?）欲産男，置弧矢，【射】雄雉，乘牡馬，矔（觀）牡虎；欲産[5]女，佩蠶（簪）耳（珥），呻（紳）朱（珠）子，是言（謂）內象成子。【四月】而水受（授）之，乃始成血，其食稻麥，⿱罒單（鱓）魚□□，[6]清血而明目└。五月而火受（授）之，乃始成氣，晏起□沐，厚衣居堂，	・禹問幼頻曰、我欲埴人産子、何如而有。幼頻合曰、月朔已去汁□、三日中從之、有子。其一日南、其二日女殹。故人之産殹、入於冥冥、出於冥冥、乃始爲人。一月名曰留刑、食飲必精、酸羹必〔熟〕、毋食辛星（腥）、是謂才貞。二月始膏、毋食辛臊、居處必靜、男子勿勞、百節皆病、是胃始臧。三月始脂、果隋宵效、當是之時、未有定義、見物而化。是故君公大人、毋使朱儒、不觀木候、不食茵薑、不食兔羹。□欲産男、置弧矢、□雄雉、乘牡馬、觀牡虎。欲産女、佩蠶耳、呻朱子、是謂內象成子。〔四月〕而水受之、乃使成血。其食稻麥、⿱罒單魚□□、〔以〕清血而明目。五月而火受之、乃使成氣、晏起□沐、厚衣居堂、朝吸天光、辟寒央、〔其食稻〕麥、其羹牛羊、和以茱臾、毋食□、〔以〕養氣。六月而金受之、乃使成筋、勞□□□、〔出〕游〔於野、數〕觀走犬馬、必食□□	※【肆】、【集成】、本書の本文の異同について記した。傍線をほどこした部分が異なる。太字の部分は位置が異なる。 【馬】【田野】との比較は本文中に行っているため、省略した。 本来、書名はない。胎産書は馬王堆漢墓帛書整理小組（略号【小組】）による命名。

牛羊，和以茱臾(萸)，毋食□，【以】養氣。六月而金受(授)之，乃始成筋，勞□□□，【出】游【於野，數】八觀走犬馬，必食□□毆(也)，未□□□，是胃(謂)變奏(腠)□筋，□□□□。七【月而】木受(授)【之，乃始成骨】九，居燥處，毋使【定止】，□□□□□□□□□□□，【飲食】辟(避)寒，□□□□□□□□□一〇美齒。·八月而土受(授)【之，乃始成膚革】，□□□□□□□□，【是】胃(謂)密【腠理。九月而石授之，乃一一始成】豪(毫)毛，□□□□□□□□□□□□□□□□□□□□□□□□□□□一二司(伺)之。十月氣陳□□，以爲▨一三	·凡治字者，以清【水】⿰倝余(澣)包(胞)▨十四	·一曰：必孰(熟)洒⿰倝余(澣)【胞】，有(又)以酒⿰倝余(澣)□□□□□□□小□□□□□□□□□□□□□十五以瓦甌，毋令虫蛾(蟻)能入，而□□□□□□□【見】日所，使嬰兒毋(無)疕，曼理，壽□十六。	·一曰：貍(埋)包(胞)席下，不疕騷(瘙)。內中□□□□以建日飲十七。
朝吸天光，辟(避)寒央(殃)，【其食稻】7麥，其鬊牛羊，和以茱臾(萸)，毋食□，養氣。六月而金受(授)之，乃始成筋，勞□□□，【出】游【於野，數】8矔(觀)走犬馬，必食鷙(鷙)毆(也)，未□□□，是胃(謂)變奏(腠)□筋，□□□□。七【月而】木受(授)【之，乃始成骨】9，居燥處，毋使身安，□□□□□□□□養□□□□□，【歙食】辟(避)寒，□□□□□□□□□□□□10美齒。·八月而土受(授)【之，乃始成膚革】，【和】心靜志□□□□，【是】胃(謂)密【腠理。九月而石授之，乃11始成】豪(毫)毛，□□□□□□□□□□□□□□□□□□□□□□□□□□□□12司(伺)之十月。氣陳□□，以爲▨13	·凡治字者，以清【水】⿰倝余(澣)包(胞)▨14	·一曰：必孰(熟)洶(洗)⿰倝余(澣)【胞】，有(又)以酒⿰倝余(澣)□□□□□□□□□□小㲉□□□□□□□□□□□□15以瓦甌，毋令虫蛾(蟻)能入，而泄(?)□□□□□□【久見】˪日所，使嬰兒毋(無)疕騷(瘙)，曼理，壽□16。	·一曰：貍(埋)包(胞)席下，不疕騷(瘙)。內中□□□□以建日歙17。
毆、未□□□、是胃變腠□筋。▨。七〔月而〕木受〔之、乃使成骨〕、居燥處、毋使〔定止〕、□□□□□□□□□□□□□、〔飲食〕辟寒、□ □□□□□□□□□美齒。八月而土受〔之、乃使成膚革〕、□□□□、□□□□、〔是〕胃密〔腠理〕。〔九月而石授之、乃始成〕豪毛、□□□□、□□□□、□□□□、□□□□□□、□□□□、□□□□、□司之。十月氣陳□□、以爲▨。	·凡治字者、以清〔水〕⿰倝参包▨。	·一曰、必孰洒⿰倝参〔包〕、有以酒⿰倝参▨小▨以瓦甌、毋令虫蛾能入、而▨〔見〕日所、使嬰兒毋疕、曼理、壽□。	·一曰、貍包席下、不疕瘙。內中□□□□以建日飲。

・字而多男毋(無)女者而欲女，後□□□□包(胞)貍(埋)陰垣下。多女毋(無)男，亦反〈取〉【胞】貍(埋)陽垣下。一曰：[十八]以甗衣約包(胞)，貍(埋)之[十九]。	・字而多男毋(無)女者而欲女，後□□□□包(胞)貍(埋)陰垣下└。多女毋(無)男，亦反【包(胞)】貍(埋)陽垣下。一曰：[18]以甗衣約包(胞)，貍(埋)之[19]。	・字而多男毋女者而欲女、後□□□□包貍陰垣下。多女毋男、亦反〔取胞〕貍陽垣下。一曰、以甗衣約包、貍之。
・懷子者，爲享(烹)白牡狗首，令獨食之，其子美皙，有(又)易出。欲令子勁者，□時食母馬肉[二〇]。	・懷子者，爲享(烹)白牡狗首，令獨食之，其子美皙，有(又)易出。欲令子勁者，□時食母馬肉[20]。	・懷子者、爲享白牡狗首、令獨食之、其子美皙、有易出。欲令子勁者、□時食母馬肉。
【・】懷子未出三月者，呻(吞)爵甕二，其子男殹(也)。一曰：取爵甕中虫青北(背)者三，産呻(吞)之，必産男，萬全[二一]。	【・】懷子未出三月者，呻(吞)爵(雀)甕(甕)二，其子男殹(也)└。一曰：取鳥甕(甕)中虫青北(背)者三，産(生)呻(吞)之，必産男，萬全[21]。	〔・〕懷子未出三月者、呻爵甕二、其子男殹。・一曰、取爵甕中虫靑北者三、產呻之、必產男、萬全。
・一曰：以方苴(咀)時，取蒿、牡、卑(蜱)稍(蛸)三，冶，飲之，必産男。已試。一□曰：遺弱(溺)半升，□□，堅而少汁[二二]。	・一曰：以方苴(咀)時，取蒿、牡、卑(蜱)稍(蛸)三，冶，歙之，必産男。已(已)試└。一□曰：遺弱(溺)半升，□隨，堅而少汁。[22]	・一曰、以方苴時、取蒿牡、卑稍三、冶、飲之、必產男。已試。・一□曰、遺弱半升、□□、堅而少汁。
【・】一曰：取逢(蜂)房中子、狗陰，乾而冶之，以飲懷子，懷子産男。・【一曰】：□鮮魚□□食之[二三]。	【・】一曰：取逢(蜂)房中子、狗陰，乾而冶之，以歙懷=子=(懷子，懷子)産男。・【一曰】：□鮮鯉魚鬻(粥)令(?)食之。[23]	〔・〕一曰、取逢房中子、狗陰、乾而冶之、以飲懷子、懷子者產男。・〔一曰〕、□鮮魚□□食之。
【・】□□□□□□□□乾，冶之，殳(投)酒中，□□□懷子者産□□□三月不可以□[二四]。	【・】□□□□□□孰□乾，冶之，殳(投)酒中，□□□懷子者産□□□三月不可以□。[24]	〔・〕□□□□□□□□乾、冶之、殳酒中、□□□懷子者產□□□三月不可以□。
□□□□□□□□令□□□□□□□□□□□□□□産男[二五]。	□□□□□□□□乾帶(?)，故□□□□□□□□□□□□産男。[25]	⧄令⧄產男。
・一曰：取烏□□□男子獨食肉潛(歠)汁，女子席覓⧄[二六]。	・一曰：取烏【雄鷄煮】，【令】男子獨食肉潛(歠)汁，女子席覓(莞)⧄。[26]	・一曰、取烏□□□、□男子獨食肉潛汁、女子席覓⧄。
・欲産女，【取】烏雌鷄煮，令女子獨食肉潛(歠)汁，席⧄[二七]。	・欲産女，【取】烏雌鷄煮，令女子獨食肉潛(歠)汁，席⧄[27]。	・欲產女、〔取〕烏雌鷄煮、令女子獨食肉潛汁、席⧄。

・求子之道曰：求九宗之草，而夫妻共以爲酒，飲之[二六ママ]。

・字者，且垂字，先取市土濡請（清）者，□之方三四尺，高三四寸。子既産，置土上，勿庸□，令嬰兒[二九]□上，其身盡得土，乃浴之，爲勁有力[三〇]。

・字者已，即燔其蓐，置水中，□□嬰兒，不疕騷（瘙）。・及取嬰兒所已浴者水半桮（杯）飲[三一]母，母亦毋（無）餘病[三二]。

・女子鮮子者産，令它人抱其□，以去□□，濯其包（胞），以新布裹之，爲三約以斂之，入□[三三]中，令其母自操，入谿谷□□□之三，置去，歸勿顧；即令它人善貍（埋）之[三四]。

附圖一

人字，其日在首，富難勝毆（也），夾頸者貴，在奎者富，在掖者愛，在手者巧盜，在足下者賤，在外者奔亡。

雑禁方（木簡）

又（有）犬善皋（嗥）於亶（壇）與門，捈（塗）井上方五尺。夫[一]妻相惡，捈（塗）戸□方五尺。欲微貴人，捈（塗）[二]門左右方五尺。多惡薨（夢），捈（塗）牀下方[三]七尺。姑婦善斪（鬭），捈（塗）戸方五尺。嬰兒[四]善泣，涂（塗）㻏上方五尺[五]。

與人訟，書其名直履中[六]。

取兩雌隹尾，燔治，自飲之，微矣[七]。

・求子之道曰：求九宗之草，而夫妻共以爲酒，飲之[28]。

・字者，且垂字，先取市土濡請（清）者，□之方三四尺，高三四寸。子既産，置土上，勿庸（用）舉，令嬰兒[29]槃上，其身盡得土，乃浴之，爲勁有力。[30]

・字者巳（已），即燔其蓐，置水中，□□嬰兒，不疕騷（瘙）。・及取嬰兒所巳（已）浴者水半桮（杯）飲[31]母=（母，母）亦毋（無）餘病。[32]

・女子鮮子者産，令它人抱其□，以去谿谷，濯其包（胞），以新布裹之，爲三約以斂之，入□[33]中，令其母自操，入谿谷□□□之三，置去，歸勿顧；即令它人善貍（埋）之。[34]

附圖一

人字，其日在首，富難勝毆（也），夾頸者貴，在奎者富，在掖者愛，在手者巧盜，在足下者賤，在外者奔亡。

又（有）犬善皋（嗥）於亶（壇）與門，捈（塗）井上方五尺∟。夫[1]妻相惡，捈（塗）戸□方五尺。欲微（媚）貴人，捈（塗）[2]門左右方五尺∟。多惡薨（夢），捈（塗）牀下方[3]七尺。姑婦善斪（鬭），捈（塗）戸方五尺。嬰兒[4]善泣，涂（塗）㻏（牖）上方五尺[5]。

與人訟，書其名直（置）履中[6]。

取兩雌=（雌隹）尾，燔治，自歓（飲）之，微（媚）矣[7]。

・求子之道曰、求九宗之草、而夫妻共以爲酒、飲之。

・字者、且垂字、先取市土濡請者、□之、方三四尺、高三四寸。子旣產、置土上、勿庸□、令嬰兒□上、其身盡得土。乃浴之、爲勁有力。

・字者已、卽燔其蓐、置水中、（以浴）嬰兒、不疕騷。・及取嬰兒所已浴者水半桮飲母、母亦毋餘病。

・女子鮮子者產、令它人抱其（包）、以去□□、濯其包、以新布裹之、爲三約以斂之、入□中。令其母自操、入谿谷□□□之三、置去、歸勿顧、卽令它人善貍之。

人字圖

人字。其日在首、富難勝也。夾頸者貴。在奎者富。在掖者愛。在手者巧盜。在足下者賤。在外者奔亡。

又犬善皋於亶與門、捈井上方五尺。夫妻相惡、捈戸根方五尺。欲微貴人、捈門左右方五尺。多惡薨、捈牀下方七尺。姑婦善斪、捈戸方五尺。嬰兒善泣、涂㻏上方五尺。

與人訟、書其名直履中。

取兩雌隹尾、燔治、自飲之、微矣。

其日在首…の部分は、『日書』の文章。説明のためつけくわえた。

本来、書名はない。雑禁方は【小組】による命名。

	取東西郷(嚮)犬頭，燔冶，飲。	取東西郷(嚮)犬頭，燔冶，歙(飲)，夫妻相去8。	取東西郷犬頭、燔冶飲。	
	夫妻相去八，取雄𪇴左蚤(爪)四，小女子左蚤(爪)四，以鍪熬，并九冶，傅，人得矣一〇。	取雄=(雄隹)左蚤(爪)四，小女子左蚤(爪)四，以鍪熬，并9冶，傅人，得矣10。	夫妻相去、取雄隹左蚤四、小女子左蚤四、以鍪熬、并冶、傅、人得矣。	
	取其左麋(眉)直(置)酒中，飲之，必得之一一。	取其左麋(眉)直(置)酒中，歙(飲)之，必得之11。	取其左麋直酒中、飲之、必得之。	
天下至道談雑禁方巻末佚文(竹簡)	・黄神問於左神曰：「陰陽九譤(竅)十二節倶産而獨先死，何也？」左神曰：「力事弗使，哀樂一二弗以，飲食弗右，其居甚陰而不見陽，萃(猝)而暴用，不寺(待)其莊，不刃(忍)兩熱，是故亟傷。諱其一三名，匿其體(體)，至多暴事而毋(無)禮，是故與身倶生而獨先死一四。」 ・怒而不大者，肌不至也；大而不堅者，筋不至也；堅而不熱者，氣不至也。肌不至而用則一五蘁，氣不至而用則避，三者皆至，此胃(謂)三脂(詣)一六。	・黄神問於左神曰：「陰陽九譤(竅)十二節倶産而獨先死，何也？」左神曰：「力事弗使，哀樂1/12弗以，歙(飲)食弗右，其居甚陰而不見陽，萃(猝)而暴用，不寺(待)其莊(壯)，不刃(忍)兩熱，是故亟傷。諱其2/13名，匿其體(體)，至多暴事而毋(無)禮，是故與身倶生而獨先死。」3/14 ・怒而=(而)不大者，肌不至也；大而不堅者，筋不至也；堅而不熱者，氣不至也。肌不至而用則4/15遺(惰)，氣不至而用則避，三者皆至，此胃(謂)三脂(詣)5/16。	・黄神問於(於)左神曰、陰陽九徼十二節倶産而獨先死、何也。左神曰、力事弗使、哀樂弗以、飲食弗右、其居甚陰而不見陽、萃而暴用、不寺其莊、不刃兩熱、是故亟傷。諱其名、匿其體、至多暴事而毋禮、是故與身倶生而獨先死。 ・怒而不大者、肌不至也。大而不堅者、筋不至也。堅而不熱者、氣不至也。肌不至而用則蘁、氣不至而用則避、三者皆至、此胃三脂。	【肆】は全体を天下至道談とする。【馬】は雑禁方巻末佚文とする。雑禁方は木簡、天下至道談は竹簡であり、不自然である。
天下至道談(竹簡)	・天下至道談一七 如水沫淫，如春秋氣，往者弗見，不得其功；來者弗堵(覩)，吾鄉(饗)其賞。於(嗚)虖(呼)謓(慎)才(哉)，神明之事一八，在於所閉。審操玉閉，神明將至。凡彼治身，務在積精。精贏(贏)必舍，精夬(缺)必布(補)，布(補)舍之時，精一九夬(缺)爲之。爲之合坐，闕(讞)尻畀(鼻)口，各當其時，物(忽)往物(忽)來，	・天下至道談6/17 如水沫淫，如春秋氣，往者弗見，不得其功；來者弗堵(覩)，吾鄉(饗)其賞。於(嗚)虖(呼)謓(慎)才(哉)，神明(明)之事7/18，在於所閉。審操玉閉，神明(明)將至。凡彼治身，務在積精=(精。精)贏(贏)必舍∟，精夬(缺)必布(補)，布=(補，補)舍之時，精8/19夬(缺)爲之=(爲之。爲之)合坐，闕(讞)尻畀	・天下至道談 如水沫淫、如春秋氣、往者弗見、不得其功。來者弗堵、吾鄉其賞。於虖謓才、神明之事、在於(於)所閉。審操玉閉、神明將至。凡彼治身、務在積精。精贏必舍、精夬必布、布舍之時、精夬爲之。爲之合坐、闕尻畀口、各當其時、物往物來、至精將失、吾奚以止之。虖實有常、謓用勿忘、勿困勿窮、筋骨淩強、踵	「天下至道談」の五字は下文の標題【肆】

至精將失，吾奚以止之？虖(虛)實有常，謓(慎)用勿忘二〇，勿困勿窮，筋骨淩強，㠉(踵)以玉泉，食以粉(芬)放(芳)，微出微入，侍(待)盈是常，三和氣至，堅勁以強二一。將欲治之，必害其言，㠉(踵)以玉閉，可以壹遷(仙)。壹㠉(動)耳目葱(聰)明，再㠉(動)聲音章，三㠉(動)皮革光，四二二㠉(動)脊骨強，五㠉(動)尻脾(髀)方，六㠉(動)水道行，七㠉(動)致(至)堅以強，八㠉(動)志驕以陽(揚)，九㠉(動)順彼天蓋(英)二三，十㠉(動)產神明二四。

・氣有八益，有(又)有七孫(損)。不能用八益、去七孫(損)，則行年卌而陰氣自半也，五十而起居衰，六十而耳二五目不葱(聰)明，七十下枯上涚(脫)，陰氣不用，淉泣留(流)出。令之復壯有道，去七孫(損)以振其病，用八益以二六貳其氣，是故老者復壯，壯【者】不衰。君子居処(處)安樂，飲食次(恣)欲，皮奏(腠)曼密，氣血充贏，身體(體)二七輕利。疾使內，不能道，產病出汗椯(喘)息，中煩氣亂；弗能治，產內熱；飲藥約(灼)灸以致其氣，服司以輔二八其外，強用之，不能道，產痤種(腫)橐；氣血充贏，九譤(竅)不道，上下不用，產痤雎(疽)，故善用八益，去七孫(損)二九，五病者不作三〇。

(鼻)口，各當其時，物(忽)往物(忽)來，至精將失，吾奚以止之？虖(虛)實有常，謓(慎)用勿忘9／20，勿困勿竆(竆／窮)，筋骨淩強，㠉(踵)以玉泉，食以粉(芬)放(芳)，微出微入，侍盈是常，三和氣至，堅勁以強10／21。將欲治之，必害其言，㠉(踵)以玉閉，可以壹遷(仙)。壹㠉(動)耳目葱(聰)明(明)，再㠉(動)聲言〈音〉章(彰)，三㠉(動)皮革光，四11／22㠉(動)脊骨強，五㠉(動)尻脾(髀)方，六㠉(動)水道行，七㠉(動)致(至)堅以強，八㠉(動)志驕以陽(揚)，九㠉(動)順彼天蓋蓋(英)12／23，十㠉(動)產神明(明)12／24

・氣有八益，有＝(又有)七孫(損)。不能用八益、去七孫(損)，則行年卌而陰氣自半也，五十而起居衰，六十而耳14／25目不蔥(聰)明(明)，七十下枯上涚(脫)，陰氣不用，淉泣留(流)出。令之復壯有道，去七孫(損)以振其病，用八益以15／26貳其氣，是故老者復壯＝(壯，壯)〖者〗不衰。君子居処(處)安樂，歓(飲)食次(恣)欲，皮奏(腠)曼密，氣血充贏，身體(體)16／27輕利。疾使內，不能道，產病出汗椯(喘)息，中煩氣亂；弗能治，產內熱；歓(飲)藥約(灼)灸以致其氣，服司以輔17／28其外，強用之，不能道∟，產痤種(腫)橐(睾)；氣血充贏，九譤(竅)不道，上下不用，產痤雎(疽)，故善用八益，去七孫(損)18／29，五病者不作19／30。

以玉泉、食以粉放、微出微入、侍盈是常。三和氣至、堅勁以強。將欲治之、必害其言。𡾊以玉閉、可以壹遷。贏壹㠉耳目葱明、再㠉聲音章、三㠉皮革光、四㠉脊骨強、五㠉尻脾方、六㠉水道行、七㠉致堅以強、八㠉志驕以陽、九㠉順彼天蓋、十㠉產神明。

・氣有八益、有有七孫、不能用八益去七孫、則行年卌而陰氣自半也、五十而起居衰、六十而耳目不葱(聰)明。七十下枯上涚、陰氣不用、淉泣留出。令之復壯有道、去七孫以振其病、用八益以貳其氣、是故老者復壯、壯不衰。君子居処安樂、飲食次欲、皮奏曼密、氣血充贏、身體輕利。疾使內、不能道、產病出汗椯息、中煩氣亂。弗能治、產內熱。飲藥約灸、以致其氣、服司以輔其外。強用之、不能道、產痤種橐。氣血充贏、九譤不道、上下不用、產痤雎、故善用八益、去七孫、五病者不作。

・八益：一曰治氣，二曰致沬，三曰智（知）時，四曰畜氣，五曰和沬，六曰竊氣，七曰寺（待）贏，八曰定頃（傾）[三一]。

・七孫（損）：一曰閉，二曰泄，三曰渴（竭），四曰勿，五曰煩，六曰絶，七曰費[三二]。

・治八益：旦起起坐，直脊，開尻，翕州，印〈抑〉下之，曰治氣；飲食，垂尻，直脊，翕周（州），通氣焉，曰致沬；先戲兩[三三]樂，交欲爲之，曰智（知）時。爲而耎脊，翕周（州），卬（抑）下之，曰蓄氣；爲而物（勿）亟勿數，出入和治，曰和沬；出臥[三四]，令人起之，怒擇（釋）之，曰積氣；幾已，內脊，毋𤛘（動），翕氣，印〈抑〉下之，靜身須之，曰侍（待）贏；已而洒之，怒而[三五]舍之，曰定頃（傾），此胃（謂）八益[三六]。

・七孫（損）：爲之而疾痛，曰內閉；爲之出汗，曰外泄；爲之不已，曰楬（竭）；秦（臻）欲之而不能，曰𢌬；爲之椯（喘）息中[三七]亂，曰煩；弗欲強之，曰絶；爲之秦（臻）疾，曰費，此謂七孫（損）。故善用八益，去七孫（損），耳目葱（聰）明，身體（體）輕利，陰[三八]氣益強，延年益壽，居处（處）樂長[三九]。

・八益：一曰治氣，二曰致沬，三曰智（知）時，四曰畜（蓄）氣，五曰和沬，六曰竊氣，七曰寺贏，八曰定頃（傾）[20/31]。

・七孫（損）：一曰閉，二曰泄，三曰渴（竭），四曰勿，五曰煩，六曰絶，七曰費[21/32]。

・治八益：旦起=（起起）坐，直脊，開（撓）尻，翕州，印（抑）下之，曰治氣；歙（飲）食，𠂹（垂）尻，直脊，翕周（州），通氣焉，曰致沬」；先戲兩[22/33]樂，交欲爲之，曰智（知）時。爲而耎脊，翕周（州），卬（抑）下之，曰蓄氣；爲而物（勿）亟勿數，出入和治，曰和沬」；出臥[23/34]，令人起之，怒擇（釋）之；曰積氣；幾巳（已），內脊，毋𤛘（動），翕氣，印（抑）下之，靜身須之，曰侍贏；巳（已）而汹（洗）之，怒而[24/35]舍之，曰定頃（傾），此胃（謂）八益[25/36]。

・七孫（損）：爲之而疾痛，曰內閉；爲之出汗，曰外泄」；爲之不巳（已），曰楬（竭）；秦（臻）欲之而不能，曰𢌬；爲之椯（喘）息中[26/37]亂，曰煩；弗欲強之，曰絶」；爲之秦（臻）疾，曰費，此謂七孫（損）。故善用八益，去七孫（損），耳目蔥（聰）明（明），身體（體）輕利，陰[27/38]氣益強，延年益壽，居処（處）樂長[28/39]。

・八益、一曰治氣、二曰致沬、三曰智時、四曰畜氣、五曰和沬、六曰竊氣、七曰寺贏、八曰定頃。

・七孫、一曰閉、二曰泄、三曰渴、四曰勿、五曰煩、六曰絶、七曰費。

・治八益、旦起起坐、直脊、開尻、翕州、印下之、曰治氣。飲食、垂尻、直脊、翕周、通氣焉、曰致沬。先戲兩樂、交欲爲之、曰智時。爲而耎脊、翕周、卬下之、曰蓄氣。爲而物亟勿數、出入和治、曰和沬。出臥、令人起之、怒擇之、曰積氣。幾已、內脊、毋𤛘、翕氣、印下之、靜身須之、曰侍贏。已而洒之、怒而舍之、曰定頃、此胃八益。

・七孫、爲之而疾痛、曰內閉。爲之出汗、曰外泄。爲之不已、曰楬。秦欲之而不能、曰𢌬。爲之椯息中亂、曰煩。弗欲強之、曰絶。爲之秦疾、曰費。此謂七孫。故善用八益、去七孫、耳目葱明、身體輕利、陰氣益強、延年益壽、居処樂長。

・人產而所不學者二，一曰息，二曰食。非此二者，無非學與服。故貳生者食也，孫(損)生者色也，是以聖人[四〇]合男女必有則也。故[四一]：	・人產而所不學者二└，一曰息，二曰食。非此二者，无非學與服。故貳生者食也，孫(損)生者色也，是以聖人[29/40]合男女必有則也。故[30/41]	・人產而所不學者二、一曰息、二曰食。非此二者、無非學與服。故貳生者食也、孫生者色也。是以聖人合男女必有則也。
・一曰虎流，二曰蟬付(附)，思外，三曰尺扜(蠖)，四曰困(麕)暴，五曰黃(蝗)柘(磔)，息內，六曰爰(猨)居，思外，七曰瞻(詹)諸，八曰兔[四二]務(鶩)，九曰青(蜻)靈(蛉)，思外，十曰魚族(嘬)，此謂十埶(勢)[四三]。	・一曰虎流，二曰蟬付(附)，思外，三曰尺扜(蠖)，四曰困(麕)暴(角)，五曰黃(蝗)柘(磔)，息內，六曰爰(猨)居，思外，七曰瞻(詹／蟾)諸，八曰兔[31/42]務(鶩)，九曰青(蜻)靈(蛉)，思外，十曰魚族(嘬)，此謂十埶(勢)[32/43]。	故、・一曰虎流、二曰蟬付、思外、三曰尺扜、四曰困暴、五曰黃柘、息內、六曰爰居、思外、七曰瞻諸、八曰兔務、九曰青靈、思外、十曰魚族、此謂十埶。
・一曰致氣，二曰定味，三曰治節，四曰劳(勞)實，五曰必時，六曰通才，七曰微㠉(動)，八曰侍(待)盈，九曰齊生[四四]，十曰息刑(形)，此謂十脩[四五]。	・一曰致氣，二曰定味，三曰治節，四曰劳(勞)實，五曰必時，六曰通才，七曰微㠉(動)，八曰侍盈，九曰齊生[33/44]，十曰息刑(形)，此謂十脩[34/45]。	・一曰致氣、二曰定味、三曰治節、四曰劳實、五曰必時、六曰通才、七曰微㠉、八曰侍盈、九曰齊生、十曰息刑、此謂十脩。
・一曰高之，二曰下之，三曰左之，四曰右之，五曰罙(深)之，六曰淺之，七曰疾之，八曰徐之，此謂八道[四六]。	・一曰高之，二曰下之，三曰左之，四曰右之，五曰罙(深)之，六曰淺之，七曰疾之，八曰徐之，此謂八道[35/46]。	・一曰高之、二曰下之、三曰左之、四曰右之、五曰罙之、六曰淺之、七曰疾之、八曰徐之、此謂八道。
・十脩暨(既)備，十埶(勢)豫陳，八道雜，椄(接)刑(形)以昏。汗不及走，遂氣血門，翕因(咽)榣(搖)前，通辰(脈)利筋，乃祭(察)[四七]八㠉(動)，觀氣所存，乃智(知)五音，孰後孰先[四八]。	・十脩暨(既)備，十埶(勢)豫陳，八道雜└。椄(接)刑(形)以昏。汗不及走，旞(遂)氣血門，翕因(咽)榣(搖)前，通辰(脈)利筋。乃祭(察)[36/47]八㠉(動)，觀氣所存，乃智(知)五音，孰後孰先[37/48]。	・十脩暨備、十埶豫陳、八道雜。椄刑以昏、汗不及走。遂氣血門、翕因榣前、通辰利筋、乃祭八㠉、觀氣所存、乃智五音。孰後孰先。
八㠉(動)：一曰接手，二曰信(伸)紨(肘)，三曰平甬(踊)，四曰直踵，五曰交股，六曰振銅(動)，七曰廁(側)枸(鉤)，八曰上暴(鉤)[四九]。	八㠉(動)：一曰接手，二曰信(伸)紨(肘)，三曰平甬(踊)，四曰直蹱(踵)，五曰交股，六曰振銅(動)，七曰廁(側)枸(鉤)，八曰上暴(鉤)[38/49]。	八㠉、一曰接手、二曰信紨、三曰平甬、四曰直踵、五曰交股、六曰振銅、七曰廁枸、八曰上暴。

<table>
<tr>
<td>・五言〈音〉：一曰候(喉)息，二曰椯(喘)息，三曰纍哀，四曰疢(吹)，五曰齘(齧)，審蔡(察)五言〈音〉，以智(知)其心：審祭(察)八[五〇]瞳(動)，以智(知)其所樂所通[五一]。</td>
<td>・接手者，欲腹之傅；信(伸)紂(肘)者，欲上之麻(摩)且據(距)也；廁(側)枸(鉤)者，旁欲麻(摩)也；交股者，刺大(太)過也[五一]ママ；直踵者，宎(深)不及；上暴(鉤)者，下不級(及)心也；平甬(踊)者，欲淺；振銅(動)者，至善也，此謂八觀[五三]。</td>
<td>・氣上面熱，徐昫(呴)；乳堅鼻汗，徐葆(抱)；舌薄而滑，徐傅；下夕(液)股濕，徐操；益(嗌)乾因(咽)唾，徐[五四]緘(撼)，此謂五微〈徵〉，此謂五欲，微〈徵〉備乃上[五五]。</td>
<td>・怒而不大者，膚不至也；大而不堅者，筋不至也；堅而不熱者，氣不至也；三至乃入。壹[五六]已清滜(涼)出，再已而糗(臭)如靡骨，三已而躁(燥)，四已而膏，五已而鄉(薌)，六已而精如黍粱，七已而懘(滯)，八[五七]已而肌(脂)，九已而黎(膩)，十已而瀶(迄)，瀶(迄)而復滑，朝氣乃出[五八]。</td>
</tr>
<tr>
<td>・五言〈音〉：一曰候(喉)息，二曰椯(喘)息，三曰纍哀，四曰疢(吹)，五曰齘(齧)。審蔡(察)五言〈音〉，以智(知)其心；審祭(察)八[39/50]瞳(動)，以智(知)其所樂所通[40/51]。</td>
<td>・接手者，欲腹之傅└；信(伸)紂(肘)者，欲上之麻(摩)且據也；廁(側)枸(鉤)者，旁欲麻(摩)也；交股者，刺大(太)過也[41/52]；直蹱(踵)者，宎(深)不及；上暴(鉤)者，下不級(及)心也；平甬(踊)者，欲淺；振銅(動)者，至善也，此謂八觀[42/53]。</td>
<td>・氣上面熱，徐昫(呴)└；乳堅鼻汗，徐葆(抱)；舌薄而滑，徐傅；下夕(液)股濕，徐操└；益(嗌)乾因(咽)唾，徐[43/54]緘(撼)，此謂五微〈徵〉，此謂五欲，微〈徵〉備乃上[44/55]。</td>
<td>・怒而不大者，膚不至也；大而不堅者，筋不至也；堅而不熱者，氣不至也；三至乃入。壹[45/56]巳(已)清滜(涼)出，再巳(已)而糗(臭)如靡骨，三巳(已)而躁(燥)，四巳(已)而膏，五巳(已)而鄉(薌)，六巳(已)而精如黍粱，七巳(已)而苐，八[46/57]巳(已)而肌(脂)，九巳(已)而黎(膩)，十巳(已)而瀶=(迄，迄)而復滑，朝氣乃出[47/58]。</td>
</tr>
<tr>
<td>・五言、一曰候息、二曰椯息、三曰累哀、四曰吹、五曰齘、審蔡五言、以智其心。審蔡八瞳、以智其所樂所通。</td>
<td>・接手者、欲腹之傅。信紂者、欲上之麻且據也。廁枸者、旁欲麻也。交股者、刺大過也。直踵者、宎不及。上暴者、下不級心也。平甬者、欲淺。振銅者、至善也、此謂八觀。</td>
<td>・氣上面熱、徐昫。乳堅鼻汗、徐葆。舌薄而滑、徐傅。下夕股濕、徐操。益乾因唾、徐緘。此謂五微、此謂五欲、微備乃上。</td>
<td>・怒而不大者、膚不至也。大而不堅者、筋不至也。堅而不熱者、氣不至也。三至乃入。壹已清滜出、再已而糗如靡骨、三已而躁、四已而膏、五已而鄉、六已而精如黍粱、七已而懘、八已而肌、九已而黎、十已而瀶、瀶而復滑、朝氣乃出。</td>
</tr>
</table>

・一曰笄光，二曰封紀，三曰澗瓠，四曰鼠婦，五曰穀實，六曰麥齒，七曰嬰女，八曰反去，九曰何[五九]寓，十曰赤纖，十一曰赤豉九，十二曰磲石，得之而物(勿)擇(釋)，成死有薄，走里(理)毛，置枖(腰)心，脣[六〇]盡白，汗留(流)至國(膕)，已數以百[六一]。

・人人有善者，不失女人，女人有之，善者獨能，毋予毋治，毋作毋疑，必徐以久，必微以持，如已不已，女[六二]乃大台(怡)。侯(喉)息，下咸土陰光陽；椯(喘)息，氣上相薄，自宮張。絫哀者；尻彼疾而墥(動)封[六三]紀；疢(吷)者，鹽甘甚而養(癢)乃始；齘(齧)者，身振寒，置已而久。是以雄杜(牡)屬，爲陽，陽者外也[六四]；雌(雌)牝屬，爲陰，陰者内也。凡牡之屬靡(摩)表，凡牝之屬靡(摩)裏，此謂陰陽之數，牝牡之里(理)，爲之[六五]弗得，過在數已。娚樂之要，務在屖(遲)久，句(苟)能遲久，女乃大喜，親之弟兄，愛之父母。凡能[六六]此道者，命曰天士[六七]。

・一曰笄光，二曰封紀，三曰調瓠，四曰鼠婦，五曰穀實，六曰麥齒，七曰嬰女，八曰反去，九曰何[48/59]□，十曰赤纖，十一曰赤豉〔九〕，十二曰磲石，得之而物(勿)擇(釋)，成死有薄，走里(理)毛，置枖(腰)心，脣[49/60]盡白，汗留(流)至國(膕)，巳(已)數以百[50/61]。

・人＝人(人)有善者，不失女＝人＝(女人，女人)有之，善者獨能，毋予毋治，毋作毋疑，必徐以久，必微以持，如巳(已)不巳(已)，女[51/62]乃大台(怡)。侯(喉)息，下咸土(吐)陰光陽└；椯(喘)息，氣上相薄，自宇(舒)張；絫(纍)滾(哀)者；尻彼疾而墥(動)封[52/63]紀；疢(吷)者，鹽(銜)甘甚而養(癢)乃始；齘(齧)者，身振寒，置巳(已)而久。是以雄杜(牡)屬爲陽＝(陽，陽)者外也[53/64]；唯(雌)牝屬，爲陰＝(陰，陰)者内也。凡牡之屬靡(摩)表，凡牝之屬靡(摩)裏，此謂陰陽之數└，牝牡之里(理)，爲之[54/65]弗得，過在數巳(已)。娚(嬲)樂之要，務在屖(遲)久，句(苟)能遲久，女乃大喜，親之弟兄，愛之父母。凡能[55/66]此道者，命曰天士[56/67]。

・一曰笄光、二曰封紀、三曰澗瓠、四曰鼠婦、五曰穀實、六曰麥齒、七曰嬰女、八曰反去、九曰何寓、十曰赤纖、十一曰赤豉九、十二曰磣石。得之而物擇、成死有薄、走里毛、置玫心、脣盡白、汗留至國、已數以百。

・人人有善者、不失女人、女人有之、善者獨能。毋予毋治、毋作毋疑、必徐以久、必微以持、如已不已、女乃大台。矦息、下咸土陰光陽。椯息、氣上相薄、自宮張。絫哀者、尻彼疾而墥封紀。疢者、鹽甘甚而養乃始。齘者、身振寒、置已而久。是以雄杜〈牡〉屬爲陽、陽者外也。雌扎〈牝〉屬爲陰、陰者内也。凡牡之屬靡表、凡牝之屬靡裏、此謂陰陽之數、牝牡之里、爲之弗得、過在數已。娚樂之要、務在久、句能遲久、女乃大喜、親之弟兄、愛之父母。凡能此道者、命曰天士。

合陰陽

合陰陽方

（竹簡）

・凡將合陰陽之方，握手，土揗陽，揗村(肘)房，抵夜(腋)旁，上竈一〇二綱，抵領鄉，揗拯匡，覆周環，下缺盆，過醴津，陵勃海，上常一〇三山，入玄門，御交筋，上欱精神，乃能久視而與天地牟(侔)存一〇四。交筋者，玄門中交脈也，爲得操揗之，使體(體)皆樂養(癢)，説(悦)澤(懌)一〇五以好。雖欲勿爲，作相呴相抱，以次(恣)戲道。戲道：一曰氣上面執(熱)，徐呴；二一〇六曰乳堅鼻汗，徐抱；三曰舌溥(薄)而滑，徐屯；四曰下汐股濕，徐一〇七操；五曰嗌乾咽唾，徐撼(憾)，此胃(謂)五欲之徵。徵備乃上，上揕而勿一〇八内，以致其氣。氣至，深内而上撅之，以抒其熱，因復下反之，毋使其一〇九氣歇，而女乃大竭。然後熱十動，接十莭(節)，雜十脩。接刑(形)已没，遂一一〇氣宗門，乃觀八動，聽五音，察十已之徵一一一。

・十動：始十，次廿，卅，卌，五【十】，六十，七十，八十，九十，百，出入而毋決。一動毋決，耳一一二目葱(聰)明，再而音聲【章】，三而皮革光，四而脊脅強，五而尻脾(髀)方一一三，六而水道行，七而至堅以強，八而奏(腠)理光，九而通神明，十而一一四爲身常，此胃(謂)十動一一五。

・凡將合陰陽之方，握手，出揗(腕)陽，揗村(肘)房，抵夜(腋)旁，上竈1/102綱，抵領鄉，揗拯匡，覆周環，下缺盆，過醴津，陵勃海，上常2/103山，入玄門，御交筋，上欱精神，乃能久視而與天地牟(侔)存3/104。交筋者，玄門中交脉也，爲得操揗之，使體(體)皆樂養(癢)└，説(悦)澤(懌)4/105以好。雖欲勿爲，作相呴相抱，以次(恣)戲=道=(戲道。戲道)：一曰氣上面執(熱)，徐呴；二5/106曰乳堅鼻汗，徐抱；三曰舌溥(薄)而滑，徐屯；四曰下汐(腋)股濕，徐6/107操；五曰嗌乾咽唾，徐撼(憾)，此胃(謂)五欲之徵=(徵。徵)備乃上=(上，上)揕而勿7/108内，以致其氣=(氣。氣)至，深内而上撅之，以抒其熱，因復下反之，毋使其8/109氣歇，而女乃大喝(竭)。然后(後)熱十勭(動)，接十莭(節)雜十脩。接刑(形)巳(已)没，遂09/110氣宗門，乃觀八勭(動)，聽五音，察十巳(已)之徵10/111。

・十勭(動)：始十，次廿└，卅└，卌└，五十└，六十└，七十└，八十└，九十└，百，出入而毋決。一勭(動)毋決，耳11/112目蔥(聰)明(明)，再而音聲【章(彰)】└，三而皮革光└，四而脊脅強└，五而尻脾(髀)方12/113└，六而水道行└，七而至堅以強└，八而奏(腠)理光└，九而通神明(明)└，十而13/114爲身常，此胃(謂)十勭(動)14/115。

・凡將合陰陽之方、握手、出脂陽、揗村房、抵夜旁、上竈綱、抵領鄉、揗承匡、覆周環、下缺盆、過醴津、陵勃海、上常山、入玄門、御交筋、上欲〈歙〉精神、乃能久視而與天地牟存。交筋者、玄門中交脈也、爲得操揗之、使體皆樂養、説澤以好。雖欲勿爲、作相呴相抱、以次戲道。戲道、一曰氣上面執、徐呴。二曰乳堅鼻汗、徐抱。三曰舌溥而滑、徐屯。四曰下汐股濕、徐操。五曰嗌乾咽唾、徐撼、此胃五欲之徵。徵備乃上、上揕而勿内、以致其氣。氣至深内而上撅之、以抒其熱、因復下反之、毋使其氣歇、而女乃大竭。然後熱十動、接十莭、雜十脩。接刑已没、遂氣宗門、乃觀八動、聽五音、察十已之徵。

・十動、始十、次廿、卅、卌、五〔十〕、六十、七十、八十、九十、百出入而毋決。一動毋決、耳目葱明、再而音聲〔章〕、三而皮革光、四而脊脅強、五而尻脾方、六而水道行、七而至堅以強、八而奏理光、九而通神明、十而爲身常、此胃十動。

本来、書名はない。合陰陽は【小組】による命名。【肆】【馬】【集成】はいずれも合陰陽。【田野】は合陰陽方。いずれも冒頭の「凡將合陰陽之方」よりの命名。本書は【田野】に従って合陰陽方とした。

・十莭(節)：一曰虎游，二曰蟬柎(附)，三曰斥(尺)蠖，四曰困(麕)桷，五曰蝗磔，六曰爰(猨)一一六據，七曰瞻(詹)諸，八曰兔鶩，九曰青(蜻)令(蛉)，十曰魚嘬一一七。	・十脩：一曰上之，二曰下之，三曰左之，四曰右之，五曰疾之，六曰一一八徐之，七曰希之，八曰數之，九曰淺之，十曰深之一一九。	・八動：一曰接手，二曰信(伸)村(肘)，三曰直踵，四曰側句(鉤)，五曰上句(鉤)一二〇，六曰交股，七曰平甬(踊)，【八曰】振動。夫接手者，欲腹之傅也；信(伸)一二一村(肘)者，欲上之攠(摩)且距也；直踵者，深不及也；側句(鉤)者，旁一二二欲攠(摩)也；上句(鉤)者，欲下攠(摩)也；交股者，夾(刺)大(太)過也；平甬(踊)者，欲一二三淺也；振動者，欲人久持之也一二四。	【・】瘛息者，内急也，檣(喘)息，至美也；絫濺者，玉莢(策)入而養(癢)一二五乃始也；瘔(吙)者，鹽甘甚也；齧者，身振動，欲人之久也一二六。	昏者，男之精將；早者，女之精責(積)。吾精以養女精，前脈皆動一二七，皮膚氣血皆作，故能發閉通塞，中府受輸而盈一二八。
・十莭(節)，一曰虎游，二曰蟬柎(附)，三曰斥(尺)蠖，四曰困(麕)桷(角)，五曰蝗磔，六曰爰(猨)15/116捕(搏)，七曰瞻(詹/蟾)諸，八曰兔鶩，九曰青(蜻)令(蛉)，十曰魚嘬16/117。	・十脩：一曰上之，二曰下之，三曰左之，四曰右之，五曰疾之，六曰17/118徐之，七曰希之，八曰數之，九曰淺之，十曰深之18/119。	・八勭(動)：一曰接手，二曰信(伸)村(肘)，三曰直踵，四曰側句(鉤)，五曰上句(鉤)19/120，六曰交股，七曰平甬(踊)，八【曰】振勭(動)」。夫接手者，欲腹之傅也；信(伸)20/121村(肘)者，欲上之攠(摩)且距也；直蹱(踵)者，深不及也；側句(鉤)者，旁21/122欲攠(摩)也；上句(鉤)者，欲下攠(摩)也；交股者，莢(莢/策-刺)大(太)過也；平甬(踊)者，欲22/123淺也；振勭(動)者，欲人久持之也23/124。	【・】瘛息者，内急也，檣(喘)息，至美也；絫(纍)濺者，玉莢(莢/策)入而養(癢)24/125乃始也；瘩(吙)者，鹽(銜)甘甚也；齧者，身振勭(動)，欲人之久也25/126。	昬(昏)者，男之精。將曰者，女之精。責(積)吾精以養女精，莇(筋)脉皆勭(動)26/127，皮膚氣血皆作，故能發閉通塞，中府受輸而盈27/128。
・十莭、一曰虎游、二曰蟬柎、三曰斥蠖、四曰困桷、五曰蝗磔、六曰爰據、七曰瞻諸、八曰兔鶩、九曰青令、十曰魚嘬。	・十脩、一曰上之、二曰下之、三曰左之、四曰右之、五曰疾之、六曰徐之、七曰希之、八曰數之、九曰淺之、十曰深之。	・八動、一曰接手、二曰信村、三曰直踵、四曰側句、五曰上句、六曰交股、七曰平甬、〔八曰〕振動。夫接手者、欲腹之傅也。信村者、欲上之攠且距也。直踵者、深不及也。側句者、旁欲攠也。上句者、欲下攠也。交股者、夾大過也。平甬者、欲淺也。振動者、欲人久持之也。	瘛息者、内急也、檣息、至美也。絫濺者、玉莢入而養乃始也。瘔者、鹽甘甚也。齧者、身振動、欲人之久也。	

・十巳之徵：一巳而清涼出，再巳而臭如燔骨，三巳而澡(燥)，四巳一二九而膏，五巳而薌，六巳而滑，七巳而遲，八巳而脂，九巳而膠一三〇，十巳而紻，紻巳復滑，清涼復出，是胃(謂)大卒。大卒之徵，鼻汗一三一脣白，手足皆作，尻不傅席，起而去，成死爲薄。當此一三二之時，中極氣張，精神入臧(藏)，乃生神明一三三。

・十巳(已)之徵：一巳(已)而清涼出，再巳(已)而臭如燔骨，三巳(已)而澡(燥)，四巳(已)28/129而膏，五巳(已)而薌，六巳(已)而滑，七巳(已)而蓮(遲)一三〇，八巳(已)而脂，九巳(已)而膠29/130，十巳(已)而緮=(緮，緮)巳(已)復滑，清涼復出，是胃(謂)大=卒=(大卒。大卒)之徵，鼻汗30/131脣白，手足皆作，尻不傅席，起而去，成死爲薄。當此31/132之時，中極氣張，精神入臧(藏)，乃生神明(明)32/133。

・十巳之徵、一巳而清涼出、再巳而臭如燔骨、三巳而澡、四巳而膏、五巳而薌、六巳而滑、七巳而遲、八巳而脂、九巳而膠、十巳而紻、紻巳復滑、清涼復出、是胃大卒。大卒之徵、鼻汗脣白、手足皆作、尻不傅席。起而去、成死爲薄。當此之時、中極氣張、精神入臧、乃生神明。

昏者、男之精將。早者、女之精責。吾精以養女精、前脈皆動、皮膚氣血皆作、故能發閉通塞、中府受輸而盈。

「昏者…」は原簡の出土状況を考慮し、末尾においた（【馬】1003頁、【按語】）。

十問（竹簡）

・黄帝問於天師曰：萬勿(物)何得而行？草木何得而長？日月何得而明？」天師曰：「壐(爾)一察天之請(情)，陰陽爲正，萬勿(物)失之而不繼(繼)，得之而贏。食陰檏陽，稽於神明。食二陰之道，虛而五臧(藏)，廣而三咎，若弗能出楃。食之貴靜而神風，距而兩柌三，翕參築而毋遂，神風乃生，五聲乃對。翕毋過五，致之口，枚之心，四輔所四貴，玄尊乃至。飲毋過五，口必甘味(味)，至之五臧(藏)，刑(形)乃極退。搏(薄)而肌膚，及五夫髮末，毛脈乃遂，陰水乃至，淺坡(彼)陽㶿，堅蹇不死，飲食賓體(體)，此胃(謂)復六奇之方，通於神明。」天師之食神氣之道七。

・黄帝問於天師曰：萬勿(物)何得而行？草木何得而長└？日月何得而明(明)？」天師曰：「壐(爾)1察天〖地〗之請(情)，陰陽爲正，萬勿(物)失之而不繼(繼)└，得之而贏└。食陰檏陽，稽(稽)於神明(明)└。食2陰之道，虛而五臧(藏)，廣而三咎，若弗能出。楃食之貴靜而神風└，距而兩柌，3參築而毋遂└，神風乃生，五聲乃對└。翕毋過五，致之口，枚之心，四輔所4貴└，玄尊乃至。歓(飲)毋過五└，口必甘味(味)，至之五臧(藏)，刑(形)乃極退。搏而肌膚，及5夫䯻(髮)末，毛脈乃遂└，陰水乃至，淺坡(彼)陽㶿，堅蹇不死，歓(飲)食賓體(體-禮)，此胃(謂)復6奇之方，通於神明(明)。」天師之食神氣之道7。

・黄帝問竽(於)天師曰、萬勿何得而行。草木何得而長。日月何得而明。天師曰、壐察天之請、陰陽爲正、萬勿失之而不繼、得之而贏。食陰檏陽、稽於神明。食陰之道、虛而五臧、廣而三咎。若弗能出楃食之貴、靜而神風、距而兩柌。參築而毋遂、神風乃生、五聲乃對。翕毋過五。致之口、枚之心、四輔所貴、玄尊乃至。飲毋過五。口必甘味、至之五臧、刑乃極退。搏而肌膚、及夫髮末、毛脈乃遂、陰水乃至、淺坡陽㶿、堅蹇不死、飲食賓體、此胃復奇之方、通刑(於)神明。天師之食神氣之道。

本来、書名はない。十問は【小組】による命名。問答が十あることからの命名だろう。

・黄帝問於大成曰：「民何失而𩔁(顏)色鹿〈麄〉鋰〈貍〉，黑而蒼？民何得而奏(腠)理靡曼[八]，鮮白有光？」大成合(答)曰：「君欲練色鮮白，則察觀尺汙(蠖)。尺汙(蠖)之食方，通於陰陽[九]，食蒼則蒼，食黃則黃。唯君所食，以變五色。君必食陰以爲當(常)，助以柏[一〇]實盛良，飲走獸泉英，可以却老復壯，曼澤有光。椄(接)陰將衆，鹽(繼)以蜚虫，春[一一]對(爵)員駘，興坡(彼)鳴雄，鳴雄有精，誠能服此，玉筴(策)復生。大(太)上埶遇，廱坡(彼)玉[一二]竇，盛乃從之，員駘送之；若不埶遇，置之以麷。誠能服此，可以起死。」大[一三]成之起死食鳥精之道[一四]。

・黄帝問於大成曰：「民何失而𩔁(顏)色鹿〈麄〉鋰(貍-黎)└，黑而蒼？民何得而奏(腠)理靡曼[8]，鮮白有光？」大成合(答)曰：「君欲練色鮮白，則察觀尺=汙=(尺蠖。尺蠖)之食└方，通於陰陽[9]，食蒼則蒼，食黃則黃。唯君所食，以變五色└。君必食陰以爲當(常)└，助以柏[10]實盛良，歓(飲)走獸泉英，可以卻老復壯，曼澤有光。椄(接)陰將眾，鹽(繼)以蜚虫，春[11]對(爵-雀)員(圓)駘，興坡(彼)鳴=雄=(鳴雄，鳴雄)有精，誠能服此，玉筴(策)復生└。大(太)上埶(勢)遇，廱坡(彼)玉[12]竇，盛乃從之，員(圓)駘送之；若不埶(勢)遇，置之以麷。誠能服此，可以起死└。」大[13]成之起死食鳥精之道[14]。

・黄帝問𣄻(於)大成曰、民何失而𩔁色麄鋰、黑而蒼。民何得而奏理靡曼、鮮白有光。大成合曰、君欲練色鮮白、則察觀尺汙。尺汙之食、方通𣄻(於)陰陽、食蒼則蒼、食黃則黃。唯君所食、以變五色。君必食陰以爲當、助以柏實盛良、飲走獸泉英、可以卻老復壯、曼澤有光。椄陰將衆、鹽以蜚虫、春對員駘、興坡鳴雄、鳴雄有精、誠能服此、玉筴復生。大上埶遇、廱坡玉竇、盛乃從之、員駘送之。若不埶遇、置之以麷。誠能服此、可以起死。大成之起死食鳥精之道。

・黄帝問於曹熬曰：「民何失而死？何得而生？」曹【熬答曰】：「□□□□□[一五]而取其精。侍(待)坡(彼)合氣，而微動其刑(形)。能動其刑(形)，以致五聲，乃入其精[一六]，虛者可使充盈，壯者可使久榮，老者可使長生。長生之稽，偵用玉閉，玉閉[一七]時辟，神明來積。積必見章，玉閉堅精，必使玉泉毋頃(傾)，則百疾弗[一八]嬰，故能長生。椄(接)陰之道，必心塞葆。刑(形)氣相葆。故曰：壹至勿星，耳目[一九]葱(聰)明；再至勿星，音氣高陽(揚)；三至勿星，被(皮)革有光；四至勿星，脊肤[二〇]不陽(傷)；

・黄帝問於曹熬曰：「民何失而死？何得而生？」曹【熬合(答)曰：「□□□□□】[15]而取其精└。侍(待)坡(彼)合氣└，而微動其刑(形)└。能勭(動)其刑(形)，以至(致)五聲，乃入其精[16]，虛者可使充盈，壯者可使久榮，老者可使長=生=(長生。長生)之稽(稽)，慎用玉=閉=(玉閉，玉閉)[17]時辟，神明(明)來必積=(積。積)見章(彰)└，玉閉堅精，必使玉泉毋頃(傾)└，則百疾弗[18]嬰，故能長生└。椄(接)陰之道，必心塞葆。刑(形)氣相葆。故曰：壹至勿星，耳目[19]蔥(聰)明(明)└；再至勿

・黄帝問𣄻(於)曹熬曰、民何失而死。何得而生。曹(熬合曰)、□□□□□而取其精。侍坡合氣、而微動其刑。能動其刑、以致五聲、乃入其精、虛者可使充盈、壯者可使久榮、老者可使長生。長生之稽、慎用玉閉、玉閉時辟、神明來積。積必見章、玉閉堅精、必使玉泉母頃、則百疾弗嬰、故能長生。椄陰之道、必心塞葆、刑氣相葆。故曰、壹至勿星、耳目𦔻明。再至勿星、音氣高陽、三至勿星、被革有光。四至勿星、脊胠不陽。五至勿星、尻髀能方。六至勿星、百脈通行。七至勿星、冬身失央。八至

五至勿星，尻脾(髀)能方：六至勿星，百脈通行，七至勿星，冬(終)身失〈无〉[二一]央(殃)；八至勿星，可以壽長；九至勿星，通於神明」曹敖之椄(接)陰治神氣之道[二二]。

【・】黃帝問於容成曰：「民始蒲淳溜刑，何得而生？溜刑成醴(體)，何失而死？何曳之[二三]人也，有惡有好，有夭有壽？欲聞民氣贏屈施(弛)張之故。」容成合(答)曰：「君若[二四]欲壽，則順察天地之道。天氣月盡月盈，故能長生。地氣歲有寒暑，[二五]險易相取，故地久而不腐。君必察天地之請(情)，而行之以身。有徵可智(知)，間[二六]雖聖人，非其所能，唯道者智(知)之。天地之至精，生於無徵，長於無刑(形)[二七]，成於無醴(體)，得者壽長，失者夭死。故善治氣槫(摶)精者，以無徵爲積，精[二八]神泉益(溢)，翕甘潞(露)以爲積，飲榣(瑶)泉靈尊以爲經，去惡好俗，神乃溜刑。翕[二九]氣之道，必致之末，精生而不厥。尚(上)下皆精，塞〈寒〉温安生？息必探(深)而久，新氣[三〇]易守。宿氣爲老，新氣爲壽。善治氣者，使宿氣夜散，新氣朝最[三一]，以徹九徼(竅)，而實六府。食氣有禁，春辟(避)濁陽，夏辟(避)湯風，秋辟(避)霜潛(霧)，冬[三二]辟(避)凌陰，必去四咎，乃棎(深)息以爲壽。朝息之

星，音氣高陽(揚)└，三至勿星，被(皮)革有光；四至勿星，脊胠[20]不陽(傷)└；五至勿星，尻脾(髀)能方└；六至勿星，百脈通行└；七至勿星，冬(終)身失〈无〉[21]央(殃)└；八至勿星，可以壽長；九至勿星，通於神明(明)」曹敖之椄(接)陰治神氣之道[22]。

【・】黃帝問於容成曰：「民始蒲淳溜刑，何得而生？溜刑成醴(體)，何失而死？何臾(猶)之[23]人也，有惡有好，有夭有壽。欲聞民氣贏屈施(弛)張之故。」容成合(答)曰：「君若[24]欲壽，則順察天地之道。天氣月盡月盈，故能長生└。地氣歲有寒暑，[25]險易〈易〉相取，故地久而不腐。君必察天地之請(情)，而行之以身└。有徵可智(知)，間[26]雖聖人非其所能，唯道者智(知)之。天地之至精，生於无徵，長於无刑(形)，[27]成於无醴(體)，得者壽長，失者夭死。故善治氣槫(摶)精者，以无徵爲積└，精[28]神泉益(溢)，翕甘潞(露)以爲積，歆(飲)榣(瑶)泉靈尊以爲經，去惡好俗，神乃溜刑。翕[29]氣之道，必致之末，精生而不厥。尚(上)下皆精，塞〈寒〉温安生？息必探(深)而久，新氣[30]易〈易〉守└。宿氣爲老，新氣爲壽└。善治氣者，使宿氣夜散└，新氣朝冣(最)[31]，以衡(徹)九徼(竅)，而實六府。食氣有禁，春辟(避)濁陽└，夏辟(避)湯風，秋辟(避)霜潛(霧)└，冬[32]

勿星、可以壽長。九至勿星、通扵(於)神明、曹敖之椄陰治神氣之道。

【・】黃帝問扵(於)容成曰、民始蒲淳溜刑、何得而生。溜刑成醴、何失而死。何曳之人也、有惡有好、有夭有壽。欲聞民氣贏屈施張之故。容成合曰、君若欲壽、則順察天地之道。天氣月盡月盈、故能長生。地氣歲有寒暑、險易相取、故地久而不腐。君必察天地之請、而行之以身。有徵可智閒。雖聖人非其所能、唯道者智之。天地之至精、生扵(於)无徵、長扵(於)无刑、成扵(於)无刑。得者壽長、失者夭死。故善治氣槫精者、以无徵爲積、精神泉益、翕甘潞以爲積、飲榣泉靈尊以爲經、去惡好俗、神乃溜刑。翕氣之衜、必致之末、精生而不厥。尚下皆精、塞溫安生。息必探而久、新氣易守。宿氣爲老、新氣爲壽。善治氣者、使宿氣夜散、新氣朝冣、以衡九徼、而實六府。食氣有禁、春辟濁陽、夏辟湯風、秋辟霜潛、冬辟凌陰、必去四咎、乃棎息以爲壽。朝息之志、亓出也濇合扵(於)天、亓入也楑坡閨刑、如臧扵(於)淵、則陳氣日盡、而新氣日盈、則刑有云光。以精爲充、故能久長。晝息

【集成】は裘錫圭の説により、4番目の問答「黄帝問於容成」、6番目の問答「王子巧父問於彭祖」、8番目の問答「禹問於癸」の内容の一部をそれぞれ入れ変えている。そのため、本文が大きく変わっている。

志，亓(其)出也濬(務)合於天，亓(其)入也[三三]楑(揆)坡(彼)閨誦，如臧(藏)於淵，則陳氣日盡，而新氣日盈，則刑(形)有云光。以精爲充[三四]，故能久長。晝息之志，虖(呼)吸必微，耳目葱(聰)明，陰陰孷氣，中不薈腐，故身[三五]無苛(疴)央。莫(暮)息之志，深息長徐，使耳勿聞，且以安侵(寢)。云云(魂)柏(魄)安刑(形)，故能[三六]長生。夜半之息也，覺悟(寤)毋變侵刑(形)，探(深)余(徐)去執(勢)，六府皆發，以長爲極。將欲[三七]壽神，必以奏(腠)理息。治氣之精，出死入生，驩欣咪穀，以此充刑(形)，此胃(謂)槫(摶)[三六ママ]精。治氣有經，務在積精，精盈必寫(瀉)，精出必補。補寫(瀉)之時，於臥爲之[三九]，☆㊀酒食五味，以志治氣。目明耳葱(聰)，被(皮)革有光，百脈充盈，陰乃□生[四〇]，㊁繇使則可以久立，可以遠行，故能壽長[四一]。

辟(避)凌陰，必去四咎，乃棎(深)息以爲壽」。朝息之志，亓(其)出也濬(務)合於天」，亓(其)入也[33]楑(揆)坡(彼)閨誦，如臧(藏)於淵」，則陳氣日盡而新氣日盈，則刑(形)有云光。以精爲充[34]，故能久長。畫〈晝〉息之志，虖(呼)吸泌(必)微，耳目葸(聰)明(明)，陰=(陰陰)孷氣，中不薈(潰)腐，故身[35]无苛(疴)央(殃)。莫(暮)息之志，深息長徐，使耳勿聞，且以安侵(寢)云=(魂)柏(魄)安刑(形)，故能[36]長生。夜半之息也，覺悟(寤)毋變侵(寢)刑(形)，探(深)余(徐)去執(勢)」，六府皆發，以長爲極。將欲[37]壽神，必以奏(腠)理息。治氣之精，出死入生，驩欣咪穀，以此充刑(形)，此胃(謂)槫(摶)[38]精」。治氣有經，務在積精=(精，精)盈必寫(瀉)」，精出必補=(補。補)寫(瀉)之時，於臥爲之[39]。★出入以脩奏(腠)浬(理)」，軲白內成，何病之有？坡(彼)生有央(殃)」，必亓(其)陰精扇(漏)泄，百脈宛(菀)[52]廢，喜怒不時，不明(明)大道」，生氣去之。俗人芒生，乃持(恃)巫醫，行年未半[53]，刑(形)必夭貍(埋)，頌事白殺」，亦傷(傷)悲𢦏(哉)」。死生安在，徹(徹)士製(制)之，實下閉精[54]，氣不扇(漏)泄」。心製(制)死生，孰爲之敗」？愼守勿失」，長生纍=泄=(纍世。纍世)安[55]樂長=壽=(長壽，長壽)生於蓄積」。坡(彼)生之多」，

之志、虖吸泌微、耳目葸明、陰陰孷氣、中不薈腐、故身无苛央。莫息之志、深息長徐、使耳勿聞、且以安侵云。云柏安刑、故能長生。夜半之息也、覺悟侵刑、探余去執、六府皆發、以長爲極。將欲壽神、必以奏理息。治氣之精、出死入生、驩欣咪穀、以此充刑、此胃槫精。治氣有經、務在積精、精盈必寫、精出必補。補寫之時、於臥爲之、☆㊀酒食五味、以志治氣。目明耳葸、被革有光、百胅充盈、陰乃□生、㊁繇使則可以久立、可以遠行、故能壽長。

【集成】では☆㊀酒食五味，以志治氣。目明耳葱（聰），被（皮）革有光，百脈充盈，陰乃□生[四〇]，は「禹問於癸」の段落に挿入されている。

【集成】では☆㊁繇使，則可以久立，可以遠行，故能壽長[四一]は「王子巧父問於彭祖」の段落に挿入されている。

【集成】の★出入以脩…は、【肆】では「王子巧父問於彭祖」の段落にあったもの。

	・堯問於舜曰：「天下孰最貴？」舜曰：「生最貴。」堯曰：「治生奈何？」舜曰[四二]：「審夫陰陽。」堯曰：「人有九繳(竅)十二節，皆設而居，何故而陰與人具(俱)生而[四三]先身去？」舜曰：「飲食弗以，謀慮弗使，諱其名而匿其體(體)，亓(其)使甚多[四四]而無寬禮，故興〈與〉身俱生而先身死。」堯曰：「治之奈何？」舜曰：「必愛而[四五]喜之，教而謀之，飲而食之，使其題頯堅强而緩事之，必鹽之而勿予，必樂[四六]矣而勿寫(瀉)，材將積，氣將褚，行年百歲，賢於往者。」舜之椄(接)陰治氣之道[四七]。	・王子巧父問於彭祖曰：「人氣何是爲精虖(乎)？」彭祖合(答)曰：「人氣莫如竣(朘)精。竣(朘)氣[四八]宛(菀)閉，百脈生疾；竣(朘)氣不成，不能繁生，故壽盡在竣(朘)。竣(朘)之葆愛，兼予[四九]成駐(佐)，是故道者發明唾手循辟(臂)，靡(摩)腹從陰從陽。必先吐陳，乃翕[五〇]竣(朘)氣，與竣(朘)通息，
尚(上)察於天」，下播於地」，能者必神[56]，故能刑(形)解」。明(明)大道者，亓(其)行陵雲」，上自麇榣，水溜(流)能遠，龏(龍)登能高，疾[57]不力倦，□□□□□□巫成柖□□□死。巫成柖以四時爲輔」，天地[58]爲經，巫成柖與陰陽皆生。陰陽不死，巫成柖興〈與〉相視，有道之士亦如此[59]。」	・堯問於舜曰：「天下孰最貴？」舜曰：「生最貴。」堯曰：「治生奈何？」舜曰[42]：「審夫陰陽。」堯曰：「人有九繳(竅)十二節，皆設而居」，何故而陰與人具(俱)生而[43]先身去？」舜曰：「歓(飲)食弗以，謀慮弗使，諱亓(其)名而匿其體(體)，亓(其)使甚多[44]而無賓禮，故興〈與〉身俱生而先身死。」堯曰：「治之奈何？」舜曰：「必愛而[45]喜之，教而謀(誨)之，歓(飲)而食之，使其題頯堅强而緩事之，必鹽之而勿予，必樂[46]矣而勿寫(瀉)，材將積」，氣將褚(畜)，行年百歲，賢於往者。」舜之椄(接)陰治氣之道[47]。	・王子巧父問於彭祖曰：「人氣何是爲精虖(乎)？」彭祖合(答)曰：「人氣莫如竣(朘)精。竣(朘)氣[48]宛(菀)閉，百脈生疾；竣(朘)氣不成，不能繁生」，故壽盡在竣＝(朘。朘)之葆愛，兼予[49]成駐(佐)，是故道者發明(明)唾(垂)手循辟(臂)」，靡(摩)腹從陰從陽。必先吐陳，乃翕[50]竣(朘)氣，與竣(朘)
	・堯問扵(於)舜曰、天下孰最貴。舜曰、生最貴。堯曰、治生奈何。舜曰、審夫陰陽。堯曰、人有九繳十二節、皆設而居、何故而陰與人具生而先身去。舜曰、飲食弗以、謀慮弗使、諱亓名而匿亓體、亓使甚多、而無寬禮、故興(與)身俱生而先身死。堯曰、治之奈何。舜曰、必愛而喜之、教而謀之、飲而食之、使其題頯堅强而緩事之、必鹽之而勿予、必樂矣而勿寫、材將積、氣將褚、行年百歲、賢扵(於)往者。舜之椄陰治氣之道。	・王子巧父問於彭祖曰、人氣何是爲精虖(乎)。彭祖合曰、人氣莫如竣精。竣氣宛閉、百脉生疾。竣氣不成、不能繁生、故壽盡在竣。竣之葆愛、兼予成駐。是故道者發明唾手、循辟、靡腹、從陰從陽、必先吐陳、乃翕竣氣、與竣通息、與竣飲食。飲食完竣、如養赤子。赤子驕悍數起、惟愼勿★出入、以脩美浬。

與竣（朘）飲食，飲食完竣（朘），如養赤子。赤子驕悍數起，愼勿[五一]★出入，以脩美浬，軲白內成，何病之有？坡（彼）生有央（殃），必亓（其）陰精扇（漏）泄，百脈宛（菀）[五二]廢，喜怒不時，不明大道，生氣去之。俗人芒生，乃持（恃）巫醫，行年未桼十[五三]，刑（形）必夭貍（埋），頌事白〈自〉殺，亦傷（傷）悲𢦏（哉）。死生安在，徹士製（制）之，實下閉精[五四]，氣不扇（漏）泄。心製（制）死生，孰爲之敗？愼守勿失，長生纍迣（世）。纍迣（世）安[五五]樂長壽，長壽生於蓄積。坡（彼）生之多，尙（上）察於天，下播於地，能者必神[五六]，故能刑（形）解。明大道者，亓（其）行陵雲，上自榣榣，水溜（流）能遠，龔（龍）登能高，疾[五七]不力倦，□□□□□□巫成柖□□不死。巫成柖以四時爲輔，天地[五八]爲經，巫成柖與陰陽皆生。陰陽不死，巫成柖興〈與〉相視，有道之士亦如此[五九]。」	・帝盤庚問於耇老曰：「聞子椄（接）陰以爲强，翕天之精，以爲壽長，吾將何[六〇]處而道可行？」耇老合（答）曰：「君必貴夫與身倶生而先身老者，弱者使之[六一]强，短者使長，貧者使多量（糧）。亓（其）事壹虛壹實，治之有節：一曰垂枝（肢），直[六二]脊，橈（撓）尻；二曰疏股，動陰，繟（縮）州；三曰合疌（睫）
通息，與竣（朘）歓＝食＝（飲食，飲食）完竣（朘），如養赤＝子＝（赤子。赤子）驕悍數起，愼勿[51] ☆㊁□使，則可以久立，可以遠行，故能壽長」[41]	・帝盤庚問於耇老曰：「聞子椄（接）陰以爲强，翕天之精，以爲壽長└，吾將何[60]處而道可行？」耇老合（答）曰：「君必貴夫與身倶生而先身老者，弱者使之[61]强，短者使長，貧者使多暴〈量（糧）〉└。亓（其）事壹虛壹實，治之有節：一曰鑾（垂）枝（肢），直[62]脊└，橈（撓）尻；二曰疏股，勭（動）陰，繟（縮）州└；三
軲白內成、何病之有。坡生有央、必亓陰精扇泄、百胱宛廢。喜怒不時、不明大道、生氣去之。俗人芒生、乃恃巫醫、行年未耓、刑必夭貍、頌事白殺、亦傷悲𢦏（哉）。死生安在、徹士製之、實下閉精、氣不扇泄。心製死生、孰爲之敗。愼守勿失、長生纍迣。纍迣安樂長壽、長壽生岭（於）蓄積。坡生之多、尙察岭（於）天、下播岭（於）地、能者必神、故能刑解。明大道者、亓行陵雲、上自麋榣、水溜能遠、龔登能高、疾不力倦、☒巫成柖□□不死。巫成柖以四時爲輔、天地爲經。巫成柖與陰陽皆生、陰陽不死。巫成柖興相視、有道之士亦如此。	・帝盤庚問岭（於）耇老曰、聞子椄陰以爲强、翕天之精、以爲壽長、吾將何處而道可行。耇老合曰、君必貴夫與身倶生而先身老者、弱者使之强、短者使長、貧者使多量。亓事壹虛壹實、治之有節。一曰垂枝、直脊、撓尻。二曰疏股、動陰、繟州。三曰合疌、毋聽、翕氣以充腦。四曰含亓五味、飲夫泉英。五曰羣精皆

【集成】の☆㊁□使，則可以久立，可以遠行，故能壽長」[41]は、【肆】では「黃帝問於容成」の段落の末尾にあったもの。

毋聽，翕氣以充腦；四曰含[六三]亓(其)五味，飲夫泉英；五曰羣精皆上，翕亓(其)大明。至五而止，精神日抬(怡)。」耆老[六四]妄(接)陰食神氣之道[六五]。

・禹問於癸曰：「明耳目之智，以治天下，上均湛地，下因江水，至會稽[六六]之山，處水十年矣。今四枝(肢)不用，家大紀(亂)，治之奈何？」師癸合(答)曰：「凡治[六七]正(政)之紀，必自身始。血氣宜行而不行，此胃(謂)借款央(殃)，六極之宗也。此氣血[六八]之續也，筋脈之族也，不可廢忘也。於腦也施，於味也移，道(導)之以志，動[六九]之以事。非味也，無以充亓(其)中而長其節；非志也，無以智(知)其中虛興〈與〉實[七〇]；非事也，無以動亓(其)四支(肢)而移去其疾。故覺侵(寢)而引陰，此胃(謂)練筋；䤵(既)信(伸)有(又)詘(屈)[七一]，此胃(謂)練骨。動用必當，精故泉出。行此道也，何泄(世)不物？」禹於是飲湩[七二]以安后姚，家乃復寧。師癸治神氣之道[七三]。

曰合疌(睫)毋聽，翕氣以充腦(腦)；四曰含[63]亓(其)五味，歈(飲)夫泉英」；五曰羣精皆上，翕亓(其)大明(明)。至五而止，精神日抬(怡)。」耆老[64]妄(接)陰食神氣之道[65]。

・禹問於癸曰：「明(明)耳目之智，以治天下，上均(旬/徇)湛地」，下因江水，至會稽(稽)[66]之山，處水十年矣。今四枝(肢)不用，家大紀(亂)，治之奈何」？」師癸合(答)曰：「凡治[67]正(政)之紀，必自身始」。血氣宜行而不行，此胃(謂)借款央(殃)」，六極之宗也。此氣血[68]之續也，筋脈之族也，不可廢忘也。於腦(腦)也施(弛)」，於味也移」，道(導)之以志，勭(動)之以事。非[69]味也，无以充亓(其)中而長其節；非志也，无以智(知)其中虛興〈與〉實[70]；非事也，无以勭(動)亓(其)四支(肢)而移去其疾。故覺侵(寢)而引陰，此胃(謂)練筋；䤵(既)信(伸)有(又)詘(屈)[71]，此胃(謂)練骨。勭(動)用必當，精故泉出。行此道也，何泄(世)不物」？」禹於是歈(飲)湩[72]，☆㊀酒食五味，以志治氣。目明(明)耳蔥(聰)，被(皮)革有光，百脈充盈，陰乃□生[40]，以安后姚，家乃復寧。師癸治神氣之道[73]。

上、翕亓大明。至五而止、精神日抬。耆老妾陰食神氣之道。

・禹問於(於)師癸曰、明耳目之智、以治天下、上均湛地、下因江水、至會稽之山、處水十年矣。今四枝不用、家大紀、治之奈何。師癸合曰、凡治正之紀、必自身始。血氣宜行而不行、此胃款央。六極之宗也。此氣血之續也、筋脫之族也、不可廢忘也。於腦也施、於味也移。道之以志、動之以事。非味也无以充亓中而長其節。非志也无以智其中虗興〈與〉實。非事也无以動其四支而移去其疾。故覺侵引陰、此胃練筋。既信有詘、此胃練骨。動用必當、精故泉出。行此道也、何泄不物。禹於是飲湩以安后姚、家乃復寧。師癸治神氣之道也。

六九、69の位置が異なる。

☆㊀酒食五味…は【肆】では「黄帝問於容成」の段落にあったもの。

著者略歴

大形徹（おおがた　とおる）

1954年生まれ。大阪大学大学院文学研究科博士課程哲学哲学史（中国哲学）単位取得退学。大阪府立大学人間社会学研究科教授。著書に『魂のありか――中国古代の霊魂観』（角川選書）、『不老不死――仙人の誕生と神仙術』（講談社現代新書）、共著に『抱朴子・列仙伝』（角川書店）、編著に『道教の生命観と身体論』（雄山閣出版）、『道教的密教的辟邪呪物の調査・研究』（ビイング・ネット・プレス）、共訳に葛兆光『道教と中国文化』(東方書店) がある。

馬王堆《まおうたい》出土《しゅつど》文献《ぶんけん》訳注《やくちゅう》叢書《そうしょ》

胎産書《たいさんしょ》・雑禁方《ざつきんほう》・天下《てんか》至《し》道談《どうだん》・合陰陽方《ごういんようほう》・十問《じゅうもん》

二〇一五年三月一〇日　初版第一刷発行

著　者●大形徹
編　者●馬王堆出土文献訳注叢書編集委員会
発行者●山田真史
発行所●株式会社東方書店
東京都千代田区神田神保町一―三　〒一〇一―〇〇五一
電話〇三―三二九四―一〇〇一
営業電話〇三―三九三七―〇三〇〇
装　幀●戸田ツトム
印刷・製本●株式会社フクイン

定価はカバーに表示してあります

ISBN 978-4-497-21408-9 C3347

索　引

人名索引 *1*　　文献索引 *3*　　事項索引（1）*9*
事項索引（2）養生・房中関係 *13*　　養生・房中句索引 *27*

人名索引

ア行

アポロン　53
威王　51, 60, 259, 329, 330, 331, 332, 334, 336-339, 341, 343, 344
猪飼祥夫　49, 196, 197, 237
池田知久　86
石原明　203, 220, 221
禹　19, 21, 29, 30, 52-54, 58, 60, 85, 87, 267, 323, 324, 327, 328
鵜飼尚代　73
江村治樹　73, 264
炎帝　52
王期　51, 60, 172, 259, 345, 346
王喬　57, 317
王褒　4
王子喬　56, 307
王子巧（喬）父　307
王子巧父　51, 56, 259, 307, 308
王肅　348
王弼　86, 284, 299
王冰　303
応劭　336
大形徹　78, 282
太田典礼　264
小川陽一　74
小倉結　75
尾崎正治　78
オシリス　54
乙姫　70

カ行

介子推　102
貝原益軒　48
何介鈞　77
賈誼　8
霍去病　70
郭象　260
郭璞　13
葛洪　61, 68
加藤千恵　74
金谷治　73
亀比女　70
管仲　73
顔師古　125, 232, 286
棄　332
羲和　282
木下忠　75
岐伯　49, 53, 186, 196, 260
許慎　73
堯　44, 51-53, 56, 58, 60, 171, 259, 303-306, 323
饒宗頤　141
楠山春樹　86
工藤元男　76
クフ王　54
玄女　45,58,65-67,174, 175, 192, 201, 202, 216, 220-222, 244, 245, 252
洪基　61, 263, 321
江紹原　166
広成子　55
后趨　327
后櫻　331, 332
后妃　7, 92
后姚　327
黄神　44, 171-173
黄帝　44,49,51-53,55,58, 60, 63, 142, 143, 172, 186, 196, 259, 260, 268, 273, 276, 281-283
孔子　7, 52
高士宗　293
孔祥星　26, 77
高明　284
高誘　90, 115, 153, 263, 346
鏗　57, 307

耆老　51, 58, 259, 319, 320-322
句芒　172
小曽戸洋　4, 72, 76, 77
後藤恭子　160

サ行

最後　315
坂出祥伸　74, 78, 307
左慈　68
左神　44, 171-173
師癸　51, 58, 85, 172, 259, 323, 324, 327, 328
始皇帝　16
史常永　172
周穆王　55, 286
舜　44, 51-53, 56-58, 60, 171, 259, 260, 303-306, 317, 323, 332
充尙　315
松喬　56, 78, 307
昭襄王　60, 345
葉徳輝　71, 79
女媧　328
女嬌　327
女憍　327
女趫　328
徐之才　2, 8, 72
徐用誠　85
神君　70
秦昭王　51, 60, 259, 345
神農　52, 259
秦の昭王　60, 345, 346
秦の昭襄王　60
鈴木千春　4, 16, 72, 74
鈴木直美　75
斉威王　51, 59, 259
成王　7
成玄英　54, 55, 192, 267
正伯僑　315
赤松子　56
籛　57
顓頊　52, 57, 307
羨門高　315
宋毋忌　315
曽憲通　141
巣元方　2, 8, 73, 74
曹熬　51, 53, 55, 63, 172, 259, 275, 276, 279, 280
荘周　53
宋書功　269
素女　58, 63, 199
祖丁　58
曽布川寛　78
蘇林　286
孫思邈　8, 46, 73, 74
孫星衍　120
孫馮翼　120

タ行

大成　51, 53-55, 259, 267-269, 273, 274
大成執　54, 267
太子晋　56
太上老君　68
太任　8
戴山青　161
戴徳　7
軑侯利倉　40
高田忠周　13, 86
武田時昌　78
丹波康頼　8, 29, 74, 86
張鷟　79
張湛　329
張道陵　53
陳松長　73
陳振孫　4
辻尾榮市　78
鄭玄　93, 101, 131, 273, 311
鄭樵　72
帝盤庚　51, 259, 319, 320
鉄井慶紀　52, 77
天師　51, 53, 259, 260, 265, 266
天師癸　323
田斉氏　59, 329
湯王　53
陶弘景　57, 76, 271
董仲舒　70
杜預　133

ナ行

中村禎里　16
永尾龍造　28, 110
奈良行博　78

野間和則　78

ハ行

パエトン　53, 77
馬継興　1, 38, 74, 76, 171
班固　172
盤庚　51, 58, 259, 319, 320
日原利国　73
平木康平　78, 282
巫咸　57, 317
巫咸招　57, 317
巫咸袑　57, 317
巫姑　57, 317
巫謝　57, 317
巫真　57, 317
巫成昭　56, 57
巫相　317
巫即　57, 317
巫抵　57, 317
巫朌　57, 317
巫彭　57, 317
巫凡　317
巫陽　317
巫羅　57, 317
巫履　317
巫礼　57, 317
深尾濾人　252
服虔　315
務成　57, 317
務成昭　57, 317, 318
務成跗　57, 317
武帝　38, 70, 112, 286, 346
文王　8, 53, 329
文執（摯）　329
文摯　51, 59, 329, 330, 332, 335-337, 339, 342
文執　59, 60, 259
（漢の）文帝　42, 60, 236
ヘリオス　53
扁鵲　38, 261, 311, 313
包犧（伏犧）　259
鮑照　291
彭祖　51, 57, 58, 78, 259, 307, 308, 317
穂積陳重　160

マ行

真柳誠　5, 72
水野杏紀　26, 75
宮川浩也　77
湣王　59, 329
麥谷邦夫　78
孟子　6, 7, 65, 117, 347
孟母　7
森立之　220, 222

ヤ行

庾闡　286
姚氏　58, 327, 328
楊上善　339
容成　51, 53, 55, 68, 69, 259, 281-283
幼頻　85, 87
揚雄　117

ラ行

利希　42
陸子正　4
陸終氏　57
李建民　31, 108
李正光　73
李善　172, 265
リチャード・モリス　75
劉安　73
龍一吟　68, 78, 192, 305
劉楽賢　141
劉向　8, 54, 267, 282
劉文典　73
林億　74
冷寿光　55, 282
老子　54, 55, 68, 69, 73, 282
老冊　55

文献索引

ア行

『晏子』　267
『医心方』　5, 8, 11, 12, 14, 28-30, 32, 34, 45, 51, 55, 63-65, 68, 69, 71, 72, 76-78, 85, 86, 107, 109, 162, 164, 166, 174, 182, 196, 199, 203, 208, 212, 214, 216, 220-222, 239, 244, 245, 247, 252, 263-265, 279

『医心方』九法　65-67, 201, 221, 244, 252, 264
『医心方』臨御　193, 221, 252
『逸周書』皇門　58, 319
『殷周金文集成』　73
『引書』　286, 348
『飲膳正要』　93
『陰陽応象大論』　49, 186, 188, 196, 235
『陰陽五行のサイエンス』　77
『陰陽五行のサイエンス　思想編』　78
「尹湾簡牘『博局占』の方陣構造――博局紋の系譜解明の一助として」　75
『禹蔵図』　1, 3, 18, 20-24, 27, 28, 29, 32, 33, 150
『禹歩・天罡』　76
『雲夢秦簡日書賸義』　141
『雲夢秦簡日書研究』　141
『雲夢秦簡「日書」の研究』　76
『衛生秘要抄』　220
『永代大雑書三世相』　18
『永代大雑書万暦大成』　37
『易』　20, 88, 284
『易経』繋辞伝　259
『易経』井　54, 267
『淮南子』　4, 15, 25, 73, 112
『淮南子』脩務訓　55, 282
『淮南子』精神訓　14, 92, 207, 285
『淮南子』斉俗訓　56, 307
『淮南子』説林訓　153
『淮南子』天文訓　21,23,75,112, 263, 346
『淮南子』氾論訓　155, 348
『燕京歳時記』　115
『延年益寿』　41
『延齢経』　164
『応帝王』　343

カ行

『快楽の歴史』　41
『陔余叢考』重字　161
『鶡冠子』　86
『漢語林』　77
『漢書』　93, 112, 123, 125, 218
『漢書』蓋寛饒伝　301
『漢書』芸文志　1, 3, 8, 11, 41, 52, 55-57, 64, 85, 260, 281, 282, 317
『漢書』郊祀志　286
『漢書』古今人表　328
『漢書』盤庚篇　58, 319
『漢書』李尋伝　232
『漢武故事』　70
『管子』　4, 15, 73, 214, 230
『管子』水地篇　14, 15
『管子』内業　299
『管子』法法　191
『管子』地員　269, 321
『韓詩外伝』　6, 7, 289
『鑑賞中国の古典 九 抱朴子・列仙伝』　78, 282
『韓非子』解老篇　191
『奇病論』　106
『却穀食気』　22, 90, 322
『堯舜陰道』　56
『玉機微義』　85
『玉篇』　210, 288
『玉房指要』　71, 263
『玉房秘訣』　49, 51, 63, 64, 71, 196, 199, 214, 237, 239, 249, 264, 307
『金枝篇』　75
『荊楚歳時記』　336
『経典釈文』　57, 289, 308, 317
『軒轅黄帝四季詩』　142, 143
『玄女経』　45, 65-67, 174, 175, 192, 201, 202, 216, 220-222, 244, 245, 252
『古漢語通仮字字典』　280, 284, 301
『古代学研究』　78, 307
『古籀篇』　13, 86
『古列女伝』周室三母　8
『五車抜錦』　17, 34
『五車万宝全書』　17
『五十二病方』　4,5, 20, 29, 39, 72, 76, 115, 162, 172, 206, 264, 309, 321
『呉医匯講』　236
『呉越春秋』越王無余外伝　327
『呉命』　48
『広雅』釈親　92
『黄帝三王養陽方』　52, 53, 260
『黄帝素問霊枢経』　339
「黄帝伝説について」　77
『黄帝内経素問』　49, 106, 186, 188, 196,

207, 235, 313
『黄帝内経素問』金匱真言論　289
『黄帝内経素問』経脈別論　184, 265
『黄帝内経素問』五運行大論　53
『黄帝内経素問』骨空論　252
『黄帝内経素問』上古天真論　53, 58, 86, 237, 260, 323
『黄帝内経素問』生気通天論　293, 303, 344
『黄帝内経素問』宣明五気篇　191
『黄帝内経素問』調経論　190, 276, 332
『黄帝内経素問』宝命全形論　172
『黄帝内経素問』霊蘭秘典論　261
『黄帝内経太素』営衛気行　339
『効律』　45
『合陰陽』　2, 45, 50, 76, 78
『合陰陽方』　1,37,39,41-43, 45, 48, 50, 51, 55, 63-67, 71, 192, 201, 202, 205, 206, 208, 210, 212-215, 229, 233, 235, 259, 263, 279, 309
『後漢書』　182
『後漢書』章帝本紀　336
『後漢書』方術伝　55, 68, 282
『語書』　45
『崑崙山への昇仙』　78

サ行

『雑禁方』　2, 37-39, 42-45, 76, 153, 171, 172, 174, 295
『雑禁方』巻末佚文　43-45, 171, 172, 303, 304
『雑療方』　2,3,19,21, 23, 38, 40, 107, 123, 125, 240, 271, 309
『三家内房中有子方』　85
『三才図会』　338
『三世相安政雑書万暦大成』　18
『三台万用正宗』　4, 17
『三輔故事』　286
『産経』　2,4,8,11,12, 14, 15, 17, 28-31, 72, 86, 88, 90, 92, 93, 95-97, 99-104, 106, 109
【肆】　42, 43, 45, 50, 260, 291, 293, 308, 317, 319, 323
『時間の矢』　75
『爾雅』　13, 133
『爾雅』釈言　290, 308
『爾雅』釈詁　13, 58, 86, 319
『爾雅』釈天　161
『史記』　16, 69, 92, 95, 111, 125, 311, 323
『史記』項羽本紀　301
『史記』大宛伝賛　286
『史記』豳風　290
『史記』扁鵲伝　38, 261, 313
『史記』封禅書　70, 76, 153, 232, 236, 315
『史記』老子列伝　348
『詩経』　52, 131
『詩経』王風　344
『詩経』小雅　54, 101, 254, 267
『詩経』伯兮　339
『詩経』鄭風　239
『詩集伝』　239
『始皇本紀』　16, 95
『子午経』　141
『四十八病導引』　2
『七損八益考』　49, 196
『七損八益考補説』　49, 197
『実名忌避俗研究』　160
『支那民俗誌』　28, 75, 110, 137
『支那養生訓』　252
『上海博物館蔵戦国楚竹書』　45
【周一謀】(『馬王堆医学文化』)　27, 95, 96, 99, 101-104, 109, 110, 113, 114, 119, 129, 137, 155, 159, 161, 171, 188, 193, 269, 275
【周世栄】(「長沙馬王堆三号漢墓竹簡『養生方』釈文」) 155, 159, 161, 221, 239, 285
『出土亡佚古医籍研究』　1, 5
『春秋左氏伝』　133, 153, 188
『春秋左氏伝』僖公十五年　54, 267
『春秋繁露』　293
『十問』　1, 2, 37, 41-45, 48, 51-53, 55-57, 63, 64, 69, 71, 85, 171-173, 179-182, 184, 185, 189, 192, 193, 196, 237, 240, 242, 257, 259, 260, 264, 270, 281, 282, 343
『荀子』修身　293
『荀子』大略篇　57, 317
「松喬考—赤松子と王子喬の伝説について—」　78, 307
『書経』　16, 52, 58, 319
『書経』堯典　293

『書経』洪範　324
『諸病源候論』　15, 17, 73, 88, 90, 92, 93, 95, 96, 99-106, 297
『諸病源候論』小児雑病諸候　159
『諸病源候論』妊娠候　2, 8, 9, 14, 88, 90, 92, 95, 97, 99, 100
『上古漢語通仮字字典』　280, 284, 301
「女子性器の唐代学名」　220
『事林広記』　34
『鍼灸 OSAKA』　237
『鍼灸甲乙経』　39, 50, 236, 339
『新字源』　73
『新序』雑事　54, 57, 267, 317
『新書』胎教　8
『新中医』　77, 197
『新雕孫真人千金』　74
『新版三世相大鑑』　30, 35
『新編秦漢瓦当図録』　245
『人字図』　1, 3, 6, 21, 33, 34, 36, 37, 40, 141, 150
『神農本草経』　39, 76, 117, 119, 120, 123, 127, 269, 271
『神話・伝承事典』　77, 78
『睡虎地秦簡『日書』甲種』　141
『睡虎地秦簡日書研究』　141, 142
『睡虎地秦墓竹簡』　45
『隋書』経籍志　57, 72
『青史子』　8
『青史氏之記』　8
『説郛』　141
『説苑』　267
『説苑』弁物　309, 336
『説文解字』　13, 14, 90, 93, 115, 118, 131, 161, 188, 191, 210, 221, 237, 271, 273, 290, 293, 327, 331, 334, 344
『説文解字』胎　12
『摂生種子秘剖』　263
『摂政総要』回躬御女篇　61, 321
『摂政総要』六字延生訣　322
『山海経』海内西経　317
『山海経』大荒西経　57, 317
『山海経』中山経　344
「『山海経』の「山経」にみえる薬物と治療」　311
『千金方』　48, 142, 277
『千金要方』　263, 324
『千金翼方』　29
「「仙」と「僊」―神仙思想の形成と文字の変化―」　77
「仙の意味の再検討と道教における仙の位置付け」　182
【宋】　50, 57, 58, 175, 181, 182, 184, 188, 190-193, 198-204, 206, 208, 210, 213-216, 218-231, 236, 237, 242, 247-249, 251, 252, 261-269, 271, 273, 275, 277, 284, 285, 295, 300, 301, 304, 305, 308, 309, 311, 313, 315, 317, 319, 321-323, 328, 331, 332, 339, 343, 347, 348
『相愛経』　166
『荘子』　52, 54, 55, 73, 86, 192, 204, 237, 276, 284, 334
『荘子』刻意篇　65, 237
『荘子』雑篇　53, 260
『荘子』山木篇　54, 267
『荘子』逍遥遊篇　57, 307
『荘子』徐无鬼篇　53, 260
『荘子』斉物論　204, 289
『荘子』天運篇　57, 317, 343
『荘子』田子方篇　315, 329
『捜神記』　309
「葬船考―中山王国に見る葬船坑の船―」　78
『双梅景闇叢書』　71, 79
『蔵胞衣吉方』　32, 33
『楚簡帛文字編』　73
『楚辞』　56, 110, 153, 265, 307
『足臂十一脈灸経』　240
『素女経』　71, 78, 182, 192, 212, 222, 247
『素女方』　71

タ行

『太一生水』　15
『太清導引養生経』　345
『太素』　12, 14
『太倉公列伝』　125
『太平御覧』　73, 74, 289
『大漢和辞典』　73
『大戴礼記』　75
『大戴礼記』帝系　327

『大戴礼記』保傅　7, 8
『大戴礼』易本命　271
『胎産経方』　4
『胎産書』　1-6, 8, 9, 11-21, 37, 39, 40, 45, 51, 85, 86, 95, 109, 117, 119, 141, 150, 271, 282, 352, 358
『丹穴図』　220, 221, 222
丹後国風土記佚文　70
『湛餘経』　31
『逐月養胎方』　2,4,8,9, 11, 12, 14, 15, 17, 40, 72, 88-90, 92, 93, 95-97, 99-104, 106
『中医日漢双解辞典』　190
『中国医学史』　76
『中国医学史稿』　237
『中国古代性学集成』　78, 192　⇒【龍】も見よ
「中国古代中世における逐月胎児説の変化」　74
『中国古代房室養生集要』　269, 277　⇒【宋】も見よ
『中国古代養生思想の総合的研究』　73, 311
『中国思想辞典』　73
『中国神話の文化人類学的研究』　77
『中国銅鏡図典』　26, 77
『中国日用類書集成』　74
『中国歴代璽印集粋』　161
『中山王国文物展』　75, 78
「長沙馬王堆三号漢墓竹簡『養生方』釈文」　⇒【周世栄】を見よ
『長沙馬王堆二、三号漢墓　第一巻、田野考古発掘報告』　42, 76, 77, 351, 359　⇒【田野】も見よ
『直斎書録解題』　4
『枕中方』　166
『通仮大字典』　280, 301, 315
『通志』芸文略　2, 72
『通俗篇』識余　161
『帝王世紀』　328
『天下至道談』巻首　44, 216
『天下至道談』　1-3, 37, 41-45, 47-49, 51, 55, 61, 63-68, 71, 171, 172, 174, 175, 179, 180, 185, 192, 196, 201-204, 207, 221, 237, 239, 240-252, 259, 262, 277, 279, 301, 309, 321
「『天下至道談』の再検討」　77
『天師道』　53
「天星観楚墓竹簡 T74」　12
『天保新選永代大雑書万暦大成』　35
『天老雑子陰道』　58
【田野】　42-45, 50, 154, 158, 159, 161, 172, 173, 179, 181, 184, 186, 188, 191, 196, 199, 202, 206-208, 210, 212, 221, 222, 224, 226, 260, 273, 275, 279, 290, 291, 293, 295, 297, 300, 302, 305, 308, 319, 323, 330, 332, 334, 338, 343
『湯盤庚陰道』　58, 319
『東方朔伝』　125
『東方宗教』　157, 166
『東洋史苑』　77, 196
『導引九法』　2
『導引三十二法』　2
『導引之効』　2
『導引図』　2, 65, 93, 196, 201, 244, 348
『道教と養生思想』　78, 307
『「道教」の大事典』　76
『道蔵』　345
「『道徳經』にみえる「精」と房中術—広成子・大成・容成等「成」のつく人物との関わりから」　86
『洞玄子』　65, 66, 68, 71, 193, 220-222, 237, 244, 245, 252

ナ行
『難経』　261
『日華子諸家本草』　125
『日書』　19, 21, 34, 40, 141-143
『日書乙種』　45

ハ行
【馬】　3, 5, 13, 20, 35, 36, 43-45, 50, 56-58, 88-90, 93, 95, 96, 99, 101, 103, 104, 109, 110, 113, 114, 117-119, 121, 123, 125, 129, 133, 136, 137, 145, 154-157, 159-161, 163, 164, 166, 172-175, 179, 181, 182, 184, 186, 188, 190-193, 196, 198, 200-204, 206, 207, 210, 212, 214, 215, 218-222, 224-226, 228-230, 232, 235-237, 239, 240, 242, 244, 245, 248, 249, 251, 252, 260-269, 271, 273, 275,

277, 280, 282, 284, 285, 287, 288, 291, 293, 295, 297, 299-301, 304, 305, 307-311, 313, 315, 317, 319, 322-325, 327, 328, 331, 332, 336, 338, 339, 341, 343, 345, 347, 348
『馬王堆医学文化』 ⇒【周一謀】を見よ
『馬王堆漢墓医書考釈』 172
『馬王堆漢墓帛書〔肆〕』 72, 73, 75
⇒【肆】も見よ
『馬王堆漢墓帛書竹簡』 73
『馬王堆古医書考釈』 6,13,17,73-76, 171
⇒【馬】も見よ
『馬王堆出土医書字形分類索引』 73, 96, 109, 119, 159, 184, 198, 221, 222, 239, 249, 264, 266, 308, 336, 339
『馬王堆簡帛文字編』 73
「馬王堆房中書の書誌学的考察―十問・合陰陽・天下至道談を中心として―」 76, 78
『博済方』 4
『帛書老子校注』 284
『髪鬚爪』 166
『凡物流形』 45, 88
『万書淵海』 17
『万用正宗不求人』 17
『備急千金要方』 8, 14, 72, 88
『被髪考』 157, 166
『風俗通』 336
『風土記』 70, 78
『務成子陰道』 57, 317
『不老不死』 74, 291, 315
『不老不死の身体』 74
『文子』 12, 14, 73, 92
『方言』 117, 332
『抱朴子』 61, 68
『抱朴子』明本 57, 317
『包羅万有』 35, 37
『封診式』 45, 86
『房中術』 237
「房中術と陰陽」 77, 78
『彭祖養性経』 57
「彭祖伝説と『彭祖経』」 78, 307
『墨子』明鬼 172
『穆天子伝』 286, 327
『本草綱目』 108, 110-112, 123, 136, 163, 192, 236, 263, 269, 271, 309, 332, 348
『本草綱目』器物類 115
『本草書集注』 76

マ行
『埋甕』 29, 108, 110
『埋甕：古代の出産習俗』 75
『妙錦万宝全書』全嬰門 17
【麥】(「『養生方』訳注」) 57, 155, 156, 159, 191, 260, 262, 264-266, 268, 271, 275, 284, 285, 300, 309-311, 317
『名医別録』 119, 123, 132, 163, 271
『冥墓―戦国中山国国王之墓―』 78
『文選』 265, 322

ヤ行
『病と祈りの歳時記』 160
『遊戯史研究』 75
『遊仙窟』 70
『容斎随筆』 161
『容成陰道』 55, 281
『容成子』 55, 282
『養生導引法』 345
『養生方』 2, 38, 45, 65-67, 71, 117, 163, 174, 175, 201, 203, 205, 216, 220-222, 244-247, 271, 273, 347
「『養生方』訳注」⇒【麥】を見よ
『養性延命録』御女損益篇 57

ラ行
『礼記』 52, 54, 93, 164, 172, 263, 267, 273, 284, 322
『礼記』学記 54, 267
『礼記』郊特牲 263
『礼記』祭法 52, 77
「六博論：中国古代の盤上遊戯の研究」 75
【龍】 193, 196, 203, 204, 206, 208, 210, 236, 248, 310, 327
『列子』 73, 286
『列子』仲尼篇 329
『列子』湯問篇 55, 282
『列子』楊朱篇 204
『列仙伝』 55-57, 68, 78, 282, 307
『列仙伝』女丸 69, 70

『列仙伝』文賓　69
『老子』　15, 54, 55, 68, 69, 73, 86, 230, 237, 263, 267, 282, 284-286, 299, 308, 313, 338, 341, 347, 348
『老子』玄符　308
『老子』甲本　86
「老子と房中術」 78, 282
「《老子》里的“精”与“房中術”——関于広成子・大成・容成」 78
『「老子」を読む』 86
『路史』夏禹紀　327
『呂氏春秋』 60, 184, 298
『呂氏春秋』季春紀　297
『呂氏春秋』至忠　329
『呂氏春秋』審時　293
『呂氏春秋』審分覧　57, 317
『呂氏春秋』先己　297
『呂氏春秋』達鬱　289
『呂氏春秋』仲冬紀　329
『呂氏春秋』忠廉　59
『呂氏春秋』適音　263
『論語』 52
『論語』郷党篇　7, 155, 343
『論語』子路篇　311
『論衡』 107
『論衡』道虚　329

事項索引 (1)

ア行

悪神　32, 33
家　58, 69, 323, 324, 327, 328
医経　260
医書　4, 8, 37, 38, 39, 43, 76, 77
インド　61
隠公六年　133
陰宅風水　29
「陰」の呪力　62
陰陽　50, 52, 54-56, 58-60, 62, 65, 72, 113, 114, 173, 230-232, 235, 237, 254, 259, 260, 267, 268, 282, 293, 303, 304, 317, 318, 323, 329, 336, 343
陰陽家　55, 56, 282
陰陽家者流　282
陰陽五行　39, 41
陰陽五行研究会　78
陰陽の気　50, 59, 60, 329
陰陽不死　54, 60, 72, 317
殷　57, ,58, 307, 319
禹蔵　19
禹蔵埋胞図法　3, 19, 75
禹歩　29
浦島の子の物語　70
占い　1, 28, 32, 35, 36, 37, 111, 112
雲夢秦簡　86
エジプト　53, 54, 160
炎黄の子孫　52
衍字　222, 226, 295
燕人　315
燕同心　66
王弼注　284, 299
乙巻　37, 42, 43, 44
南（男） 19, 20, 40, 85
折り皺　5

カ行

會稽　323
鏡　26, 52, 263
鏡文字　4-6, 33
郭店楚簡　15
画雞　336
夏后氏　52
河上公注　230, 284, 299, 308
翦（寡）人　329
算　31, 32
火徳　16, 95
干支　30, 141
巻子本　5
気　17, 39, 41, 42, 45, 48, 50, 55, 57, 59-61, 65, 68, 97-99, 103, 106, 113, 174, 175, 182, 183, 187, 189-191, 193-195, 197, 199, 203, 204, 207, 217, 219, 225, 229, 235, 240, 241, 253-255, 259, 261, 262, 264, 270, 276, 280, 282, 283, 287-292, 249, 298, 300, 306, 308, 310, 313, 322, 327, 329, 333, 341, 343, 344, 348
気功　56, 348
規矩鏡　28
貴人　38, 93, 142, 143, 156

沂南画像石　54
帰父盤　13
鬼門　32, 33
灸法　142
狭義の胎　12
京都大学人文科学研究所　78
虚と実　61, 326
君　260, 262, 266-269, 274, 281, 283, 284, 319
君公大人　9, 92, 93, 94
君子　8, 142, 188, 189
君道　267
経穴　39, 50, 236
経方　3, 260
経絡　9, 39
形解銷化　315
形体　289
夏至　141, 336
賢人　58, 319
五行　16, 17, 72, 95, 172, 182, 260
五行相克　16, 95, 104
五行相生　16
五禽戯　201
五徳終始説　16, 95
甲巻　37, 42
行気　50, 57, 345
行神　29
江水　323, 324
黄帝の師　55, 282
昊天　282
故曰　63, 64, 90, 279
谷神　55, 69, 282
姑婦　158
暦　30, 55, 282
崑崙　61, 321
崑崙山　286, 315, 316

サ行

再生復活観念　54
朔事　86
冊子本　4
雑占　260
三王　53
三世相　17, 18, 35
志　301, 325, 326
祠　329, 330
四季　18, 31, 34, 37, 76, 141
四季皇帝の事　18
示意図　20
シヴァ　62
鹿　65
尸解　315
尸解仙　315
時間　21, 22, 28, 32, 59, 62, 75
式盤　26, 28
始祖　29, 52, 85, 333
子夫夫　329
寿命　1, 21, 23, 27, 29-33, 50, 57, 61, 69, 109, 110, 150, 199, 238, 280, 308, 333, 346
種子門　17
儒家　52
儒教　6, 8, 29, 40, 52, 56, 70, 155, 232
呪術　31, 38, 39, 111, 113, 115, 119, 131, 160, 161, 163, 164, 166
周　7, 16, 55, 95, 332
十月受胎図　17
十月受胎図訣　17
十月胎形　17, 85
十月胎形図説　17
十日信仰　54
十二月神図　32
十二支　1, 18, 20-22, 35, 36, 37, 111, 143
十二の時　141
十巫　57, 317
重文記号　161, 188, 268, 295
修身　323, 324
循環　16, 21, 23, 54, 55, 60, 72, 282, 283
循環的時間　21, 75
書誌学　4
諸神　11, 32
黍離　344
女陰図　220-222
小時　21-23, 25, 27, 28, 32, 75
小児　28, 31, 32, 110, 111, 159
小説　260
襄城　53
承露盤　286
象器　282

人事　18, 73, 289
人神　11, 141, 142
人人　226
人神日辰忌　141
人道　32, 33
神仙　2, 243
神僊　38, 260
神仙郷　70
真人　57, 317
鍼灸　8, 9, 39, 50, 141
晨鳴　309, 336
水穀　261
水徳　15, 16, 95
聖王　281
生成論　15
西方　19, 40, 163
整理小組　1, 3-6, 12, 19, 45, 50, 51
先王　281
仙女　70
仙人　68-70, 236, 286, 346
僊　48, 49, 71, 181-183
僊人　182
戦国　4, 12, 53, 54, 59, 60, 73, 95
素書　69, 70
楚帛画　54
相愛方　164
相克説　16, 95
竈神　172
宋定伯　309
宗廟　329, 330
蔵胞衣料理法　76
足太陽経　39, 50, 236
足陽明胃経　39, 50, 236

タ行

大隗　260
大（太）上　273
大成の人　54, 267
大怒　59
大夫　57, 329, 330
大雑書　18
大時　21-23, 25, 27, 28, 32, 75
太一神の精気　70
太子　56, 59
太陽　21, 52-55, 66, 77
太陽神　52, 53
太陽の車　53, 260
太陽の戦車　53, 54
胎教　3, 6-8, 40, 85, 93
胎産　4, 85
胎産書釈文註釈　6
胎産門　4, 17, 85
胎児　1, 3, 4, 7, 12-18, 21, 40, 85, 87, 90, 93, 99, 118, 125, 126
胎児発育記述　4
胎蔵〔胎藏〕　13, 14, 91
Tao　62
「道」　62
脱　186, 315
魂　29, 54, 70, 134, 142, 157, 159, 166, 182, 295, 296, 315, 347
湛（沈）地　323
タントラ　61, 62, 72
男　19, 20, 29, 50, 56, 61, 62, 65
男子　9, 20, 40, 58, 90, 93, 118, 119, 123, 131, 192, 271, 305, 323
男女　15, 41, 50, 55, 56, 61, 62, 65, 74, 85, 113, 114, 127, 200, 201, 204, 207, 208, 232, 235, 244, 248, 254, 265, 282, 308, 318
治正の紀　323
竹簡　3, 5, 37, 40, 42-45, 48, 60, 171, 172, 179, 259
チャクラ　62
中山王国　27, 54
張家山　2
長生久視　50, 237
長生術　42, 50, 56, 68, 71
直線的時間　21, 75
枕　155, 236
墜胎戈　12
TLV 字鏡　28
禘　52, 77
定命論　32
鄭箋　254, 339
天　34, 52, 53, 106, 161, 184, 185, 237, 282, 283, 291, 303, 315, 316, 319, 320, 323, 333, 341, 342, 348
天円地方　20, 22

天下　15, 59, 260, 303, 304, 323, 324, 329
天界　53, 54
天蓋　184
天士将軍　232
天地　11, 28, 42, 50, 68, 106, 107, 232, 235, 238, 259, 260, 281-286, 299, 303, 317, 318, 347, 348
天帝　52
天徳　32, 33, 111
天文　260
点　6, 42, 264
転写　5
篆書　18
土　15-17, 95, 103
東西南北　21
東方　19, 40, 163, 172
湯薬　8
道家　52, 260
道教　53, 68, 190, 321
導引　41, 50, 56, 57, 65, 201, 207, 244, 309, 345
童子　53, 260
時を授く　282
吐故納新　291

ナ行

内藤記念くすり博物館　160
南　19-22, 40, 52, 75, 85
南（男）　19, 20, 40, 85
南方　19, 20, 30, 40, 75
南方禹蔵　3, 6, 18, 19, 150
日月星辰　282
日序　141
日用類書　4, 17, 34, 43, 51, 71, 85
日本道教学会　157
妊婦　90, 93, 99, 113, 117, 118

ハ行

馬王堆　1-4, 12, 15, 30, 32, 34, 37, 39, 40, 51, 54, 63-65, 67, 68, 71, 88, 355
馬王堆漢墓帛書整理小組　38, 77, 85, 153, 259, 269, 351　⇒整理小組も見よ
帛　1, 3-6, 11, 18, 20, 21, 34, 40
帛書　1, 3, 4, 19, 38, 60, 69, 141, 150, 284
帛片　4
博局鏡　26, 28
波磔　18
ハヤブサ　54
潘岳賦　265
被葬者　54
日の車　53, 54
百骸　289
百薬　317, 335
標識　42
冰室　290
ピラミッド　54
昼（陽）と夜（陰）　60
牝　65
父　56, 307
不合経術者　267
不動明王　18
不老長生術　71
婦　38, 69, 158
婦人嬰児方　3
婦人雑病諸候　297
婦人方　74
婦人門　17, 85
夫夫　329
文帝十二年　42, 60
方位　6, 19-23, 27, 28, 30-33, 40, 75, 112, 150, 343
方伎略　1, 3
方僊衜　315
蓬萊山　70
房中　2, 39, 41, 48, 50, 56-58, 60, 65, 68, 72, 172, 179, 190, 201, 232, 259-261, 281, 317, 319, 343, 344
房中家　260, 281
房中術　1, 2, 15, 39, 41, 42, 48-53, 55-58, 60-63, 65, 68-72, 179, 196, 201, 226, 232, 237, 243, 259, 282, 307, 318
房中八家　55, 281
房中補益　48, 224, 226, 227, 263
亡命　147
夢与鬼交通候　297
保嬰門　17
木　16, 17, 95, 101
墨書　3, 6, 18, 19
北方　19, 40
補導　55, 68, 282

補導の術　68, 307
保留性交　61

マ行
巻物　5, 42, 45, 48
三日月の船　53
巫女　70, 71
脉　14
毛伝　290, 339
木牘　42
文殊菩薩　18

ヤ行
夜行篇　86
雄　65
邑　153
有虞氏　52
有南（男）子方　20, 40
游仙詩　286
幽通賦　172
「陽」の呪力　62
「陽」Yang　62
容成、暦を作る　282
養胎　14, 74
養陽　53, 263
与鬼交通候　297

ラ行
「六」　16, 28, 95, 104
六尺　16, 95
六寸　16, 95
六馬　16, 95
六博盤　27
流産　4
龍船　54
良醫　329
礼教国家　70
隷書　18
霊的エネルギー　61, 62
暦象　282
歴象　282
暦譜　260
老子の師　55, 68, 282
牢日の法　31
論胎産諸證　85

事項索引（2）養生・房中関係

英字
Glandulavestiburarismajor　221
Glansclitoridis　203, 221
Labiumminuspudendi　221
Preputiumclitoridis　221

ア
哀樂　171, 173
秋　31, 35-37, 144-147, 290
悪鬼　29, 38, 39, 115, 134, 153, 155, 157, 159, 297, 298
悪薨〔惡薨〕　157, 295
頭　18, 34, 35, 37, 39, 50, 143, 235, 236, 238, 336, 343, 344
安気　49, 196
安樂　188, 313
安楽長寿　42, 314

イ
胃　261, 289
医〔醫〕　60, 311, 329
一月　9, 11, 88, 90, 282
一動　63, 64, 242
一昔（夕）　338
一損　199
黟移　343
音（意）氣高陽（揚）　279
泉　264, 277, 286, 328
市の土　134
壹瞳（動）　64, 184
壹　182, 344
噎　344
胅　14
溢精　49, 196
黄（蝗）柘（礫）〔黄柘〕　65, 66, 201, 202, 245
遺弱　125
犬　38, 39, 99, 100, 111, 117, 118, 127, 153, 154, 163
狗　117, 153
色白　118
痿論　207
陰　50, 54-56, 60-62, 65, 113, 173, 231, 254, 259, 260, 263, 264, 315, 316, 336, 337

陰萎　123, 193, 194, 198, 199, 230, 267, 319
陰痿不起　269
「陰」Yin　62
陰液　190, 192, 193, 197, 219, 263, 265, 321, 322
陰核　237, 248
陰核亀頭　203, 220, 221
陰核包皮　221
陰鑒　263
陰気〔陰氣〕　41, 49, 61, 186, 187, 191, 197-199, 261-263, 321, 322, 332, 345, 346
陰器　265, 304, 306
陰茎　127, 203, 224, 230, 263, 272, 308, 310, 348
陰根　263
陰燧　263, 346
陰水　196, 264-266
陰精　192, 263, 345
陰精扇（漏）泄　311
陰蒂　203
陰爲り　230
陰道　213, 219-222, 273
陰痿えて　127
陰の精　55, 265, 266, 312, 321
陰の精の液　264
陰部　44, 61, 115, 145, 163, 172, 173, 179, 192, 203, 206, 207, 212, 219, 220, 228, 235, 240, 252, 254, 255, 263-265, 288, 302, 306, 312, 319, 322, 327, 328
陰不起　269
陰門　50, 69, 86, 207, 213, 237, 238, 240, 241, 248
陰陽の數　230
允釐百工　293
飲食　9, 10, 44, 88, 89, 102, 171, 173, 188, 189, 195-197, 266, 304, 310
員駘　271, 273
咽喉　289
ウ
羽　336
兔務（鶩）　65, 66, 201
兔鶩　202, 244-246
烏雌鶏　131, 132
腕　50, 164, 235-237, 310
鰻　338
蚖檀（蟺）　338
馬　53, 260
瓜　10, 92-94, 142
云　291, 295
雲光〔云（雲）光〕　291
エ
贏屈　281
嬰兒　109, 110, 134-136, 159
嬰女　220, 221, 223
液　264
掖（腋）　145
益液　49, 196
疫癘　153
悦　229, 237
説（悦）澤（懌）　235
胞衣　1, 3, 5, 6, 18, 19, 21, 23, 28-33, 37, 40, 85, 107-116, 137, 138, 150
猨　65
猨居　202
鴛鴦合　66
偃蓋松　66
爰（猨）居　65, 66, 201, 202, 245
爰據〔爰（猨）據〕　66, 202, 244, 245
爰居　201, 202, 245
宛廢　311
猿搏　66, 221, 245
遠游　56, 307
オ
往者　179, 305
大椿　57
大わらぞうり　160
奥深い牝の陰門　86
嘗　179
牡　65
凹面鏡　263, 346
男の精　254, 255
鬼　153, 159, 297, 309
オルガスム　61, 62
音（𦎧）　210
音聲　63, 242
女　65, 85
女の精　254, 255, 264, 276

カ
火　16, 17, 95, 97-99
夏　29, 57, 58, 85, 323
苛（疴）　293, 331, 341
疴　293, 331, 332, 341
臥　301, 329-331, 334, 338, 339, 341
解　315
晦　341
会陰　252
海鷗翔　67
懐娠　88, 104
懐胎十月の図　18
外　147
外（外形）　65, 201
外泄　65, 198, 199, 201
外樂　281
甗衣　115
瓦甌　109
鶴交頸　66
隠し所　304
何寓　220, 222, 223
學　200
下焦　191, 261, 313
下峰　61, 321
果隋　9, 92, 93
渇　49, 194
竈の神　172
竈の虫（＝中）　172
齧む　249
亀の行気法　345
栝楼　89
醴（體）　171
肝　191, 289
罜　131
稈　115
雁　338, 339
汗　190, 191, 198, 199, 206, 207, 214, 215,
224, 225, 239-241, 251, 253
款央（殃）　323
滒泣　49, 186
澗瓠　220, 221, 223
甘心　264, 338, 339
甘露　264, 286, 287, 348
還精補脳　61, 321
感染呪術　93, 117, 118, 127
咸池　21, 23, 25
揞陽　50
乾餘骨　192
寬禮　303, 304
蠠（顔）色麄（麤）貍（貍）　267
寒　10, 101, 288
寒央　10, 97
塞（寒）溫　288
寒食節　102
キ
氣　313, 339, 343
気海　236
氣刑（形）　347
氣血　206, 240, 254, 323
氣血充贏　188-190
気泄　49, 196
気脈　263
鬼氣　297
鬼邪　297
鬼神〔鬼神〕　155, 315
其靜無體　285
其動無形　285
起坐　195, 197
起居　49, 186, 191
肌　100, 102, 103, 110, 174, 175, 189, 216,
218, 224, 225, 243, 265, 268, 302, 310
肌気　174, 175, 216
肌膚　175, 216, 265, 266
機関厥傷　49, 196
喜　293
喜怒　10, 311
棄　69, 134, 297
驥騁足　67
亀騰　66, 221
戲道　50, 235, 237, 239
糀湯（傷）　338
微（徵）　214
徵　156, 239, 251, 284-286
灸　190, 191
吸　237, 263, 322
韭　331, 332, 336
弓　115
久榮　275

久活　237
久視　42, 235, 237
九徼（竅）　171, 288
九竅　44, 172, 173, 186, 191, 303, 304
九激（竅）　190
九竅五藏六腑　289
九月　11, 20, 24, 26, 30, 33, 95, 104
九至　63, 64, 279
九守　92
九州　303
九宗の草　133
九撞（動）　184
九法　66
求子　85, 133
卆　63, 272
宮・商・角・徵・羽　347, 348
牛乳　269, 322
牛羊　10, 96-98, 327, 328
牛羊の乳　269
旧気　42
居　171-173, 303
居處　9, 10, 90, 97, 101
居処（處）安樂　188
筴　271
頰　144
虛　275, 276, 285, 297, 321, 325, 332, 348
虍（虛）と實　325
魚　95, 96, 244, 245, 338
魚槩　66, 245
魚最　66
魚嘬　202, 244-246
魚接鱗　66, 202, 245
魚族（嘬）　65, 66, 201
魚比目　66, 245
仰呼　196
印謼　196
強骨　49, 196
強壮効果　271
喬松　56
驕悍　309, 310
請（清）き者　134
曲骨　252
玉筴（策）　271
玉莢　249, 347
玉莖　48, 174, 175, 182-185, 193, 196, 197, 204, 205, 207, 216, 221, 224, 225, 229, 241, 243-246, 249, 250, 252, 253, 263, 271, 272, 274, 277, 278, 321, 322
玉漿　263
玉𠨧（色）　347
玉色　348
玉泉　48, 181-183, 192, 277, 278, 286, 287
玉枕穴　236
玉竇　273, 274
玉閉　42, 48, 179-181, 183, 277, 344
玉門　221, 229, 237, 245, 273, 348
騏驎角　66
金　16, 17, 95, 99, 100
筋　10, 11, 17, 45, 99, 100, 174, 175, 183, 206, 207, 216, 237, 327, 328
筋胱（脈）　323
筋骨　11, 99, 100, 175, 181, 207, 216, 331, 333
筋脈　15, 74, 207, 324
吟猿抱樹　67
困（囷）桷　66, 244
困皋　65, 66, 201, 202, 245

ク

狗　117, 153
狗陰　127
狗鞭　269
空峒　55, 282
空翻蝶　66
鴝　338, 339
葛　115
口　263, 264, 288
脣　224, 251
首筋　50, 235, 238
熊　65
クリトリス　237
黒　76

ケ

刑（形）　263, 281, 284, 286, 291, 295, 297, 299, 311, 315, 338
刑（形）　88
奎　35, 37, 144, 145
刑　9, 63, 203, 206, 239, 240, 264, 287, 315
經　286, 301, 317, 348

雞　117, 309, 336
頚　144
刑（形）氣　279
笄光　220, 223
谿谷　137
形體成　11, 14
闐誧（滿）　291
決す　64, 184, 242
血　17, 74, 92, 95-97, 123, 125, 225, 254
血気〔血氣〕　10, 15, 74, 95, 97, 101, 102, 189, 235, 323, 324
血竭　49, 196
血脈　10, 14, 17, 63, 266
穴　252
穴名　39, 50, 236
月経　58, 86, 196, 323
月朔　85, 86
月建　21, 23, 25
月事　86
闕尻畀（鼻）口　181
缺盆　39, 50, 235, 236, 238
下薬　117
下痢　336, 337
玄　237, 263
玄酒明水　263
玄蟬附　67, 245
玄尊　256, 263, 264
玄牝　55, 68, 69, 282
玄牝の門〔玄牝之門〕　68, 86, 263
玄圃　221
玄溟鵬翥　67
玄門　50, 235, 237, 238, 263
堅　16, 63, 74, 100, 125, 174, 175, 182-185, 207, 216, 217, 242, 243, 265, 266, 275, 277, 278, 305, 306
堅強　15, 63, 74, 184, 305
堅勁　181-183
堅蹇　265, 275
建　31, 111, 112
言　210
減殺　311

コ

子　1, 5, 7, 8, 18, 20-23, 29-32, 34, 56, 58, 87, 93, 106-108, 113, 117-121, 123, 127, 129, 134, 135
「五」　95, 242
五十歳　260
五乱　339
効　45, 93
尻　61, 182, 185, 197, 221, 228, 229, 243-245, 251-253, 280, 321, 322
尻脾（髀）　63, 184, 242, 279
毫　11, 17, 61, 104, 245, 321
橐　88, 89, 94, 97, 98
藁　157, 295
肴　58, 319
膏　13, 14, 90-92, 218, 219, 251-253
剛　347
紅鉛　61, 321
交筋　50, 235, 237, 238
交接　45, 48, 69, 70, 174, 191, 193, 199, 207, 235, 241, 244, 247-249, 259, 321, 322
交脈　235, 237
孔穴　273
蝗磔　66, 202, 244, 245
口津唾　192, 236, 263, 309
黄鱔魚　96
行年　32, 49, 186, 311
行年百歳　305
首　141, 143, 147, 244
豪（毫）毛〔豪毛〕　11, 17, 104
肛門　61, 321, 322
五音　50, 206, 207, 210, 211, 239, 241, 262, 347, 348
五言（音）　210
五禽の戯　65
五穀　284, 334, 335
五十　49, 186, 187, 242, 248, 260, 311, 312
五色　267, 268
五聲　261, 262, 275
五臧（臟）〔五臧（臟）、五臧（藏）〕　261, 263, 347
五臟　38, 261, 262, 289, 303, 348
五踵（動）　184
五微（徵）　214
五百歳　57
五病　49, 190, 191
五欲　214, 215, 239, 241

五欲の徵　239
故気　288
虖（呼）吸　293
呼吸術　50, 56, 65
黒雌鶏　132
穀実〔穀實〕203, 220, 221, 223
穀を咪（味）わい　299
抾（枯）瓠　221
戸根（限）155
弧矢　9, 92, 93
甑　115
固精　49, 196
骨　10, 11, 14, 17, 29, 101, 102, 163, 183, 218, 219, 236, 251, 253, 327, 328
コノテガシワ　269, 270
軲（固）白（博）309
軲（固）博　347
尠　117
御婦人の術　282
虎歩　66, 244
虎游　66, 201, 244
虎流　65, 66, 201, 202, 244
戸橉　155
昏　206, 240, 254
鵾鶏臨場　67
金剛杵　18
昆石　222
魂　295, 315
魂魄　295-298, 348
云（魂）柏（魄）295, 347
云（魂）柏（魄）皇皇　347

サ

痤　191, 344
痤睢〔痤睢（疽）〕190, 191
痤穜（腫）橐　190
痤瘻　343, 344
左麋（眉）166
峻　308
竣（朘）307, 309
朘　307, 308
竣（朘）氣　307, 309
竣（朘）精　307
再𤵴（動）184
材　305, 306
在外　37, 147
鎖骨　50, 235, 236, 238
鎖骨の上　50, 238
鎖骨のくぼみ　50
左蚤（爪）164
坐疽　191
殺　311
雑脈　49, 196
蛹　119-121
さね（実・核）203
三咎　261, 262, 313
三月　331, 333, 336, 345
三脂（詣）174
三至　63, 174, 175, 216, 279
三春驢　67
三焦　261, 262, 289, 313
三𤵴（動）184
三万二千歳　57
三約　137
山羊對樹　67
產難き　117
產乳　3, 72
酸虀　88
酸美　9, 88
蠶耳〔蠶（簪）耳（珥）〕9, 92, 93
蠶纏綿　66
卅　63, 242
卅法　65, 66, 68, 244
礜石　220, 222, 223
參築　261

シ

「至」64, 184
死　21, 23-27, 30, 75, 150, 252, 265, 299, 300
芝　57
歯〔齒〕55, 102, 282
矢　115
脂　14, 92, 94, 218, 219, 251, 253
事　325, 326
四咎　290
四至　174, 216
四門　153
四肢〔四枝（肢）〕61, 172, 288, 321-324, 326, 328, 343, 344

四時　31, 317, 318
四𧿒（動）　184
四輔　263
四方　19, 28, 38, 40, 134, 135, 142, 154-159, 343
寺贏　49, 192, 193
思外　65, 68, 201, 202
志驕　63, 184
始形〔始刑〕　9, 14, 88
始膏　9, 11, 13, 14, 90, 91
始脂　9, 14, 92
始胎　9, 11, 14, 40, 92
始肧（胚）　9, 14, 88
至堅　63, 242, 243
至精　181, 182, 285
至善　212
至衜の際　281
卌　49, 186, 242
雌隹　161
死生　275, 313
七月　10, 11, 20, 33, 95, 101
七七（四十九歳）　47, 196
七十　33, 117, 186, 187, 191
七孫（損）　49, 186-191, 194, 196-199, 351, 352, 354
七損　49, 77, 186, 187, 189, 191, 194, 196, 199
七損八益　49, 186, 196
七𧿒（動）　184
七百余歳　307
卄　49, 63, 186, 242
施（弛）張　281
疾　59, 159, 198, 281, 307, 308, 321, 325, 331, 341
疾痛　198
疾病　61, 65, 288, 311, 325, 326, 332
執　297
慹　297
雌（雌）扎〈牝〉　230
雌牝　65, 201
下　186, 214, 228, 229, 239, 241, 247, 288, 313, 322, 344
耳目葱（聰）明〔耳目㐬（聰）明〕　49, 63, 64, 184, 186, 198, 242, 279
耳目の智　323
瀉　181, 226, 228, 237, 242, 277, 301, 302, 305, 306
积滞　61
尺蠖〔斥（尺）蠖、尺扜（蠖）、尺扞〕　65, 66, 201, 202, 244, 245, 267
尺取虫　202, 245, 267
車攻　54, 267
射精　62, 64, 193, 232, 237, 248, 264, 275
邪氣　297, 298
雀子　120
爵（雀）甕　119
酒　69, 109, 110, 119, 129, 133, 186, 273, 332, 334-337, 341
酒食五味　301, 302
朱　6, 40, 76, 93
朱（珠）子　9, 92
朱（侏）儒　9, 92, 93
壽　109, 198, 279, 281, 284, 288, 290, 297, 301, 307, 313, 319, 345, 347
蕭（鸛）　338
宿氣　288
宿気　42, 289
出産　1, 3, 18, 21, 106-108, 118, 125, 127, 134-136
出子　86
出入和治　195, 196
茱臾　10
竣　308, 310
春肘（爵）員駘　271
寿　41, 42, 58
怵愓惻隠　347
淳酒　331
十　54, 63, 242
十巳　50, 218, 239, 241, 251
十月　11, 17, 18, 20, 24, 26, 30, 33, 85, 106
十脩　50, 203-207, 239-241, 246
十勢〔十埶〕　65-67, 77, 201, 202, 206, 207, 244
十節〔十莭〕　43, 50, 65-67, 201, 202, 239-241, 244, 245
十動〔十𧿒（動）〕　50, 63, 64, 184, 185, 208, 212, 239-243, 247, 264, 265
十二氣　303

十二經脈　303
十二節　44, 171-173, 303, 304, 325
十熱　43, 77
十二節氣　303
汁　85, 86, 117, 118, 125, 131, 132, 192
鞣　331, 332
充盈　275, 301
臭鼠　221, 245
秋狗　67
秋石　125
女陰　240, 252, 263, 265
女儿　69
女人　142, 143, 166, 226, 227
女性の月水　74
女性の「精」　15, 218
女性の精気　48, 50, 192, 224, 252
女毆　19, 85
女門　237
如咀　14
叙綢繆　66
除夜　153
漿　348
情　86, 260, 284
小陰唇　220, 221
小女子　164
小腸　191, 289
焼灰　136
承（拯）匡　50, 235, 238
承光　39, 50, 236
承露仙人掌　286
常山　50, 235, 236, 238
頌事　311
上焦　261
上峰　61, 321
上薬　269
昇天　54
松柏　270, 345, 346
菖蒲　115
情性の極　281
情欲　299
色　200
食　190, 200, 338, 339
食飲　88
心　103, 182, 205, 224, 279, 289, 313, 339,
347
神　297, 315, 345, 347
神気〔神氣〕　55, 174, 175, 216, 252, 259,
262, 265, 266, 279, 280, 321, 322, 327,
328
神気軟弱　159
神悳（慧）　345
神魂　159, 297, 298, 316
神煞　23
神仙思想　2, 41, 49, 60, 68, 71
神風　261, 262
神明〔神明〕　48, 63, 179, 180, 182, 184,
185, 242, 243, 251-253, 259, 260, 265,
266, 277, 279, 280, 316
腎　191, 289
身　171, 323
身常　63, 185, 242, 243
身體（體）輕利　188, 198
津液　61, 193, 203, 263-265, 321, 322, 348
侵（寝）　297, 327
侵（寝）刑（形）　297
辛苦　143, 331
辛星（腥）　9, 88
辛臊　9, 90
申繾綣　66
人尿　125
任脈　252, 323
新　297
新気〔新氣〕　42, 288, 289, 291, 300
新年　153

ス

水　15-17, 95-97, 315
水中　136
水道　63, 184, 242, 243
水沫　179
垂　134, 195, 309, 321
吹呴呼吸　237
髓脳　264
數　230
蟞（鼈）　338
ステロイドホルモン　125

セ

正　259
精〔精〕　9-11, 15, 42, 48, 49, 57, 61, 62, 68,

72, 86, 88, 89, 97, 98, 100, 102, 104, 123, 180-184, 192, 193, 196, 197, 204, 206, 218, 219, 226, 227, 237, 238, 241, 242, 254, 255, 259, 260, 262, 264, 271, 275-277, 280, 282, 284-288, 299-302, 305, 307, 308, 310, 313, 314, 320, 322, 327, 343-345
精液　86, 192, 196, 206, 224, 264, 265, 269, 275, 277, 278, 319
精気〔精氣〕 15, 39, 48, 50, 55, 58, 61, 68-71, 74, 95, 96, 99, 101, 103, 104, 182, 183, 192-194, 199, 204, 207, 224, 225, 237, 238, 252, 253, 255, 259, 261, 262, 265, 266, 269, 275-278, 286-289, 291, 292, 298, 302, 305, 306, 308, 310, 312, 321, 322, 335, 343-346, 348
精神　141, 193, 237, 252, 277, 286, 287, 297, 299, 315, 322, 325, 345, 346, 348
精神　286, 293, 299, 321
精爽微羸　159
精通　58, 323
埶（勢）　65, 201, 273
蜻□　66
臍下四寸　252
性器　65
性交　62, 210, 225, 230
生　55, 200, 275, 303, 304, 311
清湶（涼）〔清涼（涼）〕　218, 251
精光　345
成眩（佐）　307
井上　153, 154
聖人　200, 285
清〔水〕　107
斉生　246
青（蜻）令（蛉）〔青（蜻）靈（蛉）〕　65, 66, 201, 244
蜻蛉　202, 246
生氣　311
生返　193
生民　338
請　86, 259, 260, 284, 285
靜　90, 195, 261, 347
石　16, 17, 95, 104
赤豉九　220, 222, 223
赤子　55, 308-310
赤朱　220, 222
赤珠　222, 245
赤白帶下　125
赤纎　220
脊　195, 279, 321
脊脅　63, 242
脊骨　63, 184
脊柱　62
席　111, 112, 131, 136, 251, 252
泄　48, 194, 198
絶　49, 194, 198, 199
絶気　49, 196
節　321, 325
節文　281
竊氣　49, 192, 193, 196
背骨　61, 185, 197, 243, 280, 322
泉英　269, 270, 321, 322, 345
蟬附〔蟬付、蟬傅、蟬柎（付）〕　65-67, 192, 201, 202, 244, 245
前陰　207, 220, 254, 305
前脈　207, 254
泉出　327
鮮魚　128
鮮白　267
千歳　331
蛅蟖　119
蟾者　66, 245
瞻諸〔瞻（詹）諸〕　66, 201, 202, 244, 245
譖（潛）入　343

ソ

早　254
宗筋　207
宗門　206, 239, 240
竃綱　50, 235, 237
走獸　269
走獸の精液　269
走獸の泉英　269, 321, 345
走獸の乳　269
燥處　10, 101
桑螵蛸　123
霜霧　290
草　133, 259, 331
草木　259

腠理〔奏（腠）理、奏理〕 10, 11, 63, 99-103, 184, 189, 224, 242, 243, 267, 297, 298, 334, 335, 337
磲勒 222
𠈌（聰） 345
相（鶆） 339
葱（聰） 331
菌（葱）薑 92
莊（壯） 171, 345
臧 13, 237, 251, 347, 348
牀下 157, 295
息 103, 190, 191, 198-201, 210, 214, 215, 228, 229, 237, 238, 241, 249, 250, 288-290, 292, 294-298, 310, 344, 348
息刑 203, 204, 246
息内 65, 68, 201, 202
足下 20, 143, 146, 147
鼠婦 220, 221, 223

タ

胎 4, 7, 9, 11-14, 31, 40, 73, 74, 85, 86, 90, 94, 104, 132
始（胎） 13, 14, 85, 90, 92, 104
大 34, 184
大象無形 285
大前庭腺 221
大腸 191, 289
大道 311, 315
題頯 305
待盈 182, 246
太衝脈 323
太陽 263, 317, 322, 336, 345, 346
唾液 48, 182, 183, 192, 193, 214, 215, 236, 239, 263, 264, 277, 321, 322
唾手 309
唾掌 309
唾津 192
憚 237
它人 137, 138
玉匣 70
胆 191, 289
旦 195
丹穴 220, 222
丹穴鳳遊 67
壇 38, 134, 153, 154
亶（壇） 153
鱣魚 95, 96
男根から吸収 62
男性 304, 312
男性の精気 192, 224, 262

チ

地 15, 20, 22, 32, 33, 106, 153, 260, 281-283, 315, 316, 323, 324, 333, 341, 342, 345
治 293
治気〔治氣〕 49, 181, 192, 195, 286, 288, 293, 299, 301, 302, 305
治氣の精 299
治氣養生 293
治節 203, 246
致気 246
致（至）堅 63, 184
致沫 49, 179, 192, 195, 196
恥丘 50, 236, 238
地氣 11, 106, 281, 282, 331
畜氣 49, 192, 193
畜血 49, 196
蓄積 42, 255, 306, 313, 314
智時 49, 192, 193, 195
湩 327
虫蛾 109, 110
中極 244, 251-253
中焦 261
中峰 61, 321
晝息の志 293
抃房 50, 235, 236
聽 239, 240, 321, 329
朝 97, 98, 115, 197, 214, 219, 265, 288, 289, 292
朝氣 218, 219
朝息の志 291
長 297
長寿 29, 31, 41, 42, 56, 57, 281, 283, 285, 289, 290, 298, 302, 313, 314, 319
長壽 111, 313
長生 41, 42, 60, 68-71, 86, 259, 275-278, 281, 295
長生久視の道 237
長生韭 332

鳥申　65, 207
調脈　49, 196
陳気〔陳氣〕　106, 291, 300

ツ

通才　203, 246
月　21, 55, 245, 263, 281-283, 317, 322, 345, 346
傅く　164, 214, 240
竭く　239
唾　186, 192, 204, 207, 214, 215, 239, 241, 309, 310
嫗　69

テ

手　143, 146, 147
定傾　193
定頃　49, 192, 193, 195, 196
定味　203, 246
弟兄　232
丁口　264
徹士　313
天癸　58, 196, 323
天氣　106, 281, 282, 303, 331
天光　10, 97
天士　232
天將（漿）　347
天地の英　347
天地之情　284
天地之請　260, 284, 285
天地の至精　284
天地の請（精）　259, 260, 284
天地の道　281, 282
天年　298, 327
天の精気　237, 348

ト

兔　93, 94, 245
兔羹　92, 93
兔唇　93
兔吮毫　66, 245
兔務〔兔務（鶩）〕　65, 66, 201, 202
殳（投）　129
東西　163
冬至　141, 336
稻麥　10, 95, 96, 97
頭部　19, 62, 117, 236
湯風　290
堂　153, 154, 159
「動」　64, 208, 229, 279
道　133, 261, 265, 273, 279, 281, 282, 288, 305, 319, 321, 322, 325, 327, 329, 343, 345
道　182, 188, 189, 237, 241, 266, 271, 274, 277, 280, 285, 306, 310, 320, 322, 328, 330, 337, 340, 342, 344, 346
道体　49, 196
童　61, 321
動用　327
動物の姿形　65, 201
土気　134
土地の神　134
杜狗　117
毒韭　331
毒藥　331
濁陽　290
怒張　174, 175, 193, 196, 197, 207, 216, 217, 228, 229, 252
虎　65
鳥　65

ナ

内（房内）　65, 201
内熱　65, 190, 191, 201
内閉　65, 198, 199, 201
中庭　153, 154
夏　31, 35-37, 144-147, 290, 345
夏三月　345
難產　125

ニ

肉　99, 100, 117, 118, 131, 132, 243, 252, 280, 345
肉桂　57
廿　63, 242
日月　259, 260, 317, 345, 347, 348
乳首　50, 214, 215, 236, 238, 241
乳汁　61, 321, 322, 327, 328
妊娠　1, 3, 4, 6, 8-14, 21, 86, 88-90, 92, 93, 95, 97, 99, 101, 103, 104, 106, 113, 123

ネ

熱水　290

ノ
脳〔腦（腦）〕 61, 72, 321, 322, 325, 326
嫐 232
娚樂の要 232
則 200
矚 245
ハ
胚（肧） 14, 92
肺 191, 289
敗 313
背飛凫 66
攻心 224
柏 269, 270, 295, 345-347
魄 295-299, 347, 348
白虎騰 67, 244
白馬莖 269
白牡狗 117
柏實 269
麥齒 220, 221, 223
曝鰓魚 66
莫（暮）息の志 295
麦卵 271, 273
八益 49, 77, 186-193, 195-199, 204, 351, 352, 354
八益七孫（損） 49
八月 11, 20, 24, 26, 30, 33, 95, 103, 119
八観〔八觀〕 208, 212, 213, 247
八十 33, 242
八節 141
八千歳 57
八動〔八嶂（動）〕 50, 63, 184, 206-208, 210, 211, 213, 239-241, 247
八道 205, 206, 207, 246
八八 264
八八（六十四歳） 49, 196
八百余歳 57
逢（蜂）房 127
髮（髮） 265
發明 309, 336
鼻 263, 322
馬鞭 269
馬揺蹄 67
腹 35, 36, 50, 213, 235, 244, 247, 248, 309, 310
磔 153
春 31, 35-37, 57, 144-147, 290, 331, 336, 337
春の雀 271
煩 49, 194, 198, 199
反去 220-223
繁生 307
飯窐 344
燔冶 161, 163
半（播）粰 331
萬勿（物） 259
ヒ
脾 191, 289
費 49, 194, 198, 199
疕 109-111, 136
橐 166, 315
橐□ 66
眉 164, 166
眉は媚なり 166
皮革 63, 103, 184, 242
皮奏曼密 188, 189
國（膕） 224
卑（蜱）稍（蛸） 123
肘 50, 172, 208, 209, 212, 213, 235-237, 247, 248
靡宵（消） 338
翡翠交 66
美皙 117, 118
疕瘙 111
蜚（飛）虫 271
飛鳥 271, 272
必時 203, 246
人の氣 307
人の精気 192
微動 246, 275
ひなさき 50, 238
皮膚 17, 103, 185, 224, 243, 254, 255, 265, 280, 332, 333
靡曼 267
皮毛 11, 17, 104, 265, 266
百 242, 243
百歳 32, 33, 57, 69, 260, 306, 307
百疾 277
百事を節す 281

百節　9, 11, 90, 91, 104
百草の王　331
百閉　49, 196
百脉　307
百胱（脈）　184, 279, 301, 311
百藥　334
病　39, 41, 59, 90, 115, 125, 188-191, 293, 309, 310, 324, 329
貓鼠同穴　67
美浬　309, 310
昼　55, 60, 294, 341
蜚廉　271
蜚蠊　271
剸（閉）惑（塞）　338

フ

巫　311, 317
巫醫　311, 312
凫　338, 339
富　141-145
膚　45, 174, 216, 217
膚革　11, 17, 103
不死　60, 61, 72, 243, 317, 318
不死の薬　236, 317
服　200
復奇　265, 266
腹部　212, 236, 238
夫妻　38, 39, 133, 155, 164, 165
豚　6, 117, 252
无（無）徵　284, 286
怫　198
帣（勿）　198
勿　49, 194, 198
勿躬　57, 317
父母　143, 232
冬　31, 35-37, 63, 144-147, 279, 290
旧い気　288
陳き　297, 309
粉（芬）放（芳）　181

ヘ

閉　49, 112, 194, 198, 338
辟邪　115
辟聶　331, 332
ヘルニア　115

ホ

輔　317
蒲　115, 131
蒲剣　115
蒲席　136
莫（暮）　341
方　48, 50, 123, 265, 266
烹　59, 117, 128, 345, 346
房　119
房中気功導引　348
軆　273
鍪　164
牡蒿　123
牡虎　9, 92, 93, 94
牡狗陰茎　127, 269
牡馬　9, 92, 93, 94
牡螻首　117
泡沫　179
膀胱　184, 191, 261, 289
暴事　171, 173, 304
暴用　171, 173
封紀　220, 221, 223, 228, 229
鳳翔　66
謀慮　303
鳳將雛　67
麋楁　315
恣　188, 237
布（補）舍　181
補寫（瀉）　301
勃海　50, 235, 236, 238
施し　9, 67, 74, 237, 238, 325, 326
母馬　117, 118

マ

味　263, 264
貍（埋）　113, 138
前　206, 207, 254
捞の上　159
睫　61, 321, 322
迷う者　281
鞫（鞠）　338
曼澤　269, 270, 345
曼理　109, 110

ミ

味　263, 264, 299, 300, 325

密　11, 101-103
密墨（默）　338
民　267, 275, 281, 282, 338
ム
むぎがゆ　273
麦こがし　273, 274
虫　110, 121, 122, 271
目　8, 61, 95, 322
名　160
明　96, 259, 301, 331, 341, 345
明水　263
冥冥　85, 86
冥霊　57
鳴雄　271
周環る　235
雌　65
毛眺（脈）　265
木（沐）候（猴）　9, 92
木猴讙　93
門　68, 86, 153-156, 159, 160
ヤ
冶　123, 127, 129, 161-164
約　115, 137
藥　190, 338
夜半　343, 344
夜半の息　297, 298
野馬躍　67
夜旁　50, 235, 236
ユ
雄雞　92, 93, 336
雄隹　164
雄雉　9, 92-94
雄牡　65, 201
雄杜〈牡〉　230
幽谷　222
熊経鳥申　65, 207
ヨ
殃　10, 63, 97, 98, 184, 279, 280, 293, 311, 323, 324
陽　50, 52-54, 56, 60-62, 65, 113, 164, 171, 173, 201, 228-231, 254, 259, 260, 309, 310, 336
陽獸　309, 336
陽燧　263, 346
陽费（炥）　265
陽鋒　221
榣　315
榣泉　286, 315
榣（瑤）泉　286
繇　334
癰　273, 344
癰　191, 273, 344
癰（癰）壹（噎）　343
癰痤　344
繇使　301, 302
眂寫（瀉）　336
瑤泉　286, 348
瑶池　286, 315, 316
窈冥の門　86
窈窈冥冥　86
夜露　263
蒿の牡　123
夜　55, 60, 159, 206, 207, 240, 254, 288, 341, 342
ラ
蘭　106
鸞雙舞　67
リ
理　110, 189, 224, 267, 334
力事　171, 173
六極　324, 343, 344
六極の宗　323
六十　49, 186, 187
六疃（動）　184
六腑　11, 104, 106, 261, 289, 298, 343, 344
六府　11, 288, 289, 297, 344
六不治　311
夲　63, 242
利蔵　49, 196
里（理）毛　224
龔（龍）　315
龍宛轉　66
龍の行気法　345
龍翻　66
流刑〔流形〕　9, 88
留刑　14, 282
留形　74, 89, 282

凌陰　290
淩（宏）楗（健）　347
驝胠　331
蠪興　348
蠪（龍）息　347
蠪登　348
両崚（峙）　261
臨壇竹　66

ル

絫哀する者　228

レ

禮　171, 173, 303, 304
領郷　50, 235, 236, 238
醴津　50, 235, 236, 238
靈尊　286, 287, 348
靈路（露）　347
零露溥兮　239

ロ

老　42, 61, 269, 270, 275, 288, 321, 345, 346
螻蛄　117
螻螲　117
労実　246
漏泄　313

ワ

腕　50, 145, 235-237, 309
和合　48, 182, 183, 232
和志　182
和平壽考　281
和沫　49, 179, 192, 193, 195, 196
ワモンゴキブリ　271

養生・房中句索引

ア行

対方（あいかた）に自己を愛撫させる　196
人（あいかた）をして之れを起たしめ　195
相い呴き相い抱く　235
椯（喘）（あえ）ぎ息す〔檔（喘）ぎ息す〕　228, 249
蒼（あお）を食らえば則ち蒼（あお）し　267
葆（飽）（あ）く　331
悪有り好有り　281
楃（あく）食の貴き　261
淺からんと欲す　212, 247
淺くし　205, 246
朝に冣（聚）（あつ）め　288
悪しきを去り　286
味を定む　203
汗泄（い）で　199
汗留（流）れ　224
汗走る　206, 240
汗を出だす　198
予（あた）う　305
予（あた）うる毋かれ　226
練（腴）（あぶらい）づ　251
膏（あぶらい）づ　218, 251
脂（あぶらい）づ　251
肌（脂）（あぶらい）づ　218
頃（傾）（あやうき）を定む　192, 195
操る　214, 235, 239
過ち　230
息、必ず探（深）くして久しくすれば　288
息を椯（喘）（あえ）がせ　190, 198
息を深く　295
息を楺（深）くす　290
何れの病か之れ有らん　309
傷（傷）み悲しからん　311
抱く　212, 215, 235, 239, 241, 244
葆（抱）（いだ）く　214
壹撞（動）（どう）すれば耳目葱（聰）明　184
愛しみ　305
出でて生き　299
出でて死し　299, 300
賤（いや）し　146
入りて生く　299
入りて死す　299
入る　216, 291, 335
色を練り　267
陰なる者は内なり　65, 230
陰に従い陽に従い　309
陰に椄（接）し〔す〕　55, 271, 279, 305, 319, 322, 347
陰に椄（接）するの道　279, 347
陰陽を合わせんとするの方　50, 235
陰を食らい　345

陰を食らうこと　196
陰を食し　259, 261, 269
陰を食し陽に樸（擬）(のっと)れば　259
陰を食するの道　261
陰を引く　327
上に揕(さ)して　239
上にし　240, 246
上に句(ま)ぐ〔上に㬥（鉤）ぐ、上に㬥ぐ〕　208, 212, 247
上を之れ麻（摩）(こす)り且つ擄(おさ)えんと欲す　212
撅(うご)かし　239
摵(うご)かす　239
絨（撼）(うご)かす　214
失う者は夭死す　284
貍（埋）めしむ　137
內に臧（藏）し　347
內象子を成す　92, 93
內に成らば　309
內實ち　343
內を使い　190
內を息ます　201
中(うち)亂る　198
中薈(わい)腐せず　293
中煩らい　190
產まれながらにして學ばざる所の者　200
字(う)む　107
裹を靡（摩）(こす)る　230
夜（腋）旁に抵(いた)り　235
胎衣下らざるを主(つかさど)る　125
包（胞）(えな)を轑（榦）(あら)う　107
胞衣を納る方　18, 29
得る者は壽長く　284
淵に臧（藏）す　291
黃を食らえば則ち黃　267
大いに卒(おわ)る　251, 253
作(おさむ)る毋かれ　226
治むる毋かれ　226
教えて　305
遲く久し　232
遲し　251
殺(おとろ)う　311
表を靡（摩）(こす)る　230
徐(おもむ)ろにす　205, 246, 295
徐(おもむ)ろに以て久しく　226
已(お)わり　218
女乃ち大いに台（怡）(よろこ)ばん　226
女乃ち大いに喜び　232

カ行

外を思う　201
外（外形）を思う　201
外を輔(たす)く　190
顧みる勿からしめ　137
苛（疴）央（殃）无（無）し　293
鄉（薌）(かお)る　218
薌(かお)る　251
微かに撞（動）(うご)かす　203
希(かす)かにし　246
數うること百を以てす　224
堅く　30, 42, 48, 100, 111, 125, 175, 185, 215, 217, 239, 241, 243, 262, 265, 266, 278, 306, 344
辟（壁）(かた)く　277
堅くして熱からざる　174, 216
側(かたわら)に句(ま)ぐ　247
廁（側）(かたわら)に枸（鉤）(ま)ぐ　208, 212
旁(かたわら)を麻（摩）(こす)らんと欲す　212
必ず之れを末に致さば　288
火の金に於けるが如し　338
髮白くして黑に更わり　282
甘潞（露）を翕（吸）い　286
氣上り相い薄(せま)り　228
氣上り面熱ければ〔氣上り面埶（熱）ければ〕　214, 239
気〔氣〕至らざる　174, 216
気少なく　199
疑す毋かれ　226
氣の精を治む　299
氣の存する所を觀　206
氣張り　251
來たる者　179
氣陳(ふる)く　106
気亂る　190
虖（虛）實常有り　181
虛なる者　275, 297, 332
捈（除）(きょ)む　153

氣を致し　190
氣を致す　203, 239
氣を治む　192, 195, 279, 301, 305, 327
氣を撆（釐）（おさ）む　293
氣を治むる者　288
氣を治め精を槫（摶）（あつ）む　286
氣を食らう　290, 321, 322
氣を血門に遂（とお）し　206
氣を翕（吸）（す）い　195, 309, 321
氣を翕（す）い　345
氣を翕（吸）うの道　288
気を絶す　199
氣を畜う　192
氣を積む　195
氣を通す　195
氣を竊（ぬす）む　192
氣を貳（ま）す　188
気〔氣〕を養う　55, 68, 97, 282
禁有り　290
筋至らざる　174, 207, 216
禽獣に近し　65
筋を練る　327, 328
筋を利し　206
口に致し　263
脣白く　251
詘（屈）す　327
踵を直くす　208, 212, 247
雲を陵（しの）ぎ　315
陰（くら）く　171
食らわせ　305
瘛（くるし）げに息す　249
黒くして蒼（あお）き　267
經有り　301
刑（形）解す　315
経とは動き揺するなり　207
刑（形）に安んず　295
形を流く　15
刑（形）を接し　239
刑（形）を椄（接）するに昏を以てす　206
刑（形）を溜（留）（とど）め　281
刑（形）を充たす　299
刑（形）を息（やす）ます　203
險易相い取る　281
玄尊から飲むこと　196
玄の又た玄、衆妙の門　237
高潮に達する　218, 251
首（こうべ）を蹠（跖）（ふ）む　155
矦（喉）（こう）もて息す　228
五音を智（知）る　206
蠑（こ）ぐ　218
心怵（述）（おそ）れ愓（蕩）（うご）く毋くんば　347
心を平らかにすること水の如くす　347
子鮮（すくな）き者　137
事は老子と同じ　68, 282
之れを治む　305, 321, 323
之れを行（めぐ）らすに身を以てせよ　284
子を求むるの道　133
云（魂）（こん）を安んじ　295

サ行
竣（朘）（さい）氣を翕（す）い　309
竣（朘）と飲食す　309
竣（朘）と通息し　309
才を通ず　203
竣（朘）を完（また）くす　309
壯（さか）んにして衰ろえず　188
刺すこと大（はなは）だ過ぎんとす　212
夕（しおみ）ちて股濕れば　214
絫（累）（しき）りに濺（むせびな）く　249
死す　31, 71, 171, 299, 303
死せず　265, 282, 317
舌薄く　214, 240
下枯れ上涚（脱）　186
下に之れを反（かえ）し　239
下にし　246
舌に溥（つゆおおく）して滑らか　239
疾を生じ　281
實を劳（勞）す　203
蒔（しとね）を燔（や）き　136
物（し）なず　327
食（し）の氣　343
數（しばしば）し　246
數（しば）しば起（た）つ　309
下（しも）汐（しおみ）ちて股濕れば　239
下（しも）咸（み）な陰を土（吐）き陽を光かす　228
瀉す勿かれ〔寫（瀉）する勿かれ〕　237, 305

壽長ず　345
壽と爲る　290
壽長し　301, 319
壽、日月に參じ　347
壽を爲す　288
壽を欲さば　281
春秋の氣　179
尙（上）下（しょうか）皆な精あり　288
訟（しょう）す　160
食化せざる　338
食は臥を胥（ま）ちて成る　338, 339
承（拯）匡（頭）を揗（循）（な）で　235
尻、席（しとね）に傅（つ）かず　251
周（州）（しりあな）を翕（すぼ）め　195
尻彼（頗）（すこぶ）る疾く　228
尻を垂らし　195
尻を開き　195
死を成さば薄（そこなう）と爲す　251
死を成せば薄有り　224
司（食）を服し　190
神乃ち刑（形）に溜まる　286
心に枚（おさ）むる　263
心に級（及）（およ）ばざる　212
心熱し　199
神明を生ず　251, 252
神和らぎ　347
神を谷（やしな）いて死なず　68
翕（す）う　263, 321
潞（歠）（すす）らしむ　132
精明らか　345
精羸（贏）（あま）れば必舍（す）つ　181
精出せば必ず補す　301
聲音章（あき）らか　184
精夬（缺）（か）くれば必ず布（補）（ほ）す　181
精、黍粱（きびあわ）の如し　218
精生じて厥（缺）（か）けず　288
精神入りて臧（藏）され　251
精神を上（のぼ）らせ欲（す）えば　235
生地を出でて、死地に入る　299
生に央（殃）（わざわい）有る　311
精盈（み）つれば必ず寫（瀉）す　301
性命を隕（お）とす　281
精を榑（摶）（あつ）む　299
生を出でて死に入る　299
生を治む　303
泄（世）（せい）を槖（かさ）ねん　313
精を堅くす　277, 343
生を孫（損）（そこな）う　200
精をそそぐ　196
精を積む　181, 182, 302
精を閉づ　313
生を齊（ひと）しくす　203
生を貳（ま）す　200
生を守り氣を養う　282
靜を守ること篤くす　347
靜を以て强と爲し　347
赤子を養うが如く　309
脊を耎（やわら）かくし　195
節を治む　203
脊を直（なお）くし　195
泉に益（溢）れ　286
耎（蝡）動（ぜんどう）の徒　338
竈綱（そうこう）に上り　235
壯なる者　275
壯に復（かえ）らしむ　188
霜潛（霧）（そうぶ）を辟（避）け　290
俗人生に芒（茫）（くら）く　311
俗を好くす　286
外平ら　343
其の心を智（知）る　210
其の精を竭（つ）くさんと欲す　237
其の楽しむ所、通ずる所を智（知）る　210

タ行

胎…始なり　86
平らにして甬（踊）（おど）る　208, 212, 247
胎を安んず　132
大にして堅からざる　174, 207, 216
軆（たい）を匿（とく）し　303
唾液は精液の元　277
高くし　205
褚（蓄）えん　305
起ちて去る　251
樂しみ　195, 198, 281, 305
樂養（たのし）み　235
養（たのし）み乃ち始まる　228
樂しみを作（な）す　281
屯（たむろ）さす　239

葆（保）（たも）ち愛（お）しまば　307
男女を合（あわ）せしむる　200
地氣は歳に寒暑有り　281
乳堅く鼻汗かけば　214
乳堅く鼻に汗すれば　239
地に播（し）き　315
地久しくして腐らず　281
中府輸を受けて盈（み）つ　254
拊（ちゅう）房（旁）を揗（循）（な）で　235
徵有るは間に智（知）る可し　284
使うこと甚だ多く　303
瀩（迄）（つ）く　218
愼しみて出入する勿く　309
務め孱（遲）久（ちきゅう）に在り　232
積む　181, 182, 195, 197, 277, 286, 301, 302, 313
露多き貌　239
手足皆作（おこ）り　251
手に唾し　309, 310
手を接（つな）ぐ　208, 212, 213, 247, 248
手を握り　235, 237
天下孰（いず）れか最も貴し　303
天氣は月盡き月盈つ　281
天地と牟（ひと）しく存す　235
天に合す　291
天を察し　315, 316
湯風を辟（避）け　290
遠く行く　301
時を必（さだ）む　203
時を智（知）る　192, 195
疾（と）くし　205, 228, 246, 315
年を延ばし壽を益し　198
怒して之れを擇（釋）（さ）らしむ　195
怒して之れを舍（さ）る　195
怒して大ならざる　174, 216
罣（滞）（とどこお）る　218
止（とど）まる　249, 265, 341
操（と）る　214, 235, 239
鹽（とろ）け甘きこと甚し　228

ナ行

痿（な）えて起（た）たざる　127, 271
長く徐（おもむろ）にし　295
揗（循）（な）づ　235
何をか失いて死するや　281
何をか得て生くるや　275, 281
澡（臊）（なまぐさ）し　251
滑らか　192, 214, 215, 218, 219, 239, 240, 241, 251, 253, 264
遉（痿）（な）ゆ　174
名を諱み　171, 303
糗（臭）（にお）う　218
臭うこと骨を燔（や）くが如し　251
日月に朝（むか）いて　345
盜む　143, 146
熱を抒（のぞ）き　239
膠（ねばつ）く　251
嗌（のど）乾き唾を咽（の）まば　214, 239
候（喉）（のど）もて息す　210
信（伸）（の）ばし　327, 336
上（のぼ）る　214, 241, 315
飲ませ　305
苴（咀）（の）む　123
呷（呑）（の）む　119
飲む　111, 133, 263, 264, 286, 321
黎（のりい）づ　218

ハ行

齒落ちて更めて生ず　282
謀り　305, 306
齘（はぎしり）す　210, 228
瘠（吹）（は）く　249
吹（疢）（は）く　210
呴（は）く　50, 214, 235, 237, 239
疢（吹）（は）く者　228
奔（はし）り亡（に）ぐ　147
始めて　13, 14, 40, 86, 95, 104, 106
肌至らざる　174
八墥（動）を祭（察）し　206
鼻に汗　214, 215, 239, 241, 251, 253
腹を之れ傅（つ）けんと欲す　212, 247
被（皮）革光有り　279
陰（ひかげ）の垣の下　113
光り　184, 220, 242, 243, 263, 267-270, 301, 302, 346
下（ひく）くし　205
久しく立つ　301
久しく長し　291, 347
紨（肘）（ひじ）を信（伸）ばす　208
紂（肘）（ひじ）を信（伸）ばす　212

扗（肘）(ひじ)を信（伸）ばす　247
避(ひそ)む　174
左にし　205, 246
人と具（倶）に生まれ　303
陽(ひなた)の垣の下　113
辟（臂）(ひ)に循(したが)い　309
百日復さず　338
火を去り　345
日を以て臾（爨）亨（烹）(さんほう)す 345
牝牡の合す　308
牝牡の里（理）　230
膚至らざる　216
宎（深）(ふか)きこと及ばず　212
宎（深）(ふか)くし　205
深くす　246
腹を靡（摩）(な)で　309
无（無）刑（形）(ぶけい)に長じ　284
塞(ふさがり)を通じ　254
婦人を御す術　55
无（無）膿（體）(ぶたい)に成る　284
无（無）徴に生じ　284
振るい動く　247
振るひ銅（動）(うご)く　208
陳(ふる)きを吐き　309
封紀を嶂（動）かす　221, 228
包（胞）を濯(あらい)い　137
骨を靡(くだ)くが如し　218
骨を練る　327, 328

マ行

前を榣(ゆ)らし　206
賢(まさ)れり　305
股を交う　247
股を交じえる　208, 212
沫を致す　192, 195
沫を和す　192, 195
右にし　5, 205, 246
懐(みごも)る　117, 127, 129
自ら張るを窌(い)る　228
水に近し　347
三たび和して氣至らば　181
道ある者　284, 309, 336, 338, 341
贏(み)つるを寺（待）(ま)つ　192
身に先んじて去るや　303
身に先んじて死す　303
辰（脈）(みゃく)を通じ　206
昧（味）(み)を甘くし　263
身を治むる　181
身を靜かにし　195
目は明に耳は葸（聰）(そう)に　301
目冥ならしむ　199
物を見て化す　92
星（瀉）(も)らす勿くんば　279
門の左右　38, 156

ヤ行

藥を散じ　338
夜に散じ　288, 289
已(や)むが如くして已(や)まざれば　226
有道の士　318
往く者　179
夭有り壽有り　281
陽爲り　230
陽なる者は外なり　65, 230
喜ばせ　305, 306

ラ行

六府皆な發(ひら)き　297
履中に直（置）(あ)つ　160
淩陰を辟（避）く　290
領郷に抵(よ)り　235
老者は壯に復り　188
老なる者　275
老を郤(しりぞ)け壯に復し　269
老を郤(しりぞ)け莊（壯）に復し　345
老を爲し　288
露の淸き　286

ワ行

吾が精　254, 255
央（殃）(わざわい)失（无）(な)し　279
微かに以て持し　226
脘陽(わんよう)に出で　235

道，以靜爲强，平心如水，靈路（露）九七內臧（藏），款以玉筴（策），心毋秫（怵）愓（蕩）惕，五音進合（答），孰短孰長，翕其神九八稽（霧），飲夫天將（漿），致之五臧（藏），欲其深臧（藏）。蠪息以晨，氣刑（形）乃剛，襄九九□□□，□□近水，精氣淩楗（健）久長。神和內得，云（魂）柏（魄）皇□一〇〇，五臧（藏）軲白，玉色重光，壽參日月，爲天地英」。昭王曰：「善一〇一」。
則神𢡆（慧）而蔥（聰）明（明）。椄（接）陰之道，以靜爲强∟，平心如水，䨓（靈）路（露）97內臧（藏），款以玉筴（策），心毋秫（怵）愓（蕩）惕，五音（音）進合（答），孰短孰長，翕其神98稽（霧），歙（飲）夫天將（漿），致之五臧（藏），欲其深臧（藏）。蠪息以晨，氣刑（形）乃剛，襄99【□□□，□□】近水，精氣淩楗（健）久長。神和內得，云（魂）柏（魄）皇【□】100，五臧（藏）軲白，玉色重光，壽參日月，爲天地英」。昭王曰：「善101」。
筴、心毋怵愓、五音進合、孰短孰長。翕其神稽、飲夫天將、致之五臧、欲其深臧。蠪息以晨、氣刑乃剛、襄□□□、□□近水、精氣淩楗久長。神和內得、云柏皇皇、五臧軲博、玉色重光、壽參日月、爲天地英」。昭王曰、「善」。

蚖檀（蟺）、魚蟞（鼈）、耎（蝡）動之徒，胥食而生者也；食者，胥臥而成者[八六]也。夫臥，使食靡宵（消），散藥以流刑者也。辟（譬）臥於食，如火於金。故一[八七]昔（夕）不臥，百日不復。食不化，必如抌鞫（鞠），是生甘心密墨，糀湯劏惑[八八]，故道者敬臥。」威王曰：「善。寡（寡）人恒善莫（暮）飲而連於夜，苟毋（無）苛（疴）虖（乎）？」文[八九]執（摯）合（答）曰：「毋（無）芳（妨）也。辟（譬）如鳴〈鳥〉獸，蚤（早）臥蚤（早）起，莫（暮）臥莫（暮）起，天者受明，地者受[九〇]晦，道者九（究）其事而止。夫食氣譖（潛）入〈入〉而黟〈默〉移，夜半而□□□□[九一]氣，致之六極。六極堅精，是以內實外平，痤瘻弗處，廱（癰）壹（噎）不生，此道之[九二]至也。」威王曰：「善[九三]。」

・王期見，秦昭王問道焉，曰：「寡人聞客食陰以爲動强，翕氣[九四]以爲精明。寡（寡）人何處而壽可長？」王期合（答）曰：「必朝日月而翕其精光[九五]，食松柏，飲走獸泉英，可以却老復莊（壯），曼澤有光。夏三月去火，以[九六]日爨亨（烹），則神慧而蔥（聰）明。椄（接）陰之

文執（摯）合（答）曰：「夫臥，非徒生民之事也。舉鳧（鳧）鴈〈雁〉[85]、鵠、蕭（鷫）相（鷞）、蚖檀（蟺）、魚蟞（鼈）、耎（蝡）勭（動）之徒，胥食而生者也；食者，胥臥而成者[86]也。夫臥，使食靡（靡）宵（消），散藥（鑠）以流刑者也。辟（譬）臥於食，如火於金。故一[87]昔（夕）不臥，百日不復。食不化，必如抌鞫（鞠），是生甘心密墨，糀湯劏惑[88]，故道者敬臥。」威王曰：「善∟。㝥（寡）人恒善莫（暮）歓（飲）而連於夜，笱（苟）毋（無）苛（疴）虖（乎）∟？」文[89]執（摯）合（答）曰：「毋（無）芳（妨）也。辟（譬）如鳴〈鳥〉獸，蚤（早）臥蚤（早）起，莫（暮）臥莫（暮）起∟，天者受明（明）∟，地者受[90]晦，道者九（究）其事而止∟。夫食氣譖（潛）入〈入〉而黟〈默〉移，夜半而□【□□□□】[91]氣，致之六＝極＝（六極。六極）堅精，是以內實外平，痤瘻弗處∟，廱（癰）壹（噎）不生，此道之[92]至也。」威王曰：「善[93]。」

・王期見，秦昭王問道焉，曰：「寡人聞客食陰以爲勭（動）强∟，翕（翕）氣[94]以爲精明（明）。㝥（寡）人何處而壽可長？」王期合（答）曰：「必朝日月而翕亓（其）精光[95]，食松柏，歓（飲）走獸泉英，可以卻老復莊（壯），曼澤有光。夏三月（三月）去火，以[96]日爂（爨）亨（烹），

也。辟如鳴獸、蚤臥蚤起、莫臥莫起。天者受明、地者受晦。道者九其事而止。夫食氣譖入而黟移、夜半而□□□□□氣、致之六極。六極堅精、是以內實外平、痤瘻弗處、廱壹不生、此道之至也。威王曰、善。

・王期見、秦昭王問道焉。曰、寡人聞客食陰以爲動强、翕氣以爲精明。寡人何處而壽可長。王期合曰、必朝日月而翕其精光。食松柏、飲走獸泉英、可以卻老復莊、曼澤有光。夏三月去火、以日爨亨、則神慧而聰明。椄陰之道、以靜爲强、平心如水。靈路內臧、款以玉

・文執(摯)見齊威王，威王問道焉，曰：「寡(寡)人聞子大夫之博於道也，寡(寡)人已[七四]宗廟之祠，不叚(暇)其聽，欲聞道之要者，二、三言而止。」文執(摯)合(答)曰：「臣[七五]爲道三百編，而臥最爲首。」威王曰：「子澤(繹)之，臥時食何氏(是)有？」文執(摯)合(答)曰[七六]：「淳酒，毒韭。」威王曰：「子之長韭何邪？」文執(摯)合(答)曰：「后櫻(稷)半穛，草千歲[七七]者唯韭，故因而命之。亓(其)受天氣也蚤(早)，亓(其)受地氣也葆，故辟聶(懾)慹胠(怯)者[七八]，食之恒張；目不蔡(察)者，食之恒明；耳不聞者，食之恒葱(聰)；春三月食[七九]之，苛(疴)疾不昌，筋骨益强，此胃(謂)百草之王。」威王曰：「善。子之長酒何邪？」[八〇]文執(摯)合(答)曰：「酒者，五穀之精氣也，亓(其)人〈入〉中也散溜(流)，亓(其)人〈入〉理也徹而周，不胥[八一]臥而九(究)理，故以爲百藥繇(由)。」威王曰：「善。然有不如子言者，夫春䀘寫人[八二]人以韭者，何其不與酒而恒與卵邪？」文執(摯)合(答)曰：「亦可。夫雞者，陽獸也[八三]，發明聲葱(聰)，信(伸)頭羽張者也。復陰三月，與韭俱徹，故道者食之。」威王[八四]曰：「善。子之長臥何邪？」文執(摯)合(答)曰：「夫臥，非徒生民之事也。舉鳧雁[八五]、鵠、蕭(鷫)相(鸘)、

・文執(摯)見齊威=王=(威王，威王)問道焉，曰：「寡(寡)人聞子夫=(大夫)之博於道也，寡人已[74]宗廟之祠，不叚(暇)其聽，欲聞道之要者」，二」、三言而止」。」文執(摯)合(答)曰：「臣[75]爲道三百編，而臥最爲首。」威王曰：「子澤(繹)之，臥時食何氏(是)有？」文執(摯)合(答)曰[76]：「淳酒，毒韭。」威王曰：「子之長韭何邪」？」文執(摯)合(答)曰：「后櫻(稷)半(播)穛(耰)，草千歲[77]者唯韭，故因而命之。亓(其)受天氣也蚤(早)，亓(其)受地氣也葆」，故辟聶(懾)慹胠(怯)者[78]，食之恒張；目不蔡(察)者，食之恒」明(明)；耳不聞者，食之恒蔥(聰)；春三月(三月)食[79]之，苛(疴)疾不昌」，筋骨益强，此胃(謂)百草之王。」威王曰：「善」。子之長酒何邪[80]？」文執(摯)合(答)曰：「酒者，五穀之精氣也，亓(其)人〈入〉中也散溜(流)」，亓(其)人〈入〉理也勶(徹)而周，不胥[81]臥而九(究)理，故以爲百藥繇(由)。」威王曰：「善。肰(然)有不如子言者，夫春䀘(沃)寫(瀉)人〈入〉[82]人〈入〉以韭者，何其不與酒而恒與卵邪？文執(摯)合(答)曰：「亦可，夫雞者，陽獸也[83]，發明(明)聲蔥(聰)，信(伸)頭羽張者也。復陰三月(三月)，與韭俱勶(徹)，故道者食之」。」威王[84]曰：「善」。子之長臥何邪？」

・文飆見齊威王。威王問道焉、曰、寡人聞子夫夫之博於道也。寡人已宗廟之祠、不叚其聽、欲聞道之要者。二、三言而止。文飆合曰、臣爲道三百篇、而臥最爲首。威王曰、子澤之、臥時食何氏有。文飆合曰、淳酒、毒韭。威王曰、子之長韭何耶。文飆合曰、后櫻半穛、草千歲者唯韭、故因而命之。亓受天氣也蚤、亓受地氣也葆。故辟聶慹胠者、食之恒張、目不察者、食之恒明。耳不聞者、食之恒葱。春三月食之、苛疾不昌、筋骨益强、此胃百草之王。威王曰、善。子之長酒何耶。文飆合曰、酒者五穀之精氣也。亓人中也散溜、亓人理也徹而周、不胥臥而九理、故以爲百藥繇。威王曰、善。然有不如子言者。夫春䀘寫人、人以韭者、何其不與酒而恒與卵耶。文飆合曰、亦可、夫雞者、陽獸也。發明聲、信頭羽張者也。復陰三月與韭俱徹、故道者食之。威王曰、善。子之長臥何耶。文飆合曰、夫臥非徒生民之事也。舉鳧、雁、鵠、蕭相、蚖檀、魚、鼈、耎動之徒、胥食而生者也、食者胥臥而成者也。夫臥使食靡宵、散藥以流刑者也。辟臥於食、如火於金、故一昔不臥、百日不復。食不化、必如抌鞫、是生甘心密墨、䊕湯劓惑、故道者敬臥。威王曰、「善。寡人恒善莫飲而連岭(於)夜、苟毋苛虖(乎)」。文飆合曰、「毋放